Stephanie Merritt · Die heilende Kraft der klassischen Musik

Stephanie Merritt

Die heilende Kraft der klassischen Musik

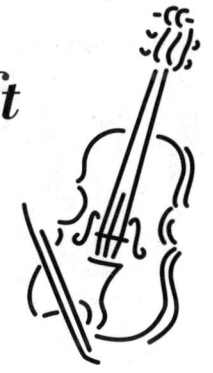

Eine Entdeckungsreise zu mehr Kreativität und Lebensenergie

Kösel

Übersetzung aus dem Amerikanischen von Helga Fuchs-Entzminger, Rhodt unter Rietburg.

Die Originalausgabe erschien unter dem Titel »Mind, Music & Imagery. Unlocking the Treasures of Your Mind« bei Aslan Publishing, Santa Rosa, California.

ISBN 3-466-30453-9
© 1996 by Stephanie Merritt
© 1998 by Kösel-Verlag GmbH & Co., München
Printed in Germany. Alle Rechte vorbehalten
Druck und Bindung: Ebner, Ulm
Umschlag: Elisabeth Petersen, München
Umschlagmotive: Bavaria Bildagentur, Gauting

1 2 3 4 5 · 02 01 00 99 98

Gedruckt auf umweltfreundlich hergestelltem Werkdruckpapier (säurefrei und chlorfrei gebleicht)

Musik ist eng verwandt mit Psychokinese – du hörst zu und schon geht's los – ab durch die Bäume reitest du auf den Flügeln des Windes, durch das Reich des Himmels, gleitest über die Schaumkronen der Wellen, schießt hinaus wie ein neugeborener Stern, das Universum der Schöpfung immer wieder neu zu gestalten ...

Audrey Graziani,
Teilnehmerin eines Workshops ›Musik und Imagination‹

Widmung

Meiner Verlegerin, Betty Deborah Ulius, für ihren unumstößlichen Glauben an meine Arbeit, ihre fortdauernde Unterstützung und ihr unermüdliches Bemühen, mir dabei zu helfen, dass meine jahrelange Forschung Früchte trägt.

Inhaltsverzeichnis

Verzeichnis der Musik-Übungen

Kapitel 11: Die Entfernung der Maske

Anmerkung der Autorin

Ich bin der Überzeugung, dass Sprache ein einflussreiches Instrument darstellt, und dass die Art und Weise, wie wir sie benutzen, uns bis in unser Unbewusstes hinein beeinflussen kann. Ich bin mir insbesondere darüber im Klaren, welch subtilen psychologischen Effekt es hat, die männliche Form zu benutzen, wenn beide Geschlechter angesprochen sind. Auf der anderen Seite widerstrebt es mir, von er/sie oder sein/ihr zu sprechen, weil es dem Sprachfluss entgegensteht. Bis wir eine neue Form finden, der wir alle zustimmen können, eine Ausdrucksweise, die beiden Geschlechtern gerecht wird, habe ich mich entschlossen, im Wechsel die männliche beziehungsweise die weibliche Form zu benutzen.

Vorwort von Robert Johnson

Musik war mir in meinem Leben immer ein Schatz von unermesslichem Wert. Ich habe große Ehrfurcht vor ihrer Fähigkeit, die Seele zu berühren und das Herz zu öffnen. Wenn ich große Musik höre, dann ist es, als befinde ich mich in einem geheiligten Raum.

Imagination ist ebenso heilig. Die Bilder und Symbole, die aus dem reich gefüllten Speicher des individuellen und des kollektiven Unbewussten auftauchen, erreichen uns, wenn wir sie brauchen und helfen uns auf unserem Weg zur Ganzheit.

Sowohl die Musik als auch die Imagination sprechen die Sprache des Unbewussten und erlauben uns somit, Kontakt mit der inneren Welt aufzunehmen. Als ein Tor zu den Bildern und Symbolen des eigenen Ich kann Musik die Kluft zwischen dem Bewussten und dem Unbewussten überbrücken. Sie bietet einen natürlichen Zugang, Tagträume und aktive Imagination anzuregen, so dass wir mit den unerforschten oder verleugneten Teilen unseres Selbst kommunizieren können.

Stephanie Merritt hat ein Buch geschrieben, das uns hilft, diese Sprache zu verstehen und uns ermutigt, die natürliche Zwiesprache zwischen der Musik und den reichen Schätzen des Unbewussten zu erleben. Ihre Darstellung ist klar und einfach und dennoch warmherzig und anregend. Die musikalischen Übungen am Ende der einzelnen Kapitel eröffnen dem Leser die Möglichkeit, an sich selbst die Macht der Musik zu erfahren, die unsere Vorstellungskraft und Kreativität entfesseln und die Seele heilen kann.

Mit Stephanie Merritts Arbeit kam ich in Kontakt durch einen guten Freund, der mir oft von seinen Phantasiereisen mit *Geleiteter Imagination durch Musik* berichtete. *Geleitete Ima-*

gination durch Musik (GIM) führt Wachträume und spontane bildliche Vorstellungen einen Schritt weiter: Es bietet Form und Rahmen, innerhalb derer sich Symbole und Bilder manifestieren und psychische Energien durch die Unmittelbarkeit der Musik verwandelt werden können. Ich war fasziniert von der Qualität und Tiefe der Vorstellungswelt, die die Musik hervorrief, während sich die persönliche Mythologie meines Freundes entfaltete. Die Musik legte Gefühle und Erinnerungen frei, die vergraben gewesen waren, sie brachte Heilung und Katharsis und förderte gewaltiges archetypisches Material zu Tage. Mein Freund kam zu tief greifenden Einsichten, die sein Leben veränderten. Die Musik ermöglichte es ihm, seine Schattenseite anzunehmen, um seine Verluste zu trauern und dem Schmerz Ausdruck zu geben, der sich in seinem Körper eingenistet hatte.

Seit der Erstveröffentlichung dieses Buches haben viele Menschen die Vorschläge und Übungen umgesetzt, um der Musik großer Komponisten in ihrem Leben einen festen Platz zu geben, und sie haben dadurch die transformative Kraft der Musik erfahren. Da ich selbst die Musik liebe und mich der Imagination verschrieben habe, freue ich mich, dass so viele Menschen Nutznießer dieser mächtigen Synthese werden können, in der sich beide – Musik und Imagination – zusammenfinden.

Einführung

Als *Mind, Music and Imagery* 1990 erstmals veröffentlicht wurde, befand sich das Konzept der ganzheitlichen, psychosomatischen Medizin gerade im Aufschwung. Parallel dazu erkannte man die heilende Kraft der Musik. Der Einfluss der Gefühle auf die körperliche Gesundheit wurde bedacht und erforscht, nachdem man lange Zeit an Trennung von Seele und Körper, von Psyche und Physis geglaubt hatte. Mittlerweile haben uns Quantenphysiker und Ärzte wie Bernie Siegel und Deepak Chopra gezeigt, dass der menschliche Körper eher der Musik als einer Maschine gleicht. Es wird sogar spekuliert, dass selbst die DNA in sich musikalisch sein könnte. Schwingung mit Schwingung zu heilen, dieser Gedanke beginnt daher sinnvoll zu erscheinen. Während das Zusammenwirken von Seele und Körper wissenschaftlich nachgewiesen wird, setzen mehr und mehr Menschen Musik ein, um ihren Körper zu heilen.

Außerdem hat sich Musik in den letzten Jahren als ein einzigartiges und wirksames Mittel erwiesen, die Kluft zwischen linker versus rechter Gehirnhälfte im Sinne von präzisem, logischem Denken versus schöpferischer Ausdruckskraft zu überwinden. Neue Untersuchungen an der University of California in Irvine haben gezeigt, dass Studenten bessere Testergebnisse erzielen, wenn sie klassische Musik hören, und Forscher schließen daraus, dass die Musik möglicherweise die Aktivität der Neuronen im Gehirn anregt. Überall studieren und lernen Menschen mit Musik, die ihnen hilft, ihre Gedanken zu ordnen und neue Ideen zu entwickeln.

Auf psychologischer Ebene wird Musik inzwischen anerkannt als eine primäre Kraft, die blockierte Gefühle in Bewegung bringt und als eine direkte und sichere Zugangsweise zu außergewöhnlichen Bewusstseinszuständen, in denen wir Zugang zu Informationen und Einsichten gewinnen, die unser Leben ändern können. Die unterschiedlichen Therapieformen, die mit künstlerischem Ausdruck arbeiten, insbesondere GIM (Geleitete Imagination durch Musik), entwickeln sich zu respektierten Therapieformen, die nachdrücklich empfohlen werden. GIM wird mittlerweile in Krankenhäusern, Kliniken und Hospizen in den USA eingesetzt und ebenso in psychologischen Praxen als eigenständige Methode zur Therapie und zur Persönlichkeitsentwicklung angewendet. Durch die *Association for Music and Imagery* hat sie sich auch in Europa, Australien, Neuseeland und anderen Regionen verbreitet.

Obwohl GIM ursprünglich als Zugangsmöglichkeit zu außergewöhnlichen Bewusstseinszuständen und transpersonalen Erfahrungen entwickelt wurde, hat sie sich als unschätzbares Werkzeug für die klinische Arbeit in der Psychotherapie erwiesen. In den fünf Jahren seit Erscheinen dieses Buches habe ich in meiner psychotherapeutischen Praxis mit großem Erfolg GIM angewandt – zur Behandlung von Depressionen, Angstzuständen, bei Trauer und Verlust, zum Umgang mit Sucht und zur Förderung der Kreativität und der Persönlichkeitsentwicklung. GIM hat auch im Heilungsprozess von Menschen mit AIDS, schwerer Arthritis, Krebs und anderen Krankheiten eine Rolle gespielt.

Ich habe erlebt, wie Menschen ihr Leben ändern, wenn die Musik ihre innere Stärke und ihre Kraftquellen freilegt und ihnen Kraft verleiht. Es versetzt mich immer wieder in demütiges Staunen, wenn ich erlebe, welche Einheit und Weisheit in jedem von uns verborgen ist und nur darauf wartet, von einem musikalischen Boten aus dem Schlaf erweckt zu werden. Ich bin von Tag zu Tag mehr davon überzeugt, dass Therapeuten nicht wissen können, was ihre Klienten brauchen, sondern dass vielmehr ihre Klienten selbst auf einer gewissen Ebene ganz genau spüren, was ihnen Heilung bringen wird. Meine Aufgabe als Therapeut besteht darin, ihnen zu helfen, dieses innere Wissen durch meinen Cotherapeuten – die Musik – zu entdecken. Ich habe weiterhin die wichtige Rolle des Transpersonalen bei der Heilung von Körper, Geist und Seele zu verstehen gelernt. GIM löst nicht einfach die Probleme der Menschen; sie stellt auch nicht die Pathologie in den Mittelpunkt. Sie ermöglicht ihnen vielmehr, sich selbst als spirituelles Wesen mit unendlichen Möglichkeiten wahrzunehmen.

In den letzten Jahren habe ich Workshops und Seminare in Europa geleitet. Durch meine Arbeit mit Erwachsenen, deren Eltern den Krieg erlebt haben (Angehörige der zweiten Generation), wird mir die Fähigkeit der Musik und der Imagination bewusst, die kollektive Trauer in uns Menschen anzusprechen. Unsere persönliche Trauer scheint unentwirrbar verbunden zu sein mit der Trauer unserer Nation, ja unserer Welt. Durch die Musik könnten wir einen Raum für die Trauer bekommen, so dass es uns möglich wird, den Schmerz wahrzunehmen und die Energie freizusetzen, die wir brauchen, um auf globalen Frieden und Einheit hinzuwirken.

Mit dem wachsenden Trend zum Einsatz von Musik zur Heilung und Förderung der Kreativität und des persönlichen Wachstums, könnte dieses Buch bedeutsamer sein denn je. Nach Erscheinen der ersten Ausgabe von *Mind, Music and Imagery* erhielt ich Briefe aus allen Teilen der Welt von Menschen, deren Leben ganz einfach dadurch bereichert worden war, dass sie sich einige der empfohlenen Musikstücke anhörten und die Übungen durchführten. Mittlerweile habe ich die Liste der *New Age Musik* überarbeitet, weil etliche der ursprünglich ausgewählten Stücke nicht mehr aktuell und viele wunderbare neue Aufnahmen erhältlich sind.

Ich hoffe, dass alle Therapeuten, Pädagogen und individuellen Musikliebhaber, die dieses Buch bereits mit sichtbarem Erfolg eingesetzt haben, auch weiterhin in diesen Seiten Inspiration, Einsichten und Orientierung finden und dass neue Leser für sich selbst entdecken mögen, welchen Reichtum große Musik in ihr Leben bringen kann.

1 Wie Musik Ihr Leben bereichern kann

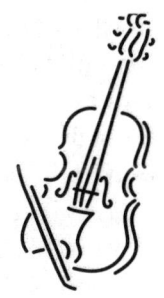

*M*usik ist ein moralisches Gesetz. *Sie verleiht dem Universum eine Seele, dem Geist Flügel, der Phantasie Flugkraft, der Traurigkeit einen Zauber, und allen Dingen Freude und Leben. Sie ist der Inbegriff der Ordnung und führt zu allem, was gut, gerecht und schön ist.*

Plato

Stellen Sie sich ein Kind vor – aufgeweckt, mit großen Augen. Schauen Sie ihm in die Augen und spüren Sie die Mischung aus Abenteuerlust, Begeisterung und unbeschwerter Unschuld. Berühren Sie sein Gesicht und fühlen Sie seine zarte Haut. Es bewegt sich mühelos und geschickt; seine Gedanken sind erwartungsvoll auf sein nächstes Abenteuer gerichtet.

Wenn Sie auf magische Weise zu seinem Inneren Zugang hätten, dann könnten Sie dort eine verzauberte Welt entdecken – belebt von Prinzessinnen, Königen und Königinnen, von Hexen, weisen alten Männern und sprechenden Fröschen. Sie würden sich vielleicht an Orten wieder finden, die Sie noch nie in der Realität sehen konnten: in verzauberten Schlössern und Hütten, in einem Wald mit sprechenden Bäumen oder auf Wiesen voller tanzender Gestalten in hauchdünnen weißen Gewändern.

Stellen Sie sich vor, wie Sie sich immer tiefer in die Vorstellungswelt dieses Kindes hineinversetzen. Spüren Sie, wie Sie in seine Phantasiewelt eintauchen, in die Leuchtkraft der Farben, in die Pracht seiner Länder und Völker und in die Fülle der Gefühle, die all dies in Ihnen auslöst. › Aber das gibt es ja gar nicht!‹, sagen Sie zu sich. Und dennoch fühlen Sie sich hier lebendiger als an all den › wirklichen‹ Orten, an denen Sie schon gewesen sind.

Aus dieser kindlichen Vorstellungswelt dringen jetzt die sanften Klänge eines Konzerts für Flöte und Harfe zu Ihnen. Die ankommenden Impulse musikalischer Energie beginnen, ein Muster zu formen: die Umrisse einer Blume sind zu erahnen. Sobald dies von dem Kind aufgenommen wird, füllt es die Form mit Farbe. Es ertastet diese samtigen Blütenblätter im Geist mit den Fingerspitzen und atmet ihren Duft ein. Alle Bilder, Gefühle und Erinnerungen, die es jemals mit Blumen in Zusammenhang gebracht hat, kommen aus ihren Verstecken hervor, um sich mit dieser neuen Blume bekannt zu machen. Aus den elektrischen Impulsen, die diese Muster tausendfach untereinander verbinden, purzeln Ideen hervor wie aus einer reifen Samenkapsel.

Plötzlich jauchzt das Kind vor Entzücken über seine neueste Erkenntnis laut auf: Es selbst ist diese Blume! Es spürt die Zartheit seiner Blütenblätter und die Festigkeit seines Stängels. Es fühlt, wie es selbst erblüht. Und es erkennt in eben diesem Moment, dass alles, was es jemals über das Wachstum einer Blume lernen wird, von den hunderttausend Bildern, Gefühlen, Geräuschen und Düften begleitet sein wird, die alle miteinander in seiner inneren Welt zu Hause sind.

Sie selbst befinden sich mitten in der Vorstellungswelt dieses Kindes, fasziniert von der sprühenden Energie der Bilder. Aber während Sie all dies genießen, macht sich vielleicht noch ein anderes Gefühl breit: eine Trauer über den verlorenen Zugang zu Ihrer eigenen inneren Welt. Dieses Kind verfügt noch über die Gabe lebendiger Erinnerung und kreativer Einsicht, und Sie hoffen, dass es die Unmittelbarkeit seiner kindlichen Vorstellungskraft nie verlieren möge.

Es gibt eine innere Wirklichkeit. Es gibt eine Welt in uns, die genauso gültig ist, wie die Welt außerhalb unserer selbst – vielleicht hat sie sogar noch mehr Gültigkeit. Dichter und Propheten haben seit Urzeiten davon gesprochen, aber für viele Erzieher ist diese Vorstellung fremd und sie können sie nicht akzeptieren. Und unsere Lehrer geben diese Vorstellung an uns weiter. Wie oft haben wir jemanden sagen hören: › Das bildest du dir nur ein‹ oder: › Das ist nur deine Phantasie‹ – gerade so, als ob die Welt der Imagination, der Phantasie und der Gefühle keine Gültigkeit hätte. Wir stehen zwar am Anfang eines Zeitalters, in welchem der Persönlichkeitsentfaltung und der spirituellen Transformation ein weit größerer Stellenwert zugestanden wird, als es unseren alten Vorstellungen entspricht; wir befinden uns aber immer noch in einem Übergangsstadium. Unser eingeschränktes Denken, das sich auf die linke Gehirnhälfte konzentriert, lässt uns glauben, dass etwas, das wir nicht sehen, berühren oder selbst in die Hand nehmen können, nicht existiert und für unser Leben bedeutungslos ist. Wenn wir aber, wie Fritjof Capra und andere Quantenphysiker, behaupten, als Wellen der Energie in ständiger Bewegung existieren, dann folgt daraus, dass wir von anderen Schwingungsmustern um uns herum beeinflusst werden. Die Psychologin Marion Woodman drückt es so aus: »In weiten Bereichen gerät etwas in Bewegung – in der Beziehung der Geschlechter gibt es radikale Veränderungen, und es besteht ein großes Interesse am Thema › Geist und Materie‹ in den Gebieten der Wissenschaft, der Psychologie und Biologie. Ich glaube, dass viele Menschen erhebliche innere Arbeit leisten; sie versuchen wirklich zu verstehen, was in ihnen vorgeht.«[1]

Dieses Buch lädt dazu ein, eine Welt zu erkunden, die Ihnen vielleicht wenig vertraut erscheint, die Sie aber dahin führen könnte, mit sich selbst und den Menschen um Sie herum anders umzugehen. Es ist in der Absicht entstanden, unser traditionelles Konzept des ›Lernens‹ so zu erweitern, dass es die Entwicklung unseres ganzen Seins umfasst. Uns selbst und unsere Welt kennen zu lernen – sei es in oder außerhalb eines Klassenzimmers – schließt ein, dass wir uns körperlich entspannen, unsere Gedanken konzentrieren, unsere Gefühle frei fließen lassen; außerdem wird die Energie und die Zielrichtung unseres spirituellen Seins integriert. Durch die heilende und transformierende Energie der Musik und durch die Bilder, die sie hervorruft, wird Lernen zu einer erfüllten, reichen und natürlichen Erfahrung, an der jeder Aspekt unseres Seins teilhaben kann.

Dieses Buch wurde besonders für diejenigen geschrieben, die wenig oder gar keine Erfahrung mit Musik und ihrem Potential als Katalysator für persönliche Entwicklungsprozesse haben.

Die Entdeckung der Musik

Sinnentleerte Musik wirkt sich auf den Geist in gleicher Weise aus wie ungesunde Ernährung auf den Körper. Wir setzen Musik oft wahllos ein und sind uns dabei kaum oder gar nicht bewusst, welchen Einfluss sie möglicherweise auf uns hat.

Wie wichtig es ist, gesunde Nahrung zu uns zu nehmen, haben immer mehr Menschen erkannt. Aber wir wissen oft nicht, was wir für unsere psychische ›Ernährung‹ brauchen. Überall um uns herum ertönt Musik: in Restaurants und Supermärkten, im Fitness-Center und in Kunstgalerien. Wir sind dieser Musik in einem solchen Maße ausgesetzt, dass wir sie oft gar nicht bemerken. Wir nehmen sie als selbstverständlich hin, werden dagegen immun und nehmen sie nicht einmal mehr wahr. Beim Verlassen eines Restaurants bemerkte ich einmal zu meiner Freundin, wie schön die Gitarrenmusik beim Essen war. › Was für Musik?‹, fragte sie zurück.

Ich habe hunderte von Seminaren über Musik-Imagination geleitet und war oft erstaunt über die Fähigkeit der Musik, Lernprozesse und Persönlichkeitsentwicklung, intellektuelle Entwicklung, Gesundheit und Wohl- befinden zu fördern. Dies konnte ich am nachhaltigsten in meinem eigenen Leben erfahren. Ich stelle fest, dass Musik mir geholfen hat, meinen eigenen inneren Rhythmus zur Ruhe zu bringen. Wenn ich spüre, dass er zu rasen beginnt, dann spiele ich Musik, die mir zum inneren Gleichgewicht verhilft und fühle mich wieder gut. Ich habe gelernt, welche Musik mich aufmuntert und welche Musik mir helfen kann, mich auf Ruhe und Alleinsein einzustimmen.

Es gab in meinem Leben eine schwere Zeit, in der ich mich ständig als Opfer fühlte. Obwohl mit klassischer Musik aufgewachsen (meine Mutter war eine ausgezeichnete Pianistin und sang außerdem im Chor der Boston Symphony unter Charles Munch in Tanglewood), war ich mir nicht darüber im Klaren, dass ich sie gezielt dazu einsetzen konnte, mich selbst ins Gleichgewicht zu bringen, um mit ihrer Hilfe persönliche Probleme zu lösen und um vernachlässigte Aspekte meiner Psyche zu integrieren. Ich benutzte Imagination und Musik und arbeitete mich durch Schichten von unterdrücktem Zorn, Schuldgefühlen, Trauer und begrabener Freude hindurch und legte dabei Kräfte und Talente frei, von denen ich bis dahin nicht gewusst hatte, dass ich über sie verfügte. In dem Moment, als sie an der Oberfläche und zugänglich waren, konnte ich diese Empfindungen nutzen, um die Fähigkeiten in Anspruch zu nehmen, die mir einst in die Wiege gelegt worden waren. Musik hat mich bereichert und mir Kraft gegeben.

Meine Lehrmethode ist eine Verschmelzung meiner Ausbildung in Suggestopädie (unter der Leitung von Georgi Lozanov aus Bulgarien, einem Pionier der Pädagogik) und der Methode der *Guided Imagery and Music* (Geleitete Imagination durch Musik – GIM, entwickelt von Dr. Helen Bonny, der Gründerin des *Institute for Music and Imagery*) mit meiner eigenen Vision, wie Musik eingesetzt werden kann, um Lernprozesse zu vertiefen – eine Vision, die sich über viele Jahre der Erfahrung in meinem Arbeitsbereich entwickelte.

Zu Helen Bonny und ihrer GIM-Methode kam ich durch meine Arbeit mit Georgi Lozanov. Meine Begegnung mit ihm veränderte mein ganzes Leben. 1979 unterrichtete ich Spanisch und Englisch als Fremdsprache. Ich empfand die Aufgabe, Erwachsene dazu zu bringen, eine fremde Sprache tatsächlich zu sprechen, als langwierig, zäh und frustrierend. Lozanov, der eine stressfreie, organische Studienmethode entwickelt hat (Superlearning), lehrte mich, wie ich jemandem in 24 Unterrichtseinheiten beibringen konnte, sich in Spanisch zu unterhalten. Wir arbeiteten mit klassischer Musik, mit Spielen, Liedern und Theaterszenen, um das Lernen zu einer Erfahrung werden zu lassen, die Spaß machte und zum Erfolg führte.

Als ich dann einen Kurs nach dem anderen unterrichtete, fiel mir mit der Zeit auf, dass viele meiner Schüler sich erheblich in ihrer Persönlichkeit veränderten. Schüchterne, gehemmte Schüler kamen aus ihrem Schneckenhaus hervor; aggressive Schüler wurden umgänglicher und entwickelten freundlichere Kontakte zu anderen. Viele entdeckten, dass sie kreativ sein konnten, voller Vorstellungskraft, spontan und intuitiv. Sie waren vorher einfach noch nie ermutigt worden, diese Qualitäten zu entwickeln.

Ich selbst blühte auch auf. Ich fing an, Lieder zu schreiben, um den Schülern das Lernen zu erleichtern; ich entdeckte, dass ich im Unterricht sehr lustig sein konnte. Ich schien in der Lage zu sein, mich auf die jeweilige Situation einzustellen und ganz spontan das Richtige zu tun.

Lozanov brachte mir mit seinen strahlenden Augen und seiner sanften Art bei, den Schülern zu vermitteln, dass Lernen ein natürlicher, ganzheitlicher Prozess ist, der sehr viel mehr umfasst als abstraktes Denken. Evalina Gateva, Lozanovs Assistentin, brachte uns Italienisch in drei Wochen bei. Wenn alle drei Ebenen des Gehirns und beide Hemisphären aktiviert und das Bewusste und das Unbewusste integriert sind, dann führt dies zu einem phänomenalen Lernerlebnis – dies demonstrierte sie uns mit ihrer unermüdlichen Energie, durch ihre Körpersprache, ihren Tonfall und durch den Einsatz von Musik.

Diese Art des integrierten Lernens mobilisiert etwas, das Lozanov › die Reservekapazitäten des Geistes‹ nennt. Ich bemerkte, dass die Musik, die ich in den Kursen spielte, die Menschen wieder an das umfassende Potential ihrer wahren Natur heranzuführen schien, auch wenn ich damals keine Ahnung hatte, auf welche Art sie dies bewirkte.

Außerdem fiel mir in diesen Stunden auf, dass die Musik einerseits die unterschiedlichen Aspekte jedes Schülers zu integrieren schien, dass sie aber andererseits auch das Denken und Fühlen dieser Einzelpersonen zu einem Gemeinschaftsgefühl in der Gruppe zusammenführte: die Kursteilnehmer begannen, sich als Familie zu begreifen. Sie kümmerten sich umeinander und halfen einander. Diese Einstellung unterschied sich krass von der konkurrenzbetonten Geschäftswelt, mit der ein Großteil von ihnen täglich zu tun hatte.

Durch Lozanov und seine pädagogische Pionierarbeit begann ich, bei mir selbst und bei meinen Schülern den Drang nach Weiterentwicklung wahrzunehmen. Ich bin immer noch dabei, meine Grenzen weiter auszudehnen, indem ich mich der Musik und ihren lebenswichtigen Verbindungen mit dem Denken und dem Geist bewusster annähere.

Musik, Imagination und ihre Wirkung

In meinen Workshops, in denen ich mit Musik und Imagination arbeite, habe ich erlebt, wie Menschen in bemerkenswerter Weise aufgeblüht sind. Die Musik-Imagination, die Sie in diesem Buch kennen lernen werden, kann vieles in Ihnen bewirken:

• Sie kann Ihr Stress-Empfinden reduzieren und Heilung fördern.

• Sie kann Seiten Ihrer Persönlichkeit zu Tage fördern, die Ihnen unbekannt waren: den Abenteurer, das verspielte Kind, den freien Geist.

• Sie kann Ihnen neue Lebensperspektiven eröffnen und Ihnen die Kraft geben, innere Konflikte zu lösen und Hindernisse zu überwinden.

• Sie kann allein durch ihre Schönheit Ihr Leben bereichern und Ihre Welt erweitern.

• Sie kann Ihre Lernfähigkeit und Ihr Erinnerungsvermögen steigern.

• Sie kann Ihre Kreativität und Ihre Imagination anregen.

• Wenn Sie Kinder haben, können Sie spezielle Musik-Imaginations-Übungen einsetzen, um sowohl Ihre eigene Imagination als auch die Ihrer Kinder anzuregen. Viele Eltern haben erlebt, dass diese *quality time*, also sinnvoll miteinander gestaltete Zeit, nicht nur die Kommunikation zwischen ihnen und ihren Kindern leichter macht, sondern auch das Selbstbewusstsein ihrer Kinder stärkt.

• Sie kann entspannen, Kräfte erneuern und Sie beruhigen.

Viele Teilnehmer meiner Workshops haben mir berichtet, dass sie nach diesem Erlebnis des bewussten Hörens nun nicht mehr in der Lage wären, Musik wie gewohnt zu konsumieren. Lassen wir einige selbst zu Wort kommen:

Als unverbesserlicher Skeptiker muss ich zugeben, dass ich erstaunt war, was durch Ihren Zugang zur Musik erreicht werden kann, mit der Art, wie Sie Musik dazu einsetzen, das eigene Innere zu öffnen und einen Weg hin zu einer ganzheitlicheren Person zu finden, der die Möglichkeit eröffnet, unbekannte Fähigkeiten in uns selbst zu entdecken. (Corry McKisack)

Dieser Workshop hat mir ganz besonders geholfen, meine eigene Motivation wieder aufzubauen und brachte mir außerdem Inspiration, Frieden, Imagination und spirituelles Erwachen. (Tim DeWeese)

Ich hatte klassische Musik und Musik des Barock in meinen Englischunterricht eingebaut, als wir lateinische Vorsilben durchnahmen. Andere Klassen hörten davon und fragten, ob sie während des Unterrichts nicht auch › meine‹ Musik hören könnten. Sie haben danach berichtet, dass Kopfweh und Müdigkeit verschwunden waren. Ich selbst habe in Erholungspausen verschiedene Stücke von Mozart gespielt, um Verspannungen der unteren Wirbelsäule abzubauen. Meine Familie und meine Schüler haben ausgesprochen positiv auf die heilenden Kräfte der Musik reagiert. (Marilyn Bock, Lehrerin aus Chugiak, Alaska)

Wie Sie sehen, hatte jeder der Workshop-Teilnehmer unterschiedliche Bedürfnisse: Die Erste wollte sich zur › ganzheitlicheren Person‹ entwickeln und ihre verborgenen Fähigkeiten entfalten; der Zweite wollte seine Motivation wieder aufbauen; die Dritte nutzte das Angebot, um Stress abzubauen, sowohl für sich selbst als auch für ihre Schüler. Alle drei – und viele andere Menschen – bereicherten ihr Leben dadurch, dass sie lernten, wie sie Musik und Imagination für sich nutzen konnten.

Zusätzlich zu meinen Workshops arbeite ich auch in individuellen Sitzungen mit der Methode der *Geleiteten Imagination durch Musik* (GIM). Helen Bonny entwickelte und erforschte GIM im Psychiatrie-Zentrum von Maryland (Maryland Psychiatric Center). Sie hat sich bei Drogenabhängigen, bei Patienten in der stationären Psychiatrie und bei körperlich kranken Menschen als erfolgreich erwiesen, ebenso bei gesunden Personen, die sich persönlich weiterentwickeln oder ihre Kreativität fördern wollen. GIM ist eine Methode der Selbst-Exploration, bei der der Betreffende in einem Zustand der Entspannung speziell ausgewählte klassische Musik hört und dabei zulässt, dass Bilder und Gefühle in sein Bewusstsein dringen. Während der Musik schildert der › Reisende‹ einem › Begleiter‹ diese Bilder. Die Musik dient dabei nicht als Hintergrund, sondern übernimmt eine führende Rolle. Sie kann innere Bilder hervorrufen, aber auch Gefühle, Erinnerungen, Wahrnehmungen von Farben, Gerüchen, Klängen, Geräuschen oder Bewegungsempfindungen. Nachdem die Musik geendet hat, lässt der › Reisende‹ seinen › Begleiter‹ an Einsichten über die Bilder und ihre Beziehung zu Themen in seinem aktuellen Leben teilhaben. Die GIM-Erfahrungen können in einem weiteren Schritt durch Zeichnen, durch kreatives Schreiben oder über andere kreative Medien zum Ausdruck gebracht werden.[2]

Kürzlich sprach ich mit einer Klientin, mit der ich ein Jahr zuvor gearbeitet hatte. Sie war zu sechs aufeinander folgenden GIM-Sitzungen gekommen. Bei der Klientin handelte es sich um eine sehr kreative Person, die vor allem über die rechte Hemisphäre des Gehirns › funktionierte‹, und die sich schwer tat, ihre Zeit zu organisieren, ihre Gedanken in Worte zu fassen und mit Zahlen zu arbeiten. Ich bat sie darum, mir zu schreiben und zu berichten, ob die Sitzungen mit mir zu einer Veränderung geführt hatten. Sie schrieb den folgenden Brief:

Ich begann mit den GIM-Sitzungen in der Hoffnung, dass sie mir dabei helfen würden, einen Weg zur Integration der linken und der rechten Hemisphäre zu finden.

Gemeinsam mit der GIM-Therapeutin besprach ich die Situation und wir entschieden, uns drei Ziele zu setzen: zunächst wollten wir erforschen, was in der dominanten rechten Gehirnhälfte geschieht; dann wollten wir in die linke Gehirnhälfte wechseln und über diese Seite Informationen zusammentragen; schließlich wollten wir die Frage stellen, wie die Funktion der rechten und linken Hemisphäre in angemessener und angenehmer Art und Weise integriert werden könnten.

Aus einem Zustand der Entspannung und des Vertrauens heraus folgte ich der Stimme meiner Begleiterin, als sie mich bis zum Beginn der Musik führte.

Bei der Reise in die rechte Hemisphäre erlebte ich ein Gefühl der Euphorie, als sich ein winziger Kobold mit dem Rhythmus der Musik erhob, herumwirbelte, und in ausgedehnte Räume hineinschwebte, wo das Erleben des freien Flugs und wunderbarer Farben sich ohne Mühe abwechselten und ineinander verwoben. Das Licht war unglaublich strahlend. Ein Gefühl vollkommener Freude und Freiheit erfüllte mich, ohne jegliches Bedürfnis, irgendetwas anderes zu tun als immer weitere Kreise zu ziehen.

Meine Reise in die linke Hemisphäre endete schon an der Schwelle. Es war so dunkel, dass ich nicht weiter gehen wollte. Ich konnte spüren, dass dieses Gebiet mit Maschinen und Aktenschränken aus extrem schwerem Metall und Holz zugestellt war. Es gab keine Chance, diese bedrückende Schwere, Starrheit und das kalte Dunkel zu durchbrechen.

Diese Empfindungen drückten auf sehr lebendige Art mein Dilemma aus, so dass ich es in meiner ganzen Person spüren konnte. Ich konnte nur schwer daran glauben, dass in meiner Psyche eine Lösung für dieses Problem zu finden sein sollte, aber ich war so neugierig, dass ich auf jeden Fall › vor Ort‹ sein wollte, falls sich doch eine anbieten würde.

Ich vertraute dem GIM-Prozess und der Fähigkeit und Integrität meiner Begleiterin. Zusammen näherten wir uns dem großen Ziel: der Integration der zwei Seiten. Wir erweckten beide Hemisphären gleichzeitig zum Leben. Der Kobold der rechten Hälfte schwang sich weiter und weiter hinaus; die linke Hälfte entfernte sich zunehmend. Und dann hörte ich ein › leises Stimmchen‹ wispern: › Wir sind hierher gekommen, um diese beiden zusammenzuführen. Es ist so weit!‹

Meine Aufmerksamkeit wendete sich der linken Hemisphäre zu und blieb dort stecken, unfähig, sich fortzubewegen. Aber plötzlich erschien der kleine Kobold und flog in die Dunkelheit hinein. Er schwebte durch den ganzen Raum, Fenster öffneten sich und Licht kam herein: er ging voller Eleganz und Freude an die Arbeit und ließ Licht und Luft in die muffigen, verbotenen Räume eindringen. Sehr bald war mein Körper vollkommen entspannt. Dann begann ich all die Wörter, Zahlen und Begriffe zu entdecken, die durch die Seele und das Herz des kleinen

Rechtshemisphären-Kobolds freigelassen wurden. Ich spürte eine Verbindung, ein Ganz-Werden, als eine Brücke entstand, die die Kommunikation und den Austausch in beide Richtungen ermöglichte.

Wenn ich seither einen Bericht zu schreiben oder eine Klasse zu unterrichten habe, lege ich eine Pause ein, um das Erlebnis dieses Augenblicks in meiner Psyche und in meinem Körper erneut zu spüren, und gehe erst dann an die Aufgabe, die sich mir stellt – und zwar mit dem Gefühl der Sicherheit, der positiven Erwartung und des Staunens, und im Wissen, dass beide Hemisphären gemeinsam an diesem Projekt arbeiten werden.

Eine andere Frau, mit der ich arbeitete, empfand ihr Leben nach 18 GIM-Sitzungen als sehr viel freier. Meg war 54, hatte zwei Kinder und mehrere Enkelkinder – und ihr Leben wurde nach wie vor von ihrer Mutter bestimmt. Sie war in einer Familie aufgewachsen, in der es immer wieder zu Drogen- und Alkohol-Missbrauch gekommen war, und brachte enorme Energien auf, um gegen die Erwartung ihrer Mutter zu rebellieren, was für ein Mensch sie zu sein hätte. In einer GIM-Sitzung sah sie sich selbst als einen quadratischen Holzpflock, der versuchte, sich in ein rundes Loch hineinzuzwängen. Auf einer physischen und psychischen Ebene erlebte sie den Kampf, sich einzufügen. So sehr sie sich auch abmühte – sie konnte den Pflock einfach nicht in das Loch hinein bekommen. Schließlich entschloss sie sich, ihn wieder herauszuziehen und ein wenig abzuschmirgeln, um ihn runder und glatter zu machen.

Als sie die Versuche aufgab, schloss sich das Loch und verschwand. Der Holzpflock verlor seine Kanten und wurde runder. In der folgenden Woche erschien diese Frau, die immer recht streng und nicht sehr feminin gewirkt hatte und die nie zuvor geschminkt gewesen war, mit Make-up und sehr schöner, weiblicher Kleidung. Sie sah sanfter und liebenswerter aus als ich sie je erlebt hatte. Sie lebte nun nicht mehr nur, um ihrer Mutter zu beweisen, dass sie nicht ihre Porzellanpuppe mit Lackschuhen war.

Bevor sie diesen Durchbruch schaffen konnte, musste sie sich den Schattenseiten des eigenen Ich stellen, sich mit ihnen abfinden und sie aus ihrem Versteck hervorholen. Die Musik von Bach in ihrer Urgewalt erlaubte ihr, sich eine Zeit lang in ihrer eigenen Dunkelheit aufzuhalten und die Teile ihrer selbst wahrzunehmen, die sie nie an die Oberfläche hatte kommen lassen. Eines dieser Bilder nahm die Form eines dickwandigen Hühnermagens in ihrem Bauch an. Sie hatte ihr ganzes Leben lang Magenprobleme gehabt und nie die Ursache erkannt. Nun, als sie sich zugestehen konnte, die Hässlichkeit und das Abstoßende dieses Muskelmagens zu empfinden und die Schmerzen zu spüren, die er verursachte, erkannte sie es als Symbol für ihre eigene Wut auf die erdrückende Fürsorge der Mutter. Dieser Groll war ihr all diese Jahre wie ein Kloß im Magen gelegen.

Als sie ihre Wunden erkannte und sie dadurch annahm, war sie selbst imstande, ein inneres Gleichgewicht zu finden, ihr Verhältnis zu ihrer Mutter zu heilen und ganzheitlicher zu leben. Der innere Prozess spiegelte sich auch äußerlich wider. Sie strahlte neue Lebensfreude aus, hatte ein anderes Auftreten und wirkte entspannt, so als hätte sie zu guter Letzt die Nabelschnur durchtrennt. Ein Jahr danach spürte sie noch immer die Auswirkungen dieser psychischen Veränderung in ihrem Empfinden von innerer Stärke und Unabhängigkeit. Über die Auswirkung von GIM auf ihr Leben schreibt sie:

Es gab mir die Chance, mich selbst als Kind zu sehen. Ich war sehr einsam und verstand nie so recht, was eigentlich von mir erwartet wurde. Das machte mich traurig, solange ich klein war, und rebellisch, als ich älter wurde. Mir wurde klar, dass mich meine Mutter sehr liebte, aber als einen Besitz, nicht wirklich als eigenständige Person. Ihr ging es mehr um die Verpackung als um den Inhalt. Sie war nicht in der Lage, ihre eigene Identität von meiner zu trennen, und das hat für uns beide immer wieder Verwirrung geschaffen. Mein Ärger lässt nach, weil ich sehe, dass sie ihr Bestes getan hat: Sie kannte nichts anderes als diese erdrückende Art des

Bemutterns. Ich gehe auch nicht mehr so hart mit mir selbst ins Gericht für das, was ich als ererbtes Versagen als Mutter ansehe.

Gemessen an meiner Herkunft und der Zeit, in der ich lebte, bekamen meine Kinder das Beste, was ich ihnen damals bieten konnte. Vielleicht wusste ich damals nicht, wie ich sie hätte vorbehaltlos lieben können, aber ich bemühe mich jetzt sehr darum. Es erscheint mir sogar möglich, dass ich eines Tages in der Lage sein könnte, meine Mutter vorbehaltlos zu lieben. Der Hühnermagen in meinem Bauch wird zunehmend kleiner und ist die meiste Zeit kaum zu erkennen. Der Abfalleimer mit meinem inneren Müll läuft nicht mehr über. Ich widerstand der Versuchung, mich auf eine Neuauflage einer Beziehung mit meinem Ex-Ehemann einzulassen. Ich brachte es fertig, mir bewusst zu machen, was ich von einer Liebesbeziehung wollte und brauchte – und zu erkennen, dass das Negative das Positive überwog. Die einzige Person, die ich verändern kann, bin ICH!

Eine individuelle Reise

Durch die Reise, die wir gemeinsam durch die Musik und Ihre Imagination machen wollen, wird Ihnen ein wichtiges Werkzeug für Ihre persönliche Entwicklung an die Hand gegeben. Sie werden zum aktiven Gestalter Ihrer eigenen Klangwelt, statt sich auf Gedeih und Verderb jedem hämmernden Rock-Video oder jedem nervtötenden Werbespot auszuliefern, der in Ihre ruhigeren Momente hineinplatzt. Sie werden lernen, dass Sie kein Sklave der Stressfaktoren unserer High-Tech-Gesellschaft sein müssen. Wenn Sie sich angespannt und unter Druck fühlen, dann können Sie sich mit Hilfe von ein paar Minuten ruhiger Musik entspannen. Wenn Sie sich niedergeschlagen fühlen, müssen Sie nicht niedergeschlagen bleiben. Ein kurzes Klangbad in sorgfältig ausgewählter Musik wird Sie aus Ihrer Niedergeschlagenheit befreien. Und wenn Sie sich einsam fühlen, brauchen Sie nur zu Ihrem Stereo-Gerät hinüberzugehen und es einzuschalten. Sie finden vielleicht in der Musik einen Freund und

Kameraden, eine innere Stimme, die zu spüren scheint, was Sie brauchen und welchen Weg Sie wählen sollten, oder eine göttliche Kraft, die Sie wissen lässt, dass Sie beschützt und geleitet werden. Wenn Sie beginnen, die Klänge in Ihrer Umgebung zu gestalten, dann tragen Sie einen wesentlichen Teil zur Gestaltung Ihres Lebens bei: Sie werden lernen, Ihr eigener Komponist zu werden, genau die richtigen Voraussetzungen zu schaffen, unter denen Ihr inneres Ich sich entfalten kann.

Musik kann Ihnen dabei helfen, Ihre Gefühle in Fluss zú bringen. Wenn die Bedingungen zu bedrückend erscheinen, um Ihre Gefühle zu zeigen, dann können Sie auf den sanften Anstoß der Musik als Ausdrucks-Hilfe zurückgreifen. Sobald Sie sich von der Musik helfen lassen, den Schmerz und die Trauer zu empfinden, bricht sich auch all die unterdrückte Freude Bahn und setzt dabei eine Lebensenergie frei, die Interesse und Begeisterung für alle Aspekte des Lebens entfacht: für Ihren Beruf, Ihre Beziehungen, Ihre Fortbildung. Sie erleben wieder dieses kindliche Staunen, das Sie in den Traumata der frühen Kindheit verloren glaubten, und mit diesem kindlichen Staunen werden Sie sich im wahrsten Sinne des Wortes lebendig fühlen.

Wenn Sie das Kind in Ihrem Inneren annehmen, setzen Sie die spontane Kreativität frei, die Sie vielleicht mit Ihren alten Kinderbüchern und Ihrem abgenutzten Spielzeug weggepackt haben. Indem Sie Musik und Imagination zu einem zentralen Aspekt Ihrer Erfahrung werden lassen, wächst Ihnen die Kraft zu, Ihr Leben auf neue und aufregende Art zu transformieren.

Mit Musik und Imagination das Lernen zu lernen, erweitert Ihre eigene Lernerfahrung und die Ihrer Kinder, indem es verschiedene Ebenen des Bewusstseins umfasst und in den Prozess integriert, so dass Lernen zu dem wird, was es eigentlich sein sollte: eine natürliche und reiche Erfahrung, die Spaß macht. Wir werden die Ergebnisse einer menschlichen und ganzheitlichen Art des Lernens erkunden und sehen, wie es sowohl Kindern als auch Erwachsenen hilft, ihre innere Stärke zu spüren und auf ihre innere Stimme zu hören und diese Qualitäten in ihre Lebenserfahrung einzubringen.

Musik kann die verschlossenen Türen zu Ihrer Kreativität öffnen. Wir werden uns verschiedenen Arten von Kompositionen zuwenden, um zu erfahren, welche für das Schreiben eines Gedichtes oder eines Essays, für das Erlernen einer Fremdsprache oder zur Unterstützung eines psychologischen Prozesses am besten geeignet sind. Es werden Ihnen verschiedene musikalische Vorschläge für unterschiedliche Zwecke unterbreitet, und Sie werden Anleitungen finden, sich für jede Aktivität die entsprechende Musik auszuwählen. Mit einer Auswahl von fünf Musikstücken, die im Handel leicht erhältlich sind, die Sie aber auch auf der gleichnamigen CD *Die heilende Kraft der klassischen Musik* finden, können Sie Ihre musikalische Reise in die Regionen Ihrer Gedanken, Gefühle und Ihrer Seele beginnen. Wer weiß, welche neuen oder uralten Aspekte Sie in Ihrer eigenen inneren Welt entdecken werden?

Keine Angst vor Beethoven

Bei meinen Workshops ist mir aufgefallen, dass relativ wenige Menschen zu Hause über klassische Musik verfügen. Vielleicht kommt das daher, dass ihre Eltern sich der psychologischen Qualität dieser Musik nicht bewusst waren und sie in dem Glauben aufgewachsen sind, dass so etwas in die Welt der Traditionalisten oder zur Welt der Intellektuellen gehört. Ein weiterer Grund könnte darin zu finden sein, dass es sich dabei nicht um seichte Hintergrundsmusik handelt, sondern um Musik, die in die Psyche hineinwirkt und dem Hörer eine Reaktion abverlangt. Es könnte aber auch einfach daran liegen, dass der Betroffene keine Erfahrung mit klassischer Musik hat, nicht weiß, was ihm gefallen könnte, und vor der Auswahl in einem Musikgeschäft zurückschrecken würde.

Viele Eltern äußern sich besorgt über die Auswirkungen moderner Popmusik auf ihre Kinder, wissen aber nicht, wodurch sie diese ersetzen könnten. Klassische Musik ist so kraftvoll wie eh und je, und wir brauchen sie unbedingt für unser heutiges Bewusstsein. Eine Beethoven-Sinfonie löst heute noch die gleiche Euphorie und spirituelle Einsicht aus wie vor einem Jahrhundert – aber jetzt sind wir noch mehr darauf angewiesen, als Beethoven selbst es sich hat vorstellen können.

Sie müssen nicht viel Wissen über klassische Musik mitbringen, um ihre Wirkung zu spüren. Es gibt ein paar grundlegende Unterschiede zwischen den verschiedenen Stilrichtungen klassischer Musik, und ich mache durch das ganze Buch hindurch Vorschläge, wann und wie diese eingesetzt werden könnten.

Fangen Sie damit an, mit dem Herzen und einem offenen Verstand hinzuhören. Sie werden erstaunt sein, welche Geheimnisse die Musik in sich trägt und welche Macht sie hat, sich jedem Individuum in einer einzigartigen Weise mitzuteilen.

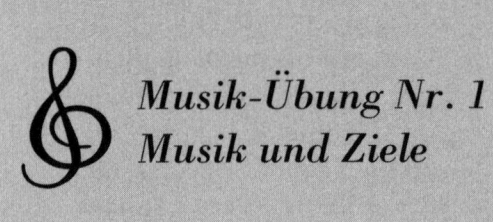

Musik-Übung Nr. 1
Musik und Ziele

Sie sind auf dem Weg, die Schätze Ihres Inneren freizulegen. In der folgenden Liste sind einige Absichten und Wünsche aufgeführt, die häufig als Gründe dafür genannt werden, sich auf diesen Weg zu begeben. Sehen Sie die Liste durch und stufen Sie auf einer Skala von 1 bis 10 die Bedeutsamkeit jeder Aussage ein. Möglicherweise sind Sie überrascht, welche der Aussagen für Sie tatsächlich am bedeutsamsten sind:

- Ich möchte kreativer werden

- Ich möchte emotionale Blockaden durchbrechen

- Ich möchte eine Methode finden, wie ich mich innerhalb kurzer Zeit entspannt und erfrischt fühlen kann

- Ich möchte lernen, meine Gefühle ins Gleichgewicht zu bringen, um besser meinen Aufgaben nachgehen zu können

- Ich möchte meine eigene innere Weisheit entdecken, damit sie mir hilft, mit den Herausforderungen meines Lebens zurechtzukommen

- Ich möchte nicht mehr gefühlstaub sein; ich will mich wieder freuen können

- Ich bin zu ernst und möchte dem Kind in mir die Chance geben, ans Tageslicht zu kommen und zu spielen

- Mir widerstreben alltägliche, profane Aufgaben, und ich möchte etwas finden, das mich motiviert, sie zu erledigen

- Ich möchte Musik als einen Zugang zu meinen spirituellen Wurzeln nutzen

- Ich möchte mich auf meine Arbeit / mein Studium konzentrieren, ohne abgelenkt oder müde zu werden

- Ich möchte herausfinden, welche Auswahl von Musik mich morgens in Gang bringt, abends entspannt und den Tag über meine Anspannung reduziert

- Ich möchte meinen Kindern vermitteln, wie sie sich ihrer Gefühle bewusst werden und wie sie ihre Imagination anregen können

- Ich möchte mein Gehirn mit all seinen Teilen in Bewegung bringen und das Bewusste und Unbewusste integrieren

- Ich möchte mit meiner Vergangenheit Frieden schließen

- Ich möchte zu meinem ganzen Potential Zugang haben

- Ich habe mich selbst in eine Schublade gesteckt und will aus ihr herauskommen

Wenn Sie mit der Zeit immer besser lernen, wie Sie Musik einsetzen können, werden sich möglicherweise Ihre Zielsetzungen verändern und einige Aussagen vom Ende Ihrer Prioritätenliste nach oben rücken. Haben Sie einmal damit begonnen, Musik regelmäßig einzusetzen, kann sie die Schaltkreise Ihres › inneren Computers‹ frei machen, so dass Sie Ihre vordringlichen Ziele klar erkennen können.

Musik-Übungen

In diesem Buch finden Sie zu jedem Kapitel einige Musik-Übungen. Es sind dies einfache, praktische Übungen, die so aufgebaut sind, dass Sie die Kerngedanken jedes Kapitels auf Ihr eigenes Leben übertragen können. Um die unterschiedlichen Übungen dieses Buches durchführen zu können, brauchen Sie bestimmte Materialien und Voraussetzungen:

1. Viele der Übungen werden mit Musik ausgeführt. Um die Sache zu vereinfachen, habe ich fünf Musikstücke ausgewählt, die durchgängig verwendet werden:

J. S. Bach	1. *Brandenburgisches Konzert* (kann durch jedes andere Brandenburgische Konzert ersetzt werden)
Debussy	*Prélude à l'après-midi d'un faune*
Mozart	*Eine kleine Nachtmusik*
Pachelbel	*Canon in D-Dur*
Vivaldi	*Die vier Jahreszeiten*

2. Sie werden ein Notizbuch brauchen, das groß genug ist zum Zeichnen und einen Schreibstift sowie Pastellkreiden oder Wachsmalstifte.
3. Sie brauchen außerdem einen stillen Raum mit einer gemütlichen Ecke zum Entspannen. Benutzen Sie Sitzkissen, ein Sofa, ein Bett oder eine Couch zum Ausziehen. Eine Ecke des Raums, die nicht mit Dingen zugestellt ist, in der Platz genug ist, und die Sie mit Pflanzen, Blumen, Steinen, Muscheln, Kristallen oder anderen ästhetischen Objekten gestalten können, wird Ihnen helfen, sich mit der Natur und dem Universum verbunden zu fühlen.

Das Notizbuch

Bei vielen der Musik-Übungen werden Sie aufgefordert, in Ihr Notizbuch zu schreiben, zu zeichnen oder beides zu tun. Ich habe die Erfahrung gemacht, dass die Aufzeichnungen meiner persönlichen Erfahrungen beim Hören von Musik zu einem präzisen Indikator meines persönlichen und spirituellen Wachstums werden. Es ist faszinierend, acht Monate später zurückzublicken und die Unterschiede festzustellen – in Bezug auf meine Sicht des Lebens, meine Beziehungen und meine Ziele. Ein Notiz- oder Tagebuch ist ein sichtbarer Indikator für den Zuwachs an Einsicht und wird sehr schnell zu einem wertvollen Begleiter.

Mit Musik und Imagination zu arbeiten ist wie Träumen im Wachzustand. Es kann sein, dass Sie sich in einem Zustand veränderten Bewusstseins wieder finden. In diesem Zustand können Ihnen viele Einsichten, Erinnerungen und kreative Einfälle kommen. Wenn wir diesen keine Beachtung schenken, fliegen sie davon. Genauso wie wir eine Menge wertvollen Materials aus Träumen nutzen können, wenn wir unsere Träume schriftlich festhalten, können wir unsere unbewussten Impulse und Wünsche, Ängste und Ärgernisse in unser Bewusstsein aufnehmen, wenn wir die Eindrücke notieren, die die Musik in uns auslöst. Indem wir sie aufschreiben, nehmen wir unsere innere Erfahrung ernst und machen sie konkreter fassbar.

Das Notizbuch wird zum Spiegel Ihrer Reise durch das Innere – vergleichbar mit dem Blättern durch ein altes Fotoalbum, wenn Sie sich fragen: › Habe ich einmal so ausgesehen?‹ Eine Klientin, die an einer Reihe von GIM-Sitzungen teilgenommen und sich von einer tiefen Depression erholt hatte, konnte, als sie die Aufzeichnungen des letzten Jahres durchsah, nicht fassen, wie sehr sich ihre Tatkraft und ihre Einstellung verändert hatten. Zusätzlich zu ihren Aufzeichnungen malte sie nach jeder Sitzung Mandalas. Die Veränderungen in ihrer Psyche waren in diesen Mandalas grafisch sichtbar.

Malen zur Musik

Da Zeichnen oder Malen nicht der Sprache bedürfen, können sie noch wirksamer sein als das Schreiben. Sie können einfach auf ein Blatt Papier malen oder erst einen Kreis auf das Papier zeichnen und diesen Kreis als Rahmen für ein Mandala benutzen. Das Mandala ist ein uraltes, ewig gültiges Symbol, das keinen Anfang und kein Ende hat und das die Fortentwicklung der Psyche sichtbar macht. Hören Sie sich immer erst in einem Zustand der Entspannung die Musik an. Wenn die Musik verklungen ist, dann malen Sie die Bilder, die die Musik in Ihnen hat entstehen lassen. Wenn die Bilder Ihnen etwas bedeuten, dann hängen Sie sie in Ihrem Zimmer auf.

Für diese Übung werden Sie 30 Minuten brauchen. Sie werden erfahren, dass nicht jedes klassische Musikstück die gleiche Wirkung auf Sie hat. Es kann sein, dass Sie ganz anders auf Debussy reagieren als auf Bach.

Musik-Übung Nr. 2
Bewusstes Zuhören – und was es bewirkt

- Machen Sie es sich bequem.

- Spielen Sie jedes der oben genannten Musikstücke.

- Hören Sie sich jedes der Stücke etwa fünf Minuten lang an.

- Nehmen Sie bewusst wahr, welche Gefühle die Musik in Ihnen auslöst. Sie müssen dies nicht analysieren. Entspannen Sie sich und lassen Sie sich von Ihrem Körper und Ihren Gefühlen sagen, was sie empfinden.

- Notieren Sie in Ihrem Notizbuch oder auf dieser Seite, wie Sie sich bei den unterschiedlichen Stücken gefühlt haben. Wenn die entsprechende Musik bestimmte Gefühle in Ihnen ausgelöst hat, beschreiben Sie diese unter der Rubrik › Kommentare‹.

J.S. Bach: *Brandenburgisches Konzert Nr.1 (zweiter Satz)*

- Hat Sie die Musik beruhigt?

- Hat sie Ihnen Energie vermittelt?

- Wurden Sie durch die Musik in einen traumartigen Zustand versetzt?

- Hat sie in Ihnen starke Gefühle ausgelöst?

- Hat sie sich auf Ihre Konzentration ausgewirkt?

- Kommentare:

Debussy: *Prélude à l'après-midi d'un faune*

- Hat Sie die Musik beruhigt?

- Hat sie Ihnen Energie vermittelt?

- Wurden Sie durch die Musik in einen traumartigen Zustand versetzt?

- Hat sie in Ihnen starke Gefühle ausgelöst?

- Hat Sie sich auf Ihre Konzentration ausgewirkt?

- Kommentare:

Mozart: *Eine kleine Nachtmusik*

- Hat Sie die Musik beruhigt?

- Hat sie Ihnen Energie vermittelt?

- Wurden Sie durch die Musik in einen traumartigen Zustand versetzt?

- Hat sie in Ihnen starke Gefühle ausgelöst?

- Hat sie sich auf Ihre Konzentration ausgewirkt?

- Kommentare:

Pachelbel: *Canon in D-Dur*

- Hat Sie die Musik beruhigt?

- Hat sie Ihnen Energie vermittelt?

- Wurden Sie durch die Musik in einen traumartigen Zustand versetzt?

- Hat sie in Ihnen starke Gefühle ausgelöst?

- Hat sie sich auf Ihre Konzentration ausgewirkt?

- Kommentare:

Vivaldi: *Die vier Jahreszeiten (Der Frühling)*

- Hat Sie die Musik beruhigt?

- Hat sie Ihnen Energie vermittelt?

- Wurden Sie durch die Musik in einen traumartigen Zustand versetzt?

- Hat sie in Ihnen starke Gefühle ausgelöst?

- Hat sie sich auf Ihre Konzentration ausgewirkt?

- Kommentare:

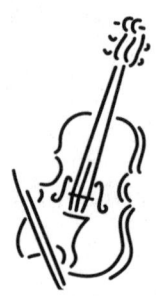

2 Die Wiederentdeckung der Gefühle

Musik ermöglicht Ihnen in wunderbarer Weise einen Zugang zu Ihren Gefühlen. Sie können damit beginnen, beim bewussten Hören von Musik die Auswirkungen auf Ihre Emotionen wahrzunehmen. Noch effektiver ist das Erlebnis der Musik-Imagination in einer Gruppe mit einem Gruppenleiter. In einer solchen Gruppe mit einem professionellen Begleiter zu arbeiten, gibt Ihnen nicht nur die › Erlaubnis‹, Ihre Gefühle zulassen zu dürfen, sondern bietet zusätzlich die einzigartige Dynamik einer Gruppe. Die Musik verbindet die Köpfe und Herzen der Teilnehmer und führt zu einer Bindung, die auf magische Art gegenseitige Offenheit fördert. Ein Psychiater, der einmal an einem Musik-Imaginations-Workshop teilnahm, war erstaunt, als er erlebte, dass einander völlig fremde Menschen bereit waren, sich gegenseitig ihre intimsten Gedanken und Gefühle mitzuteilen.

Bei einem Workshop, bei dem Musik-Imagination mit dem Ziel des Stress-Managements im Mittelpunkt stand, hatte eine der Frauen eine Einsicht, die die Entwicklung ihrer ehelichen Beziehung grundlegend veränderte. Während eines zehnminütigen Ausschnitts aus Debussys *Danses sacrée et profane* sah sie sich selbst mit ihrem Mann durch einen dunklen, dornigen Wald wandern. Sie sprachen nicht miteinander und sie berührten sich auch nicht. Mit einem Schlag wurde ihr klar, dass es in ihrer Ehe seit Jahren genauso war: ohne gegenseitige Verständigung. In diesem Moment kamen in ihrer Vorstellungsreise sie und ihr Mann aus dem Wald heraus in eine helle und sonnige Lichtung. Sie hielten sich bei der Hand und sprachen zärtlich miteinander. Als die Frau in der Gruppe über diese Erfahrung sprach, liefen ihr die Tränen übers Gesicht. Sie erzählte uns, dass sie schon sehr lange nicht mehr geweint hatte. Ihre Ehe war freudlos gewesen, aber sie war gefühlsmäßig so abgestumpft, dass ihr das nie bewusst geworden war. Noch an diesem Abend rief sie ihren Mann an und sprach mit ihm ganz offen darüber, was in ihr vorging. Er reagierte in gleicher Weise und erzählte ihr von seinen Schwierigkeiten mit der Tatsache, gerade fünfzig geworden zu sein. Diese Erfahrung war wie ein Erwachen, das für beide einen Zugang zum anderen öffnete.

Sich öffnen mit Musik

Der Schriftsteller George Leonard, der in seinem Buch *Der Rhythmus des Kosmos* die Rhythmen von Beziehungen erforscht, behauptet, dass sogar eine ganz gewöhnliche Unterhaltung zweier Menschen eine Art Tanz darstellt: eine nonverbale rhythmische Interaktion, die Zuhörer und Sprecher zu einer Einheit werden lassen. Gemeinsames Singen oder Marschieren kann unsere Atmung synchronisieren; auch der synchrone Herzschlag von Therapeut und Klient ist ein häufig beobachtetes Phänomen.

Auch bei einer musikalischen Aufführung müssen die Mitglieder eines Orchesters zu einer Einheit werden. Leonard beobachtet, dass »wir uns an solche Wunder bereits gewöhnt (haben): die unerhörte Fähigkeit von Jazzmusikern, Tonhöhe und -muster während der Improvisation ›vorauszuahnen‹, die simultane Bogenführung von 60 Streichern eines Symphonieorchesters. Das Wunder entspringt weniger der Virtuosität Einzelner oder der technischen Brillanz ganzer Gruppen als vielmehr der Fähigkeit eines großen Kollektivs (hunderte von Menschen bei Oratorien), wie ein Körper zu empfinden, zu fühlen und sich zu bewegen.«[1]

Bestimmte Musik scheint ein Umfeld des Vertrauens und der Offenheit zu schaffen, das es den Zuhörern erlaubt, ihre Seele offen zu legen und ihre Lasten abzuschütteln. In einem anderen Workshop schrieb eine meiner Kolleginnen, die angeblich nur als Beobachterin teilgenommen hatte, ein Gedicht, das die Gruppe zutiefst beeindruckte. Sie hatte seit Jahren geschrieben, aber sie hatte nur selten anderen ihre eigenen Gefühle mitgeteilt. Das Gedicht entstand, so berichtete sie, fast ohne bewusstes Nachdenken, gerade so schnell, wie sie schreiben konnte, und zwar zu den Klängen des *Brandenburgischen Konzertes Nr. 5*:

Ich denke an jene, die ich geliebt,
die vor mir gegangen sind ins Licht.
Meine Mutter mit einem Lächeln, mein Vater, der
an keiner Eisdiele vorbeigehen konnte,
ohne seine Spur zu hinterlassen.

Meine Geliebten – alle drei – so verschieden:
Ted mit Augen grau wie das Meer, ganz der Neu Engländer,
Theo, der alle heilte, die er je berührte,
Lenny, der Filme machte und daran zu Grunde ging.
Und meine Schwester, grausam und großzügig,
 mit einem Mund, der lachen
 und einer Zunge, die töten konnte.

Und – inmitten meiner selbstgewählten Isolation – meine Katzen-Kinder:
Samantha, die Blauäugige, meine Vertraute, meine Freundin,
Und Angel, die ich damals nicht wegzugeben vermochte,
weil sie auf meinem Schuh saß und mich anblickte
als wäre ich ihr Ein und Alles, ihre Welt.

Alle gegangen, gegangen ins Licht hinein.

Aber das Leben ist ein Tanz – immer wieder neu.
Wir bilden einen Kreis und fassen uns an und lächeln
und fühlen die Wärme des anderen.
Und dann ist's vorbei – mit jenem Kreis –
andere Hände müssen wir fassen und andere Augen anlächeln,
bis wir auch hineingehen ins Licht.

Und das ganze nennen wir: Leben.

Während dieser zehn Minuten Musik sah die Verfasserin dieser Zeilen, die behauptete, noch nie in dieser spontanen Art geschrieben zu haben, alle tief greifenden Verluste ihres Lebens vor sich. Sie ließ es zu, diese Verluste zu fühlen und ihnen Form zu geben. Indem sie die Trauer spürte, konnte sie die Vergänglichkeit menschlicher Beziehungen und des Lebens an sich annehmen. Diese Erfahrung befähigte sie, sich weiterzubewegen und ihre Trauer hinter sich zu lassen.

Selbst in einem kurzen Musik-Imaginations-Workshop hilft die Musik Menschen, tief vergrabene Gefühle ans Licht zu bringen. Das folgende Gedicht wurde von Doug Child – einem 28-jährigen Mann, der in seinem ganzen Leben außer den folgenden Zeilen nur ein einziges weiteres Gedicht geschrieben hatte – beim Hören eines Bach-Konzertes verfasst:

Eine Muschel am Strand ... ein Tritonshorn.
Nie habe ich solche Trockenheit verspürt.
Ein letztes Lebwohl der alten Muschel,
aus ihr hinausgleiten mit einer letzten
Geländer-Rutschpartie im alten Haus.

Sand ... trocken jetzt, nicht
wie auf dem Meeresgrund.
Fußspuren im Sand werden weggespült
von der herankommenden Flut.
Es tut mir weh, sie verschwinden zu sehen, denn
es sind meine ersten Fußspuren.

Sie führen mich zum alten Damm, dessen Pfähle
überzogen sind von lebendiger Haut
aus Muscheln und Moos.

Diese neuen Füße tragen mich zu Büscheln von Gras
am Ende des Ufers.
Auf meinem Rücken liege ich.
Höre den Ozean, den ich spürte,
Spüre die Brise, die ich nicht kannte.
Wolken ziehen vorüber,
und ich denke an die Seetang-Felder,
die sich in den Gezeiten wiegen.

Eine stille, zurückhaltende Lehrerin ließ sich von der
Musik helfen, ihre Empfindungen sexueller Leidenschaft zu
erforschen:

Glatt, grau, kühl
Ein warmer gelber Streifen durch das Grau
Spiralen von weiß
Berühren mich.
Ich bin größer als du dir vorstellen kannst.
Komm zu mir herein.

Aber es ist so dunkel.
Nein, ich öffne mich für dich
Licht kommt jetzt herein.
Sieh mich!

So verwoben bist du!
Ich fühle mich wie im Labyrinth.
Doch nein, du hast mir genau gezeigt, wo ich bin.
Ich erkenne diesen Teil von dir.
Ich verstehe.

Hier, dieser Teil ist ganz verkrustet.
Eine harte Kruste ist es.
Ich möchte sehen, was du in dieser Schublade hast.

Nein, noch nicht.
Noch nicht einmal ich selbst kann diese Kruste wegbekommen.

Vielleicht schaffen wir's zusammen.
Oh, schau her. Hier ist noch ein andrer wunderbarer Teil von dir!
Und hier bist du noch lebendiges Fleisch.
Schau, das Fleisch von dir, es wächst und wächst!

Alles, weil du jetzt hier in mir bist.
Ich war fast tot.

Diese Gedichte wurden ohne Vorbedacht oder kritische Analyse geschrieben, sie schienen spontan aus einem Raum zu fließen, in dem wir uns nur selten aufzuhalten erlauben: eine zutiefst ausdrucksstarke, verborgene Nische, in der längst vergessene Gefühle lebendig geblieben sind, und dazu die Erinnerungen, die sich mit ihnen verknüpfen. Jedes Gedicht drückt in metaphorischen Bildern mächtige, unbewusste Gefühle aus, über die sich der Dichter möglicherweise gar nicht im Klaren ist. Musik lockt diese Gefühle sanft aus ihren Verstecken hervor, bis sie von selbst hervorbrechen und sich unzensiert auf einem Blatt Papier Ausdruck geben. Die Befreiung dieser Emotionen schafft einen weit offenen Raum, in dem sich Gefühle der Freude und der Freiheit breit machen können.

Geleitete Imagination durch Musik

Musik-Imagination ist der Begriff, den ich für die von Dr. Helen Bonny entwickelte Methode der *Geleiteten Imagination durch Musik (GIM)* verwende, wenn diese im Rahmen einer Gruppe eingesetzt wird. Dies geschieht gewöhnlich in Form eines Workshops mit einem ausgebildeten Gruppenleiter (facilitator). Nach einer einfachen Einführung, bei der der Körper entspannt und die Gedanken zum Beispiel auf ein bestimmtes Bild oder einen Gegenstand ausgerichtet werden, hören die Teilnehmer in einem Zustand der Entspannung ein oder zwei ausgewählte Musikstücke und achten auf die Bilder, die in ihrer Vorstellung entstehen. Danach werden sie vom Gruppenleiter ermutigt, zu malen oder etwas aufzuschreiben und miteinander über ihre Bilder zu sprechen. Ein entsprechend modifiziertes Vorgehen ist auch zu Hause möglich, ohne dass jemand eine Anleitung vorgibt (siehe Musik-Übung Nr. 3).

Eine individuelle GIM-Sitzung stellt eine weitere Möglichkeit dar, die eigenen Gefühle aufzuspüren. Dies bedeutet eine längere, tiefer gehende Erkundung der Gefühle und erfordert einen qualifizierten GIM-Therapeuten, der mit demjenigen, der sich auf diese Entdeckungsreise begibt, zusammenarbeitet. Nach der einführenden Entspannung und Fokussierung spielt der Therapeut ein ganzes GIM-Band; dieses umfasst einen 30- bis 45-minütigen Zusammenschnitt unterschiedlicher Musikstücke. Der ›Reisende‹ wird angeleitet, über die jeweils von der Musik ausgelösten Bilder zu sprechen.

Geleitete Imagination durch Musik ist nicht gleichzusetzen mit ›geleiteter Imagination‹ im Sinne der geführten Phantasiereise. Wenn auch beide Methoden das Unbewusste erschließen und Prozesse der Selbsterkundung, der Heilung und der Kreativitätsförderung zum Ziel haben, so ist die geleitete Imagination direktiver, und sie arbeitet mit der Sprache; der Übungsleiter legt den Teilnehmern oft bestimmte Bilder nahe. In der Methode der GIM dagegen übernimmt die Musik die leitende Rolle. Während die Musik spielt, spricht der ›Reisende‹ über die Bilder, die vor seinem inneren Auge auftauchen, und der Begleiter kommentiert die Bilder oder stellt Fragen, um eine tiefer gehende Exploration anzuregen. Da die Bilder die eigenen spontanen Schöpfungen des Reisenden darstellen, sind sie viel mehr im Einklang mit seinem eigenen Unbewussten als jedes Bild, das der Begleiter erfinden kann. Reisende können sich in solch real existierenden Plätzen wieder finden wie an einem

Strand in Hawaii oder aber in außerirdischen Orten wie einer Station auf dem Mars. Der Begleiter kann zum Beispiel fragen: ›Wie sieht es dort aus?‹, ›Sind Sie alleine?‹, ›Wie fühlen Sie sich an diesem Ort?‹.

Der GIM-Reisende befindet sich in einem veränderten Bewusstseinszustand und fühlt sich sicher genug, um sich von der Musik helfen zu lassen, Gefühle zu durchleben, die ihm zuvor als außerordentlich gefährlich erschienen waren. Der Begleiter macht sich Notizen, und wenn die Musik zum Ende gekommen ist, reflektieren der Reisende und der Begleiter zusammen über das Erlebte. Mit Hilfe der Unterstützung des Begleiters, die ohne Bewertung erfolgt, findet der Reisende oft den Mut, aktuelle Herausforderungen in seinem Leben anzunehmen oder sich an Traumata heranzuwagen, die seit langer Zeit tief vergraben waren. Die Musik schafft dazu einen unterstützenden und liebevollen Zugang. Der erste Schritt besteht oft darin, die Existenz dieser Gefühle überhaupt anzuerkennen. Marion Woodman hat folgende Beobachtung gemacht: »Die meisten Menschen agieren nach außen als Persona, welche das Vorzeige-Bild darstellt, die Maskerade. Sie schauspielern – sie sind nicht im Kontakt mit ihren wahren Gefühlen, und in bestimmten Situationen wissen sie nicht, ob sie sich ärgern oder ob ihnen zum Weinen zumute ist. Sie sind unglücklich darüber, dass sie ihre Gefühle nicht ausdrücken können und gleichzeitig voller Furcht, eben dies zu tun, weil das Ausdrücken ihrer Gefühle in der Vergangenheit zu Ablehnung geführt hat.«[2]

Eine Frau um die Vierzig, die seit Jahren depressiv gewesen war, kam zu einer Serie von GIM-Sitzungen zu mir. Ihr Leben schien einfach nicht zu funktionieren, und sie hatte keine Ahnung, warum sie so blockiert war. In ihrer zweiten GIM-Sitzung sah sie elegant gekleidete Musiker, die die Musik aufführten, die sie gerade hörte. Als sie jedoch hinter die Bühne ging, entdeckte sie ungemachte Betten, aus dem

Schrank heraushängende Kleider und Staubwolken in allen Ecken. Sie berichtete, es sei, als ob sie › Geheimnisse entdeckt habe, die der Öffentlichkeit nicht bekannt sind; dass der äußere Schein nicht alles ist, und dass jeder seine schmutzige Wäsche hat‹. Hier gestand die Reisende sich ihre eigene Maske, ihre eigenen Täuschungsmanöver ein.

In einer der folgenden Sitzungen sah sie sich selbst neben einer riesigen Zwiebel sitzen und Schicht um Schicht die Schutzhäute entfernen. Sehr bald erkannte sie, dass die Zwiebel sie selbst repräsentierte, und obwohl die Schutzhäute eine Funktion erfüllten (sie schützten sie vor Verletzungen und Schmerzen), hatten sie sich verhärtet und waren zu einer spröden Schale geworden. Sie spürte, wie diese Schale sie sowohl schützte als auch isolierte. Die Farbe der Schale war ein › intellektuelles Grau‹. Sie spürte das Verlangen, die Schale aufzubrechen.

Das GIM-Musikband, das sie hörte, war nicht ausschließlich instrumental, sondern enthielt auch ein Stück Chormusik. Chorstimmen werden oft als große Unterstützung empfunden, gleichsam als ob sie dem Betroffenen Kraft weitergeben. Diese Frau empfand, dass die Stimmen ihr Mut machten, die Schale zu durchbrechen. Sie hörte in ihrer Vorstellung die Stimmen singen: › Wir sind hier für dich; wir bleiben bei dir bis zum Ende‹. Mit der Unterstützung der Musik war sie imstande, die Schale zu durchbrechen, die sie von Beziehungen mit anderen abgehalten hatte.

Eine Frau Ende dreißig, die in einem Maniküre-Salon arbeitete, aber als Sängerin ausgebildet war, wurde in einer GIM-Sitzung von Gefühlen der Hilflosigkeit in ihrem Leben niedergedrückt. Der Klang der Harfe von dem GIM-Musikband mit dem Titel *Relationships* (Beziehungen) wurde für sie zu einem Symbol dafür, loszulassen und sich der Führung einer höheren Macht anzuvertrauen. Nach der Sitzung schrieb sie das folgende Gedicht:

Eine Harfe bin ich.
Und jede meiner Saiten
Erklingt im Universum,
Wenn ich dem Göttlichen Harfner
Sie anzuschlagen
Erlaube.

Nichts bin ich
Ohne die Hand des Musikanten;
Und wenn die Musik meine Saiten verlässt,
Bleibt nur ein Instrument zurück.

Ein Jahr später, nach zwölf GIM-Sitzungen, schrieb sie:

Es ist wirklich schwer, das, was zu einem tief verwurzelten Teil meiner selbst geworden ist, in Worte zu fassen. *Geleitete Imagination durch Musik* war für mich ein Weg zu mehr Ganzheitlichkeit in meinem Leben; sie hat es mir ermöglicht, das Leben in lebendigen, strahlenden Farben wahrzunehmen statt in schwarz und weiß. Es gibt nur eine Quelle universeller Energie, und ich habe gelernt, diese in mich einfließen zu lassen, so dass sie auch aus mir herausfließen kann; sozusagen eine himmlische Starthilfe, um die eigenen irdischen Batterien aufzuladen!

Ich versuche nicht mehr, die ganze Welt in Ordnung zu bringen, sondern unterstütze das, was in anderen Menschen schon heil und schön ist. Natürlich ist dieses menschliche Leben ein Prozess, und ich bilde mir nicht ein, durch GIM oder irgendeinen anderen Weg bereits › angekommen‹ zu sein. Ich hoffe, ich kann GIM auch weiterhin zu einem festen Bestandteil meines Lebens machen, der mir Energie gibt, mich innerlich nährt und mich wachsen lässt.

Viele von uns gehen lieber durch ein Leben voller Schuldgefühle, voller Angst, tiefer Depression oder andauernder Freudlosigkeit, anstatt unerfreuliche, schmerzhafte Gefühle zuzulassen – und sei es auch nur für einen kurzen Moment. Wenn wir aber diese schlechten Gefühle in unserem Körper und in unseren Gedanken tief vergraben, dann werden sie zu Wunden, die in unserem Inneren vor sich hin eitern.

Uns wird schon früh beigebracht, dass es falsch ist, negative Gefühle zu zeigen; dies gilt ganz besonders für Ärger und

Wut. Wenige Menschen wissen, wie sie ihrem Ärger Ausdruck verleihen sollen, weil dieses Gefühl uns so sehr ängstigt. Oft werden diese Gefühle bildlich als etwas Giftiges oder etwas Ansteckendes dargestellt. Eine 55-jährige Frau, die ihr ganzes Leben lang ihre Wut und ihre Angst in sich getragen hatte, erlebt es so:

> Ich sehe einen Feuerball. Wie ein Knoten oder ein Krampf. Es sieht aus wie eine geballte Faust. Ich habe Angst loszulassen. In der Mitte ist etwas, das aussieht wie ein Furunkel. Es erscheint mir wie eine Infektion. Angst, Zorn, Traurigkeit – alles Teil von diesem Knoten. Das Furunkel versucht sich aufzulösen. Ich spüre, wie die Faust um mein Gesicht und meinen Hals ihren Griff lockert. (Tränen beginnen zu fließen.) Es ist dunkel. Dunkel und still. Es ist jetzt friedlich. Finger massieren meine Schultermuskeln. Die Finger haben sich in Musik verwandelt. Die Musik massiert mich jetzt. Ich bin ungeduldig. Ich möchte dieses Ding greifen und es wegwerfen. Ich komme nicht dran. Es steckt dort fest. › Oh, du verdammtes Ding!‹ Die Musik sagt zu mir › Hinaus, hinaus, hinaus!‹ Ich spüre jetzt fast eine Erleichterung. Ich habe Ärger immer gehasst. In einer Situation zu sein, in der Ärger zur Schau gestellt wird, hat mich immer gestört. Ärger ist verbunden mit Hass. Wenn jemand sich ärgert, heißt das: › Ich hasse dich!‹

Wenn das Gefühl des Ärgers angenommen werden kann und wenn diese Frau lernt, es auszudrücken, sobald es hochkommt, dann wird sie das feuerrot-heiße Furunkel in ihrer Vorstellung wahrscheinlich loswerden. Wenn Schuldgefühle, Ärger und Angst mit der Musik an die Oberfläche kommen, können sie im Malen oder im kreativen, spontanen Schreiben Ausdruck finden. Durch diesen Zugang können zerstörerische Impulse in kreative Energien umgewandelt werden, die weder den Phantasiereisenden noch seine Umgebung gefährden. Wenn negative Gefühle einmal mit Hilfe der Musik Ausdruck finden konnten, dann hat dies eine befreiende Wirkung, die dem Betroffenen das Gefühl gibt, lebendig zu sein und es ihm ermöglicht, neu und anders zu fühlen.

Schönheit – neu entdeckt

So sehr wir Nachholbedarf in der Wahrnehmung unserer negativen Gefühle haben, so sehr besteht auch ein tiefes Bedürfnis danach, die schönen Gefühle empfinden zu können. In der mechanisierten Welt, in der wir heute leben, haben wir den Gleichklang mit dem Schönen verlernt. Anstatt die schönen Dinge in unserer Umgebung zu erleben und zu empfinden, neigen wir dazu, sie zu analysieren, sie auseinander zu nehmen und uns nur auf Detailaspekte zu konzentrieren. Ich hatte zum ersten Mal das Gefühl absoluten Gleichklangs mit einem Kunstwerk, als ich in einem kleinen Museum in Florenz stand und Michelangelos Skulptur des David betrachtete. Es war mir, als wäre ich eins mit dieser wunderbaren Statue. Ich hatte gefühlsmäßigen Zugang zu ihrer Botschaft. Unser modernes Leben ermöglicht uns allzu wenige dieser außerordentlichen Erfahrungen, und wir müssen uns gezielt darum bemühen, ihnen wieder den rechten Platz einzuräumen.

Eine andere Möglichkeit, der Schönheit in unserem Leben wieder Raum zu verschaffen, besteht darin, öfter eine Zeit der Stille in der Natur zu verbringen. Vor nicht allzu langer Zeit saß ich auf einem Felsen in den Cascade Mountains im Staat Washington im Nordwesten der USA. Ich saß ganz still, spürte die Sonne auf meinem Gesicht und beobachtete das Plätschern des Bergbaches ein paar Meter vor mir. Als ich das Geräusch des Baches in mich aufnahm, konnte ich spüren, wie sein Rhythmus mit meinen eigenen inneren Rhythmen eins wurde. Ich konnte meine eigene Lebendigkeit spüren und fühlen, wie die Musik des Kosmos in mir erklang.

Viele von uns haben ihren Bezug zum Universum der Natur verloren, zu den Bereichen des Lebens, die pulsieren und wachsen. Musik zu hören kann uns helfen, diese Verbindung wieder zu spüren. Wenn Sie nur fünf oder zehn Minuten Zeit haben und keine Wiese und kein See für Sie in erreichbarer Nähe sind, dann lassen Sie sich von der Musik dorthin bringen. Lassen Sie sich zu einem Ort führen, wo Sie Ruhe finden können und nicht mehr der Sklave Ihrer eigenen Kontrollmechanismen sind, Ihres eigenen sturen Beharrens darauf, kontrollieren zu müssen, wohin Ihre Gedanken wandern. Lassen Sie sich von der Musik weiches, grünes, duftendes Gras zeigen; fühlen Sie es unter Ihren nackten Füßen. Lassen Sie sich verführen von der plätschernden Melodie eines klaren Baches; schöpfen Sie mit Ihrer Hand das Wasser und schmecken Sie seine kühle Frische. Breiten Sie sich träge auf einem von der Sonne gewärmten Felsen aus, und fühlen Sie seine verwitterte, uralte Oberfläche. Nehmen Sie die Schönheit der Natur über alle Sinne in sich auf. Es wird Ihnen erscheinen, als ob die Zeit stehen bliebe. Sie werden tiefe Freude oder ruhige Gelassenheit zu fühlen beginnen. Es ist eine Freude, die sich erheblich von den › Höhepunkten‹ unterscheidet, die man bei einem samstäglichen Fußballspiel erlebt. Sie ist stärker und intensiver.

Folgende Gedichte wurden bei einem Workshop verfasst, und zwar in einer Viertelstunde, die dem Hören von Debussys *Danses sacrée et profane* folgte. Die Gedichte stellen also spontane Reaktionen auf die Musik dar:

> Komm, komm und tanz mit mir.
> Den Hügel hinauf und hinab.
> Und dann – oh, lass uns fliegen
> Wo keine Schwerkraft uns hinunterziehen kann.

> Jungfrauen lasst euer langes Haar fließen,
> Und eure sanften, schlanken Arme
> sich zu den Sphärenklängen wiegen.
> Und ihr, ihr Männer, springt weiter,
> während aufperlende Wolken
> Jubeln, jubeln.

Oh – wieder in den Schäferwiesen zu sein. Der Schnee ist so weiß und rein. Wie gut das tut, mittendurch zu flitzen. Soll ich meinen Namen schreiben? Mit weitem Schritt quer zu laufen, das ist immer noch ein tolles Gefühl. Genug davon, drinnen eingesperrt zu sein! Der Himmel ist so blau, immer so klar und scharf. Der Wind hat gerade genug Kraft, meine Wangen zu röten – aber er ist nicht stark genug, dass ich unbedingt einen Hut bräuchte. Ein gutes Gefühl, die Luft anzuwärmen, wenn sie in den Körper kommt; ich mag den Kontrast. Noch eine Runde über die Wiese. Du denkst, du kannst mich durch die Bäume hindurch einholen? Wir werden sehen. Ich bin schon öfter als du durch diese Biegungen und Kurven und dieses Rankenzeug hindurch! Pass auf diese Kurve auf, so geht's! Der Raureif auf den Tannennadeln ist so schön wie ein Spitzenbesatz. Lass uns umkehren.

Diese veränderten Bewusstseinszustände, die wir in unserer Vorstellung erschaffen, tun unserem Körper und unserem Herzen gut und können zu einer Quelle der Entspannung und der Heilung werden. Da Ihre eigene unverwechselbare Vorstellungskraft Sie an diesen Punkt gebracht hat, wird Sie das natürliche Universum, das Sie sich in Ihrer Imagination geschaffen haben, mit Harmonie erfüllen – eine Harmonie, die nur Sie selbst so entstehen lassen können. Sie haben begonnen, auf die Musik aus Ihrem tiefsten Inneren zu hören.

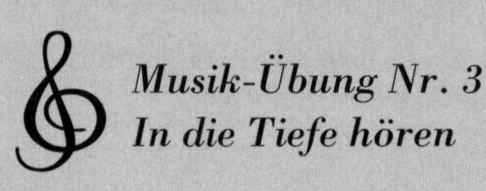

Musik-Übung Nr. 3
In die Tiefe hören

Helen Bonny machte die Entdeckung, dass es dann möglich ist, über Musik mit tief sitzenden Gefühlen in Verbindung zu kommen, wenn der Körper entspannt ist und die Gedanken auf ein Ziel gerichtet werden. Die folgende Übung macht sich Musik zunutze, um aus dem Unbewussten heraus Bilder und Symbole ins Bewusstsein zu holen, die mit Personen oder Situationen in Ihrem Leben zu tun haben. Diese Bilder können Ihnen möglicherweise zu größerer Klarheit darüber verhelfen, wie Sie diese Situationen tatsächlich erleben und empfinden. Sie können Ihnen helfen, unterdrückte – traurige oder freudige – Gefühle wiederzuerleben.

Machen Sie sich keine Sorgen, wenn sich kein spektakulärer Farbfilm in Ihrer Vorstellung abspielt. Viele Menschen können nur schwer visualisieren; das heißt nicht, dass sie nicht über ihre anderen Sinne beeindruckende Erfahrungen mit der Musik machen können. Körperliche oder kinästhetische Reaktionen können möglicherweise sogar wirkungsvoller als bildliche Vorstellungen dazu beitragen, eine Verbindung zu den Gefühlen herzustellen.

Wenn Sie sich von dem Gefühl frei machen können, Sie müssten bildliche Vorstellungen entwickeln, und wenn Sie verstanden haben, dass › erspürte innere Bilder‹ oder kinästhetische Empfindungen in Ordnung sind, dann werden Sie erleben, dass auf einmal tatsächlich visuelle Bilder auftauchen – anscheinend aus dem Nichts. Menschen, die sonst nicht visualisieren, machen die Erfahrung, dass mit Musik als Katalysator eben dies ganz natürlich geschieht.

Als ich mit Imaginationsübungen zu Musik begann, konnte ich erst einmal überhaupt keine visuellen Bilder sehen. Mir wurde dann gesagt, es sei völlig in Ordnung, wenn ich Bilder erfinden würde, denn das, was ich erfinde, stammt ebenfalls aus meinem eigenen Bewusstsein. Ich überließ mich dem Prozess. Ganz plötzlich erschien ein großer, wuscheliger Koalabär. Ich hatte nicht die geringste Idee, wo er herkam! Er entwickelte sich für mich zu einem inneren Führer, der oft in meinen Vorstellungen auftauchte und mir half, meine alten Wunden zu heilen.

Auch über Ihr Zeichentalent sollten Sie sich keine Gedanken machen. Sie brauchen kein Leonardo zu sein; Strichmännchen oder abstrakte Darstellungen sind völlig in Ordnung. Es braucht nicht › richtig‹ auszusehen, um eine gültige Repräsentation Ihrer Vorstellungswelt abzugeben.

Als musikalische Begleitung zu dieser Übung können Sie den *Canon in D* von Pachelbel einsetzen.

Legen Sie sich Ihr Notizbuch oder Ihr Zeichenpapier zurecht, begeben Sie sich zu Ihrem stillen Ort, entspannen Sie sich, und stellen Sie sich darauf ein, mit der Übung zu beginnen.

- Entspannen Sie Ihren Körper durch einfaches Strecken und Dehnen oder durch progressive Muskelentspannung (Anspannen und danach jeweils Entspannen der Muskeln Ihres Körpers, von den Zehen bis zu Ihrem Kopf).

- Versetzen Sie sich in eine Szene in der Natur, um Ihre Gedanken zu konzentrieren – auf eine Wiese, an einen Strand, einen Wasserfall oder an Ihren Lieblingsplatz – und erkunden Sie diesen Ort. Benutzen Sie alle Ihre Sinne und nehmen Sie wahr, wie der Ort aussieht, ob die Luft sich warm oder kalt anfühlt, ob an diesem Ort Geräusche zu hören sind und ob Sie etwas riechen können. Wenn Sie es vorziehen, können Sie statt einem Ort in der Natur ein

Objekt aus der Natur auswählen und erkunden, zum Beispiel eine Blume, eine Muschel oder einen Edelstein.

- Legen Sie die Musik auf.
- Erlauben Sie Ihren Gedanken zu wandern, während Sie sich die Musik anhören. Lassen Sie sich von der Musik Bilder, Farben, Formen, Düfte, freudige oder traurige Gefühle oder Erinnerungen zutragen.
- Folgen Sie Ihrer Imagination – ganz gleich, wo sie Sie hinführt. Legen Sie Ihren Gedanken und Gefühlen keine Einschränkungen auf, auch wenn sie Ihnen fremd oder unerwartet erscheinen mögen. Folgen Sie all den Pfaden, die sich in Ihrer Imagination öffnen und erkunden Sie sie so weit, wie Sie dies möchten.
- Wenn die Musik verstummt ist, bringen Sie Ihre Phantasiereise langsam zu Ende und kommen Sie selbst wieder in Ihrem Zimmer an.
- Nehmen Sie Ihr Zeichenpapier und malen Sie auf, was Sie während der Musik erlebt haben. Beachten Sie vor allem alle starken Gefühle, mit denen Sie in Kontakt gekommen sind. Anschließend können Sie, wenn Sie dies möchten, unter den folgenden Stichworten etwas über diese Gefühle in Ihr Notizbuch schreiben:

Datum:
Ausgewählte Musik:
Eindrücke:
Aufgekommene Erinnerungen und Gefühle:

Was kann ich tun, um diese Erfahrung ernst zu nehmen und sie für mich umzusetzen? Zum Beispiel habe ich mir nach dem Erlebnis mit dem Koalabären das größte, wuscheligste Koala-Stofftier gekauft, das ich finden konnte, um es in meinem Zimmer bei mir zu haben.

Probieren Sie diese Übung mit anderen Musikstücken aus. Wiederholen Sie sie mit der gleichen Musik bei einer anderen Gelegenheit und schauen Sie, ob die Musik etwas anderes auslöst. Nachdem Sie diese Übung regelmäßig durchgeführt haben, können Sie prüfen, ob Sie nun Ihren Gefühlen näher sind und ob Sie diese Gefühle einfacher und offener zum Ausdruck bringen können. Stellen Sie fest, wie der Ausdruck von Gefühlen wie Trauer oder Ärger Sie in dem, was Sie zu Hause oder bei der Arbeit tun, beeinflusst. Nehmen Sie auch die freudigen Gefühle bewusst wahr und lassen Sie diese in alles, was Sie tun, mit einfließen. Beobachten Sie, wie Ihre › eingefrorenen Gefühle‹ auftauen. Halten Sie in Ihrem Notizbuch fest, welche Veränderungen Sie an sich selbst feststellen in Bezug auf:

- Ihre Beziehungen

- das Verheilen alter Wunden

- Ihre Produktivität bei der Arbeit

- Ihre Kreativität

- Ihre Fähigkeit, sich zu konzentrieren

- Ihre Fähigkeit, sich zu entspannen

- Ihr Ausmaß an Energie

- Ihre Gesundheit

Wenn Sie diese Übung gemeinsam mit einem Partner durchführen und besprechen können, wird dies die Wirkung verstärken, weil Sie Ihre Imagination damit in besonderer Weise ernst nehmen. Wenn Sie mit einem anderen Menschen über Ihre Bilder und Empfindungen sprechen, werden diese realer, weil sie sich sozusagen in der physikalischen Welt manifestieren. Darüber hinaus wird Ihnen, wenn Sie sich gegenseitig von Ihren Imaginationen berichten, bewusst werden, dass Ihre eigenen Bilder sich sehr von den Bildern eines anderen Menschen unterscheiden können, und dass dennoch beide Gültigkeit haben. Es hilft Ihnen, starre und eingeengte Denkmuster zu überwinden und stärkt Ihr Gefühl der Verbundenheit mit anderen Menschen.

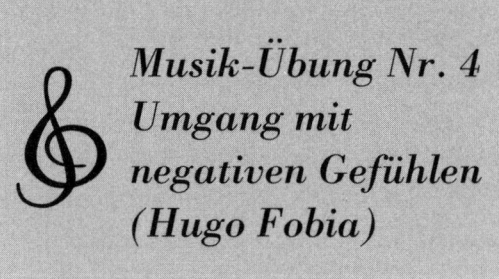

Musik-Übung Nr. 4 Umgang mit negativen Gefühlen (Hugo Fobia)

Hier ist eine weitere Übung, die Sie vielleicht ausprobieren möchten. Lesen Sie die folgende Geschichte von Hugo Fobia. *Hugo Fobia* ist die erste von vier metaphorischen Geschichten in diesem Buch. Die Sprache ist so gewählt, dass alle Sinne beteiligt werden und das Unbewusste angesprochen ist. Sie können diese Geschichten auf verschiedene Art genießen:

1. Sie können sich die Geschichte still oder laut durchlesen.
2. Sie können die Geschichte zu Mendelssohns Sinfonie Nr. 4, die *Italienische,* lesen.

Hugo Fobia, ein Wesen von einem anderen Stern, sperrt sich gegen die Auseinandersetzung mit seiner Wut und Frustration – Gefühle, die ihm vorkommen, als wäre er › von einer Horde wilder Hissies befallen ‹. Er lernt, dass es keinen Zweck hat, sie einfach unterdrücken zu wollen, und er lernt, sie zum Ausdruck zu bringen und sich von ihnen freizumachen.

Während Sie diese Geschichte lesen und sich die Situationen darin vorstellen, achten Sie darauf, welche Ihrer Körperteile sich verspannen und welche entspannt bleiben. Achten Sie auch darauf, wie Sie selbst körperlich und emotional auf die Worte und Vorstellungen reagieren.

Vielleicht ist es für Sie auch besonders lohnend, diesen Text gemeinsam mit Ihrem Kind zu erleben. Wenn Sie die Geschichte besprechen, sich Notizen machen und all das malen, was Ihnen während der Geschichte des Hugo Fobia in den Sinn kommt, dann hilft dies vielleicht sowohl Ihnen als auch Ihrem Kind, mit bisher unterdrücktem Ärger ins Reine zu kommen.

Hugo Fobia

Es war einmal ein Planet namens Fobiaxos, der war der Erde sehr ähnlich; auf diesem Planeten lebten außergewöhnlich intelligente Wesen, die Fobias. Obwohl sie sich zeitweise wie Menschen fühlten, waren sie tatsächlich aus Gummi, und anstatt zu laufen, bewegten sie sich durch Hüpfen. Sie kamen in allen möglichen Größen und Formen vor – aber eins hatten sie alle gemeinsam: Sie konnten sich in alle Richtungen strecken und lang machen. An manchen Tagen wachten sie auf und merkten, wie sie sich gerade in die Höhe streckten, und an anderen Tagen dehnten sie sich in die Breite. Wenn sie abends schlafen gingen, hatten sie keine Ahnung, in welche Richtung sie sich am nächsten Tag strecken würden. Sogar ihre Herzen waren aus Gummi, und sie konnten spüren, wie innen drin alles auf und ab und kreuz und quer hüpfte.

Eines der beweglichsten dieser Wesen war Hugo. Hugo gewann immer alle Spiele auf dem Planeten, weil er sich so gut strecken konnte. Er konnte einen weit entfernten Ball fangen, indem er nur seinen Arm ausstreckte, manchmal bis zu sieben Meter, bis er ihn erreichen konnte. Alle Fobias auf dem Planeten bewunderten ihn. Sie hielten ihn für geradezu perfekt.

Aber Hugo wusste, dass er das keineswegs war. Er hatte ein Problem, von dem er noch niemandem etwas erzählt hatte. Sein Problem waren die wilden Hissies, diese fiesen fliegenden Wesen, die immer dann wie aus dem Nichts auftauchten, wenn ihm etwas Schlimmes passierte. Wenn er mit einem Freund herumstritt oder wenn er bei einer Klassenarbeit in der Schule schlecht abschnitt und manchmal sogar, wenn es eigentlich überhaupt keinen Grund zu geben schien, stürzten die Hissies auf ihn ein. Sie schwirrten mit einem schrecklichen hissssssssssssss um seinem Kopf herum, und ihm wurde ganz schwindelig. In der letzten Zeit griffen sie immer häufiger an und die Attacken wurden heftiger. Jedes Mal, wenn sie zuschlugen, fühlte er sich wie ein Klumpen Teig und war nicht in der Lage, sich zu wehren. Als ob das noch nicht genug gewesen wäre! Nun hatte Hugo auch noch mitbekommen, dass die Hissies entsetzliche Zaubersprüche kannten, mit denen sie einen Fobia in ein völlig fremdes Wesen verwandeln konnten.

Eines Tages hüpfte Hugo gerade sehr vergnügt herum, als plötzlich zwei Fobias blitzschnell den Hügel heruntergerollt kamen. Sie sahen Hugo, änderten die Richtung und stießen ihn absichtlich um; sie rollten über ihn, rasten davon und ließen Hugo flach auf dem Rücken liegend zurück. Hugo ärgerte sich sehr, aber sie waren zu zweit und er war ganz allein, deshalb dachte er: Es wäre dumm, hinter ihnen herzuhüpfen. In dem Moment kam er sich vor wie ein Ballon, der sich selber aufbläst. Dann hörte er ein Geräusch, das so ähnlich klang wie hisss, hissss, hisss, und er wusste, dass die wütenden Hissies angreifen würden. Ein riesiger Schwarm von ihnen durchbrach die Stille. Mit einem zischenden Crescendo, das nicht nachlassen wollte, kreisten sie immer und immer wieder um seinen Kopf. Hugo hielt sich die Ohren zu, aber der Lärm war immer noch ohrenbetäubend. Als er so laut geworden war, dass ihm fast das Trommelfell platzen wollte, brachen die Hissies geradewegs durch seine empfindliche Gummihaut. Sie schwirrten in seiner Brust herum, die eine Hälfte in seiner linken, die andere Hälfte in seiner rechten Seite. Jeder Schwarm zog und riss an ihm herum, als ob er ein Stück Zuckerwatte sei. Seine Brust streckte und streckte sich wie ein Gummiband, wurde fest und straff und wollte nicht zurückschnellen.

Dann flogen die Hissies in seine Lunge hinein. In einem rasenden Tempo hissten sie vor sich hin, pressten seinen Atem in kurzen, abgehackten Stößen vorwärts und brachten sein Herz dazu, in ihren Rhythmus einzustimmen. Es schlug immer schneller und schneller, bis es schließlich heftig von seinem Kopf bis zu seinen Füßen herumhüpfte und seinen angestammten Platz nicht mehr finden konnte. Dann ergriffen sie seine Schultern und zogen sie ganz weit in die Höhe, bis unter seine Ohren.

Sie schwärmten hoch zu seinem Gesicht, drückten an ihm herum und pressten es zu einem winzigen, harten Ball zusammen. Seine Augen waren kleine Schlitze geworden, und er konnte kaum noch etwas sehen. Seine beiden Gummibeine knüpften sie zu einem riesigen Knoten, so dass er sich nicht mehr rühren konnte. Hugo Fobia fühlte sich gedemütigt, aber schließlich bemerkte er, dass er noch Kraft in seinen dehnbaren Armen und Händen hatte. Er streckte seinen Arm aus und dehnte seine Hand, bis sie so groß war wie ein Fallschirm. Er fing alle Hissies in seiner Hand und schloss seine Faust. Er konnte hören, wie sie hilflos unter seinen Fingern summten. Hugo wusste nicht, wie er sie loswerden sollte. Dann dachte er: Warum stecke ich sie nicht einfach in die unterste Schublade meiner Kommode?

Und das tat er dann auch. Wenn Hugo jetzt einmal wütend oder frustriert war und die Hissies ihn angriffen, schnappte er sie sich alle miteinander und stopfte sie in die unterste Schublade.

Bald war jede seiner Kommodenschubladen mit Hissies gefüllt. Jedes Mal, wenn er sein Zimmer betrat, summten sie ihn in den höchsten Tönen wütend an. Was allerdings merkwürdig war: Nur er konnte sie hören! Obwohl seine Mutter oft in seinem Zimmer war, schien sie das laute Summen nicht zu bemerken, das Hugo deutlich aus seinen Kommodenschubladen hörte.

Inzwischen hatte Hugo aufgehört, seine Kleider und sein Spielzeug in die Kommode zu räumen. Sie lagen in Haufen auf seinem Bett, auf dem Tisch und über den ganzen Boden verteilt. Seine Mutter wurde sehr wütend auf ihn. »Du warst doch immer ziemlich ordentlich«, sagte sie zu ihm. »Was ist denn mit dir los, Hugo?« Aber Hugo konnte ihr nur sagen, dass er seine Kommode nicht mehr leiden konnte.

Da brachte ihm seine Mutter eine neue Kommode und ließ die alte in den Keller bringen. Den Hissies gefiel das ganz und gar nicht. Es war kalt und feucht im Keller und sie konnten Hugo mit ihrem lauten Hissen nicht mehr ärgern, weil er nie in den Keller kam. Etwas musste getan werden! Sie beschlossen, Hugo zu verhexen.

In jeder Schublade schwärmten, summten und brummten sie. Die Kommode schien durch die rasende Betriebsamkeit ihrer schnell schlagenden Flügel schier zu bersten. Die Wut der Hissies konnte man außerdem riechen: ein nach Harz riechendes Gas drang sofort durch die Ritzen der Kommode bis zu Hugos Nasenlöchern.

Hugo spielte gerade Ball. Plötzlich fühlte er, wie sein ganzer Körper steif wurde. Er konnte seine Arme nicht mehr ausstrecken. Er konnte sich überhaupt nicht erklären, was in ihm vorging. Er versuchte, nach Hause zu hüpfen, aber alles, was er zustande brachte, war ein mühsames Staksen; er setzte ruckartig einen Fuß vor den anderen, wie ein mechanisches Spielzeug, wenn es aufgezogen wird.

Als er zu Hause ankam, schloss er die Tür seines Zimmers hinter sich zu und betrachtete sich ganz genau im Spiegel. Was war mit ihm, der früher ein so beweglicher Fobia gewesen war, geschehen? Statt flexibler Beine und biegsamer Arme hatte er nun Gliedmaßen aus Holz; sein ganzer Körper war aus hartem, starrem Holz, sogar sein Gesicht war hölzern. Er wollte weinen, aber Wesen aus Holz können nicht weinen. Er wusste natürlich, dass ihm das die Hissies angetan hatten.

Er ging hinunter in den Keller. Im Halbdunkel konnte er die Kommode sehen, die von der vereinten Wut von tausenden und abertausenden von Hissies, die dort gefangen gehalten wurden, vibrierte.

Hugo war entsetzt. Was würde passieren, wenn er sie freiließ? Würden sie ihn mit ihrem Hiss-Hiss bis zur Bewusstlosigkeit treiben? Aber er wusste, dass nichts schlimmer sein konnte, als das Gefühl, das er jetzt hatte. Oder besser, das Gefühl, dass er nicht mehr fühlen konnte. Er musste es wagen.

Er stakste zur Kommode und öffnete schnell alle Schubladen. Eine Unzahl von Hissies schoss explosionsartig heraus. Sie schwärmten eine Weile um Hugos Kopf und Körper und hielten ihn so einen Moment lang in einem metallisch summenden, lebendigen Zylinder gefangen.

Hugo stand sehr still und versuchte ihnen zu erklären, dass er sie eingesperrt hatte, weil er Angst vor ihnen hatte; dass er jetzt wusste, dass es schlauer war, die Hissies kommen zu lassen, wenn es nötig war, und dass es besser war, sich schlecht oder wütend oder frustriert zu fühlen, als zu versuchen, nie mehr etwas zu fühlen.

Mit einer gewaltigen Explosion, die so laut war, dass das Kellerfenster in Scherben zersprang, drehten die Hissies um und flogen dem Sonnenlicht entgegen, als ob sie ein einziges Lebewesen wären. Der Lärm zerbrach auch Hugos Holzkörper und legte so den guten alten Gummikörper frei. Oh, wie schön war es doch, sich wieder strecken zu können! Hugo dehnte sich, bis sein Kopf gegen die Kellerdecke stieß. Er streckte seine Arme aus, bis der rechte das Fenster erreichte und der linke ganz oben auf der Treppe an die Klinke der Küchentür fasste. Wie wunderbar es war, wieder ein Fobia zu sein!

Seit diesem Tag hatte sich Hugo Fobia nie mehr vor den wütenden Hissies gefürchtet, denn immer wieder brauchte er sie, um ihn daran zu erinnern, dass er kein Holzwesen war, sondern ein beweglicher, lebender, hüpfender Einwohner des Planets Fobiakos.

Wenn Sie die Geschichte von Hugo Fobia gelesen oder sie angehört haben, dann schreiben Sie auf, wie es Ihnen dabei erging.

- Haben Sie die Geschichte unterschiedlich wahrgenommen, als Sie sie zum ersten Mal für sich selbst gelesen haben und als Sie sie dann zu Musik gelesen beziehungsweise gehört haben?

- Als die wilden Hissies sich auf Hugo Fobia gestürzt haben – hat sich Ihr Puls beschleunigt, haben sich Ihre Muskeln verspannt oder ging Ihr Atem schneller?

- Wie haben Sie gefühlsmäßig reagiert?

- Hat Sie die Geschichte beziehungsweise die Musik an ähnliche Situationen in Ihrem eigenen Leben erinnert?

- Was können Sie tun, um Ihre Gefühle wieder zu spüren?

Das Folgende ist eine Lernerfahrung für Ihren Körper. Seien Sie Hugo Fobia. Stellen Sie sich vor, dass Sie sich in eine hölzerne Gestalt verwandelt haben. Laufen Sie im Raum umher, als ob Sie aus Holz wären. Spüren Sie, wie schwer sich Ihre Arme und Beine bewegen lassen. Dann verwandeln Sie sich in Hugo Fobia als springendes, elastisches Wesen. Stehen Sie auf und strecken Sie sich zum Himmel, stellen Sie sich vor, dass Ihre Arme dreimal so weit reichen können wie in Wirklichkeit. Legen Sie sich auf den Boden und strecken Sie Ihre Beine so weit in die Höhe wie möglich, eines nach dem anderen. Dann strecken Sie sich und dehnen Sie sich so weit es geht in die Länge. Hüpfen Sie im Raum herum, als wären Sie aus Gummi. Seien Sie Hugo Fobia!

Wenn Sie ein Kind im Haus haben, macht es Ihnen vielleicht Spaß, wenn Sie gemeinsam Hugo spielen. Als Lehrer können Sie eine ganze Klasse zu Hugo Fobias machen.

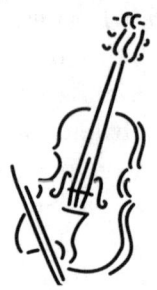

3 Lernen als heilender Prozess

Stress und Anspannung sind es, die Lernen verhindern.
Georgi Lozanov

Kinder kommen mit natürlichen Begabungen zur Schule, mit einem Schatz an Wissen und Erfahrung und mit einem Gefühl des Vertrauens und der Offenheit, das ihnen zu Beginn ermöglicht, unzählige Informationen auf vielen Ebenen aufzunehmen. Sie sind Dichter und Maler, Erfinder und Geschichtenerzähler. Sie haben keine Angst, sich auszudrücken. Für diese Kinder gedeiht lebendiges und natürliches Lernen sowohl außerhalb der Schule – in der Welt der Erfahrung, als auch in ihnen selbst – in der Welt der Imagination. Dagegen tritt der Prozess der Erziehung, so wie er heutzutage gestaltet ist, oft ihre Spontaneität mit Füßen und macht sie zunichte, bevor sie eine Chance hatte, sich zu entfalten.

Der Autor Joseph Chilton Pearce glaubt, dass die kindliche Entwicklung von einem Erziehungssystem, das die Welt der inneren Bilder, der Intuition und Spontaneität ignoriert, beschnitten und verzögert wird, und dass Kinder in die eingeschränktere Welt des abstrakten Denkens gedrängt werden, bevor sie reif dafür sind. Pearce sieht den Unterricht als eine Verletzung der Person an: »Alles, was mich meine ersten Schuljahre lehrten, war der Hass auf die Schule, denn wir hassen alles, was unsere Entwicklung verhindert, die doch die Grundlage unseres Überlebens darstellt.«[1]

Kinder sind keine gefühllosen Maschinen. Sie verdauen Eindrücke nicht wie Daten fressende Computer. Wie sie Informationen verarbeiten, wird in starkem Ausmaß von ihrem Unterbewusstsein beeinflusst, von der Stimme der Gefühle und der Intuition. Wenn diese menschlichen Aspekte des Lernens ignoriert werden, schalten Kinder oft ab. Viele tun sich in der Schule schwer, weil sie gezwungen sind, auswendig zu lernen. Unsere Kultur hat die Tendenz, das Ziel der Schule einfach im Vermitteln von Anweisungen zu sehen und die Rolle des Lehrers darin, die Kinder mit Fakten zu füttern. Aber Kinder können Fakten nicht einfach als ganze Brocken hinunterschlucken. Ihre aufgeweckten, ganzheitlichen Gehirne wollen diese Fakten mit anderen Ideen oder Erfahrungen verknüpfen. Sie haben das Bedürfnis zu begreifen, wie die Fakten mit ihrem eigenen Leben zusammenhängen und wie sie sich von ihnen umsetzen lassen. Ohne diese Verknüpfung empfinden sie das Vermittelte als nichts sagend und bedeutungslos und vergessen es schnell.

Die Unfähigkeit der schulischen Erziehung, die Bedürfnisse unserer Schüler zu berücksichtigen, wird in einem Bericht des *Wall Street Journal* widergespiegelt, der offenlegt, dass in den USA jedes Jahr 700.000 Schüler den Besuch der Highschool abbrechen. Schüler sind einfach nicht darauf vorbereitet worden, sich auch nur für die einfachsten Arbeiten im Geschäftsleben und in der Industrie zu qualifizieren. Zum Beispiel waren 44 Prozent der Bewerber um einen Arbeitsplatz bei der Niederlassung der Prudential Insurance Company in New Jersey nicht in der Lage, auf dem Niveau der neunten Klasse Texte zu lesen. Das *Wall Street Journal* erklärt das US-amerikanische › Unternehmen Erziehung‹ für überholt und bestätigt, dass das System versagt hat und sich nicht durch notdürftiges Zusammenflicken reparieren lässt.[2] Die anhaltende Krise der Schule in der heutigen Zeit erfordert eine grundlegende Analyse, wie Menschen lernen und wie sie am besten unterrichtet werden. Was wir im Moment tun, funktioniert nicht.

Schüler der Highschool, die vor kurzem vom Sender NBC interviewt wurden, gaben an, sich lieber überall sonst aufzuhalten als in der Schule. Sie fühlen sich wie im Gefängnis und langweilen sich. Fast alle Lehrer werden zustimmen, dass Probleme im Unterricht in den meisten Fällen auf persönliche Probleme einzelner Schüler oder auf Streitigkeiten zwischen Schülern, die Schwierigkeiten im sozialen Umgang miteinander haben, zurückzuführen sind. Diese Konflikte blockieren oft den Lernprozess und die Kreativität und führen dazu, dass Schüler in standardisierten Tests schlecht abschneiden und als unbegabt abgestempelt werden. Statt sich auf eine gesunde Entwicklung der ganzen Persönlichkeit zu konzentrieren, versuchen Vorgesetzte in der Schulhierarchie sowohl bei Schülern als auch bei Lehrern hart durchzugreifen und qualifiziertere Arbeit und striktere Disziplin zu fordern. Weil in der Schule so wenig Aufregendes passiert, versuchen die Schüler durch störendes Verhalten selbst für Aufregung zu sorgen, während der Lehrer versucht, das zu füllen, was er als Hohlraum in ihren Köpfen ansieht.

Aber ist da wirklich ein Vakuum? Unsere Schulen sind oft programmiert, sich auf das Resultat statt auf den Lernprozess zu konzentrieren. Wir stellen die Perfektion über die Ausdrucksfähigkeit. Trotz der Tatsache, dass menschliche Wesen niemals dazu geschaffen waren, perfekt zu sein, sondern sich zu entwickeln, machen sowohl Kinder als auch Erwachsene ständig die frustrierende Erfahrung, keine perfekten Menschen zu sein. Lehrer und Eltern sind oft von der versteckten Hoffnung getrieben, dass vielleicht ihre Schüler oder Kinder das erreichen, was ihnen selbst nicht zu erreichen gelungen ist: Perfektion. Bewusst oder unbewusst übernehmen unsere Kinder diesen unerbitterlichen Drang zur

Perfektion. Da sie es aber selten erleben, Perfektion tatsächlich zu erreichen, können sie sich selbst nicht akzeptieren oder sich gar wirklich mögen. Die Frustration, die sich daraus ergibt, kann ihre Entwicklung lähmen.

In einigen Fällen hat dies sogar zu Selbstmorden von Teenagern geführt, einem der schwer wiegendsten Probleme, mit dem wir uns heutzutage konfrontiert sehen. Eine Studie des *National Institute of Health* belegt, dass es in den USA alle 78 Sekunden zu einem Suizidversuch eines Teenagers kommt. Die Belege häufen sich, dass die Erfahrungen in der Schule dem kindlichen Selbstwertgefühl abträglich sind. Eine weitere Untersuchung belegt, dass 80 Prozent der Schulanfänger ein positives Selbstbild haben. In der fünften Klasse trifft das nur noch auf 20 Prozent zu. Bis zum Zeitpunkt des Abschlusses der Highschool haben nur noch fünf Prozent ein gutes Gefühl, was die eigene Person angeht. Die Ursache für dieses schwindende Selbstwertgefühl wird darauf zurückgeführt, dass negative Aussagen, die den Schülern entgegengeschleudert werden, über die Schulzeit von zwölf Jahren ständig zunehmen – Aussagen, die unsere Erwartung von Perfektion widerspiegeln. Glücklicherweise beginnen viele Schulbezirke mittlerweile, Kommissionen zu bilden, um herauszufinden, wie die Schule das Selbstwertgefühl fördern könnte, statt es zu beschneiden.[3]

Perfektion versus Ausdrucksfähigkeit

Kleine Kinder funktionieren zum Großteil über unbewusste Prozesse. Bis zur zweiten Klasse haben die meisten Kinder gelernt, ihrer eigenen natürlichen Spontaneität zu misstrauen. Ihre Fähigkeit zum logischen Denken, die gerade dabei ist, sich zu entwickeln, wird überwältigt von Ängsten, Bedenken und Befürchtungen. Diese negativen Empfindungen werden in ihren Lernprozess mit eingewoben und beeinflussen ihre Lernfähigkeit stärker, als wir uns das vorstellen können.

Wenn es möglich wäre, eine positive und freudige Atmosphäre zu Hause und in der Schulklasse zu schaffen, in der Ängste und Befürchtungen zerstreut werden könnten und der Fokus nicht auf dem läge, was sie falsch machen, dann würden sich die Kinder sicher genug fühlen, ihre einzigartigen Gefühle und Ideen zum Ausdruck zu bringen. Kinder brauchen unsere Unterstützung und unsere Ermutigung, einfach sie selbst zu sein, viel mehr als gute Noten und Sternchen. Sie brauchen unser Einverständnis, dieses Selbst der Welt zu zeigen: es zu kritzeln, es mit ihren selbst erfundenen Schritten zu tanzen oder es hinauszusingen, selbst wenn es wenig harmonisch ist.

Wo immer ich im Zusammenhang mit meiner Beratungsfunktion in Grundschulen gearbeitet habe, wurde ich mit der anerzogenen Besessenheit nach Perfektion konfrontiert. In einer dritten Klasse spielte ich ein kurzes Musikstück, gab den Kindern leuchtende Wachsmalstifte und bat sie, die Bilder, die in ihrer Vorstellung entstanden waren, aufzumalen. Statt nach den Wachsmalstiften zu greifen und farbig zu malen, begannen sie, mit ihren Bleistiften zu zeichnen und dabei jeden Strich auszuradieren, der nicht perfekt war. Sie holten ihre Lineale heraus. Ihre größte Sorge schien es, jede Linie genau › richtig‹ zu zeichnen.

Ich machte ihnen den Vorschlag, die Wachsmalstifte zu benutzen, dazu die Farben zu wählen, die sie in ihrer Vorstellung gesehen hatten, und einfach die Bilder entstehen zu lassen. Ich sagte ihnen, dass Perfektion oder künstlerische Brillanz nicht gefragt wären; sie sollten einfach die Gefühle und die Bilder, die sie in ihrer Vorstellung gesehen hatten, zu Papier bringen.

Vielen Kindern fiel dies sehr schwer. Sie waren unfähig, so zu funktionieren, wie sie von der Natur geschaffen waren: über den spontanen und intuitiven Prozess der rechten Hirnhälfte. Diese kleinen Kinder wurden bereits vom Lineal beherrscht. Sie hatten das Vertrauen in ihre eigene Fähigkeit verloren und glaubten, dass Lernen – sogar wenn es um eine von der rechten Hirnhälfte gesteuerte Aktivität des künstlerischen Ausdrucks geht – unangenehm, langweilig und anstrengend zu sein hat.

Einige Monate später besuchte ich eine dieser Klassen noch einmal. Am Ende des Tages fragte ich die Schüler, was ihnen an diesem Tag am besten gefallen habe. Die Antwort: Dass es mir egal gewesen wäre, wie ihre Kunstwerke aussahen!

Als Eltern und Lehrer haben wir gelernt, Kontrolle, Struktur und Disziplin über alles andere zu schätzen. Wir glauben, dass bei einem Prozess, der Spaß macht und keine Anstrengung erfordert, die Kinder nicht wirklich lernen. Aber was müssen unsere Kinder denn lernen?

Ohne Zweifel ist es notwendig, dass Schüler die technische Sprache der Computer und anderer Maschinen erlernen; dies sind in der heutigen Zeit nützliche und zeitsparende Werkzeuge. Aber Maschinen fördern unsere Isolation von uns selbst und von den Mitmenschen – dies beginnen mittlerweile auch die großen Firmen zu entdecken. Das Schlimmste dabei ist, dass wir die Beziehung zu unserer eigenen Menschlichkeit verloren haben.

Wir sollten uns als Erzieher und Eltern darauf konzentrieren, unseren Kindern dabei zu helfen, zu entdecken, wer sie im tiefsten Inneren sind und dieses unverwechselbare Ich zu entwickeln. Wir können auf die Kenntnis ihrer selbst und ihren Respekt vor sich selbst zurückgreifen, um ein tieferes Verständnis der Mitmenschen und einen zunehmenden Respekt für unterschiedliche Denk- und Lebensweisen zu fördern.

Erzieher beginnen zu begreifen, dass die Vermittlung von Kreativität, Selbstwertgefühl, von Werten wie Friede und von sozialen Fertigkeiten die Motivation und das Leistungsniveau der Schüler revolutionieren kann. Alle diese Fertigkeiten sind implizit im Ansatz der Suggestopädie enthalten, so dass Lernen zu einem tief greifenden, unvergesslichen und integrativen Erlebnis wird. Ein Rektor einer Universität bemerkte, dass die Studenten nicht nur eine Ausbildung brauchen, die ihnen grundlegende Fertigkeiten vermittelt, die auf Problemlösung Wert legt und ihnen hilft, eine Anstellung zu finden, sondern dass sie darüber hinaus »eine Ausbildung brauchen, die unser gemeinsames Menschsein in den Vordergrund stellt und die sich mit unseren gemeinsamen Problemen befasst sowie mit den Wegen, diese miteinander lösen zu können.«[4]

Wie Eltern ihren Kindern helfen können

Sind Sie ein Perfektionist? Wenn Sie selbst unter dem Druck aufgewachsen sind, Ergebnisse vorzuweisen und allen Ansprüchen gewachsen zu sein, dann ist die Wahrscheinlichkeit hoch, dass Sie diese Werte Ihrem Kind auferlegen. Wenn dieser Druck Ihr eigenes Ich zum Sklaven macht, dann werden Sie wahrscheinlich auch dies unbewusst auf Ihr Kind übertragen. Befreien Sie sich von Ihrer eigenen quälenden Selbstkritik – und Ihr Kind wird ebenfalls beginnen, diese Freiheit zu erleben.

Wenn Sie zusammen mit Ihrem Kind Musik-Imaginations-Übungen erleben, so wird Ihnen diese Erfahrung helfen, Ihre eigene innere Ausdrucksfähigkeit zu erleben, ohne sie zu bewerten. Es hilft dem Kind zu verstehen, dass es nicht

nur einen einzigen richtigen Weg – den ›perfekten‹ Weg –
gibt, etwas zu bedenken oder zu tun; dass das, was ich mir
beim Hören eines Musikstückes vorstelle, sich von der Vorstellung eines anderen Menschen total unterscheiden kann
und dass es trotzdem genauso stimmt. Dies vermittelt Kindern, dass unsere inneren Bilder ganz einfach einen Ausdruck unserer Einzigartigkeit darstellen.

Durch diese Übung wird Ihnen Ihr Kind vielleicht zum
ersten Mal von seinen eigenen Phantasiebildern erzählen.
Schon einige wenige dieser Musik-Imaginations-Sitzungen
werden ihm helfen zu verstehen, dass das, was es in sich trägt,
in Ordnung ist; dass es ungefährlich ist, es in Form von
Worten, Bewegungen und Kunst auszudrücken, auch wenn
es nicht ›schön‹ oder ›perfekt‹ aussieht. Das Folgende ist
ein Beispiel der ersten Erfahrung eines Kindes mit Phantasiereisen zu Musik. Beachten Sie die Folge von eigenständi-
gen Bildern. Die Imagination dieses Mädchens wird durch
die Musik angeregt und sie lässt auch Erinnerungen wachwerden:

Zu Beginn der Musik war es aufregend, als würde jemand mit langen,
schnellen Strichen malen, auch ein Brunnen, aus dem eine Wasserfontä-
ne herausspritzt, Palmen, die sich im Wind wiegen, ein Kätzchen, das mit
einem Wollknäuel spielt und es immer mehr verwirrt, ein Pferd, das am
Strand galoppiert und sich abmüht, aus dem Wasser herauszukommen.
Der Maler kam in die Musik zurück. Diese Melodie ist wie damals, als ich
zum ersten Mal im Ballettunterricht einen Sprung lernte. An dieser Stelle
bin ich hingefallen. Ich tanze mehr und mehr, meine Schwester krabbelt
unter das Bett und wird von der Katze gekratzt. Es war unsere alte Katze.
Ein Seil oder Rapunzels Haar werden zum Prinz heruntergelassen. Er
klettert hinauf. Er versucht, mit ihr vor der bösen Hexe zu fliehen. Mein
Zahn wird herausfallen.

Wie Lehrer ihren Schülern helfen können

Eigentliche Anleitungen machen nur ein Drittel des Lernprozesses aus. Nach Georgi Lozanov beinhaltet der Vorgang des Lernens drei Teile: Gedächtnis und Intellekt, Erziehung sowie Gesundheit.

Lozanovs revolutionäre pädagogische Arbeit zeigte auf, dass Erzieher stärker auf die seelische und körperliche Gesundheit der Schüler achten müssen. Seine Forschung wies nach, dass die Schule selbst eine primäre Ursache für Stress darstellt: »Heute ist es klarer als je zuvor, dass der Bedarf besteht, die Methoden der Stoffvermittlung und Erziehung zu beschleunigen und zu verbessern, ohne das Nervensystem zusätzlich zu belasten und ohne dass es zu schädlichen Auswirkungen kommt.«[5]

Lozanov wies darauf hin, dass die Häufigkeit von Neurosen, Ermüdungserscheinungen und anderen Krankheiten in den Schulen der ganzen Welt überhand genommen hat. Er definierte *Didactogeny* als Krankheit beziehungsweise als Entwicklungsstörung bei Kindern, die auf die taktlosen Methoden der Lehrer zurückzuführen sind.

Lozanov entwickelte einen neuen Ansatz des Lehrens und Lernens, den er Suggestopädie nannte, da er auf der Wissenschaft der Suggestion basiert. Er sprach davon, dass das Anzapfen dessen, was er als › Reservekapazitäten des Gehirns‹ bezeichnet – etwa 96 Prozent, die wir normalerweise nicht nutzen – nicht nur die Aufnahme und Verarbeitung des erlernten Materials beeinflusst, sondern auch die gesunde Entwicklung der Persönlichkeit, der körperlichen Gesundheit und des Wohlbefindens. Die therapeutischen Effekte der Kombination von Musik mit bildender oder darstellender Kunst und entspannter Konzentration aktivie-

ren die unbegrenzten Kapazitäten des › Unterbewussten‹,
das heisst aller Teile der Psyche, die uns nicht bewusst sind.
Diese Methode, die auch als › Akzeleriertes Lernen‹ bezeichnet wird, schafft unter anderem ein Umfeld, das geprägt ist
vom grundsätzlichen psychologischen Verständnis, das von
der frühesten Kindheit an versucht, die Persönlichkeit zu
befreien und anzuregen.

Lozanov berichtet von den Ergebnissen seiner Forschung
über die gesundheitsfördernden Effekte seines Erziehungs-
systems und zitiert eine Untersuchung, die in sechzehn bul-
garischen Schulen durchgeführt wurde:»Im Verlauf von zwei
Jahren (1975/76 und 1977/78) wurden 2.300 Erst- und Zweit-
klässler von einer Kommission von zwölf Psychotherapeuten
und vier Universitätsprofessoren untersucht. Es wurde festgestellt, dass in den suggestopädischen Schulen neurotische
Störungen von Kindern im Vergleich zu den regulären Schulen um die Hälfte abgenommen haben. Gleichzeitig haben
die Schulkinder, verglichen mit den Kindern in den Kontroll-
schulen, Wissensstoff im doppelten Umfang gelernt, und sie
haben dies ohne jede Hausaufgaben und unter den Bedingungen einer verkürzten Arbeitswoche erreicht.«[6]

Lozanov glaubt fest daran, dass sich das reduktionistische
Paradigma überlebt hat. Er glaubt, dass eine pädagogische
Grundvorstellung zum Scheitern verdammt ist, wenn sie sich
auf das Auswendiglernen von Fakten stützt, die isoliert sind
von unserer praktischen Erfahrung, weil sie die Tatsache
ignoriert, dass wir von der Umgebung und für die Umgebung, in der wir leben, unterrichtet und erzogen werden.

Trotz all der neuen Erkenntnisse der letzten Jahre über
die Funktionsweise des Gehirns und über die unbewussten,
intuitiven und emotionalen Einflüsse auf das Lernen richten
Lehrer immer noch ihre Aufmerksamkeit auf das Vermitteln
von Fakten. Oft können sie gar nicht anders, weil sie von den
Schulbehörden gezwungen werden, Tests und Noten und

Gebiete, die leicht messbar sind, in den Vordergrund zu stellen. – Leistung zählt!

Die Devise › zurück zu den alten Werten ‹, der viele Schulen in den 80er-Jahren gefolgt sind – mit längeren Unterrichtszeiten, verstärkter Zielorientiertheit, mehr Kontrolle -, hat Kinder und Schüler unter noch größeren Stress gesetzt, als dies vorher schon der Fall war. Wie wichtig sind Noten, wenn so viele Kinder unter schwer wiegenden emotionalen Störungen leiden? Heutzutage hat der Anteil emotional gestörter Kinder in den Schulen epidemische Ausmaße angenommen. Dennoch gehen viele Pädagogen immer noch wie Generäle vor, die eine Armee verwundeter Soldaten zu kommandieren haben. Ich erinnere mich, wie schockiert ich war, als uns in einem suggestopädischen Trainingsseminar für Lehrer eine Teilnehmerin erzählte, dass ihr Vorgesetzter die Lehrer angewiesen hatte, in ihren Klassen nicht zu lächeln, bevor Weihnachten vorbei war. Eine zweite Lehrerin bestätigte, dass ihr Schulleiter ihr die gleiche Anweisung gegeben hatte, damit sie nicht › die Kontrolle über ihre Schüler verlieren ‹ würde. Nachdem ich mich erst einmal gesetzt hatte, um mich zu erholen, sprachen wir darüber, was für eine wirkungsvolle Geste der Unterstützung und Wertschätzung ein Lächeln tatsächlich ist, und wie sie Kindern helfen kann, indem sie Lernbarrieren überwindet und eine sicheres Umfeld schafft, das nicht bedrohlich wirkt.[7]

Eine alarmierende Anzahl von Kindern hat heutzutage mit dysfunktionalen Familien, mit der Angst vor nuklearer Bedrohung, mit Isolation, unterdrückten Ängsten und Feindseligkeiten fertig zu werden. Sie können und wollen keine Informationen verarbeiten, wenn sie nicht entscheidend mit ihrem eignen Leben zu tun haben und sie ihnen nicht auf eine Art und Weise nahe gebracht werden, die sie auf einer emotionalen Ebene anspricht. Unsicherheit aufgrund mangelnder Zuwendung in den ersten Lebensjahren und das Gefühl der Verlassenheit vermischen sich oft mit den aufgenommenen Informationen und werden entsprechend im Gehirn gespeichert.

Viele Kinder brauchen ein therapeutisches Umfeld. Wenn ihnen ihr Zuhause und ihre familiäre Situation dies nicht bieten können, sondern im Gegenteil die Probleme noch verschärfen, dann können Lehrer lernen, das Lernumfeld so zu organisieren und zu gestalten, dass es psychisch und körperlich zu einem Ort der Heilung wird. Sie können lernen, emotionale, intuitive Mechanismen im Gehirn anzuregen und zu aktivieren, die die notwendigen Verbindungen herstellen, die das Lernen zu einem anregenden und nachhaltigen Prozess werden lassen. Sie können lernen, wie sie aus dem Klassenzimmer einen sicheren und heilsamen Ort werden lassen, wo Kinder sich einerseits heimisch genug fühlen, um sich selbst kennen lernen zu können, und andererseits offen genug, um die anderen kennen lernen zu wollen. Statt Kindern beizubringen, ihre Gefühle herunterzuschlucken, werden sie in der heilenden Schule dazu erzogen, ihre Gefühle zu erkunden und auszudrücken. Aggression und Ärger lösen sehr viel seltener störendes Verhalten aus, wenn sie den Kindern bewusst werden können und wenn die Möglichkeit besteht, diese Gefühle durch aktive Imagination zu verarbeiten. Zur gleichen Zeit finden innere Prozesse statt, die das Ego stärken und die Kinder in die Lage versetzen, effektiver zu lernen und mit größerer sozialer Kompetenz miteinander umzugehen. Musik kann ihnen dies vermitteln dank ihrer großen Fähigkeit, Bereiche in uns anzurühren, die außerhalb der Sprache liegen.

Wenn sich Kinder entspannt und mit aufnahmebereitem Geist Musik anhören, dann löst diese sowohl negative Emotionen aus, die sie vielleicht blockiert haben, als auch positive Emotionen, die sich danach sehnen, Ausdruck zu finden. Wenn die Kinder dann Gefühle malen und Bilder, die aus den Tiefen ihres Unbewussten auftauchen, dann haben sie ihrer inneren Welt Form gegeben. Sich über diese Bilder mit anderen auszutauschen, gibt ihren Gefühlen Wert und Gültigkeit und ermöglicht ihnen, das frei auszudrücken, was in ihrem Inneren existiert.

Und wie kann den Lehrern geholfen werden?

Mit Musik-Imagination zu arbeiten hilft auch den Lehrern. Es wird ihnen so viel an Papierkram auferlegt, an Sitzungen und nebensächlichen Tätigkeiten, dass ihre Anspannung und Ermüdung genauso hoch ist wie bei ihren Schülern. Die Musik, die ich ihnen zum Einsatz in der Klasse für ihre Schüler empfehle, wirkt sich auch positiv auf sie selbst aus.

Vor einiger Zeit leitete ich ein Seminar über › Leichteres Lernen ohne Stress‹ an der Universität von San Diego. Fünf der Seminarteilnehmer waren an der gleichen Grundschule beschäftigt. Sie begannen alle, Musik in ihr Curriculum einzubauen, wobei sie vorsichtig vorgingen, wie ich es ihnen empfohlen hatte, um eine Überdosierung zu vermeiden. Sie setzten Musik beim Geschichtenerzählen ein, in Ruhepausen, um einen reibungslosen Übergang von einer Aktivität zur nächsten zu gewährleisten, um kreatives Schreiben zu stimulieren und um beim stillen Lesen und bei Mathematikaufgaben den Kindern zu helfen, ihre Gedanken zu sammeln und ohne Anstrengung zu einem Zustand entspannter Konzentration zu gelangen.

Sie waren dermaßen begeistert von den Resultaten, dass sie jede Woche, wenn sie nach dem Seminar wieder in die Schule kamen, ihren Kolleginnen die Dinge vermittelten, die sie selbst am Abend zuvor gelernt hatten. Das Kollegium traf sich in einer Atmosphäre ansteckender Begeisterung im Lehrerzimmer. Die Strategien der Suggestopädie, die sie ausprobierten, brachten neues Leben in den Unterricht.

Im darauf folgenden Jahr brachte ich dem gesamten Kollegium einer Schule in San Diego bei, wie sich Musik in den Unterricht einbauen lässt. Auch hier waren die Ergebnisse wirklich verblüffend: In nur wenigen Monaten hatte es eine erhebliche Veränderung in der Einstellung der Schüler gegeben. Der Unterricht veränderte sich: Wo Spannung, Verkrustung und Langeweile geherrscht hatte, war eine angenehme, freudige Atmosphäre entstanden. Die Lehrer spürten selbst eine Veränderung, und sie verhielten sich ihren Schülern gegenüber anders. Sie waren entspannter und freundlicher. Viele von ihnen, die noch nie zuvor mit klassischer Musik zu tun gehabt hatten, machten die Erfahrung, dass sie ihren Körper und ihre Gefühle ins Gleichgewicht brachte.

Manche Lehrer, die Musik-Imagination einsetzen, beginnen, auf sich selbst zu achten und etwas für ihren persönlichen Entwicklungsprozess zu tun. Sie beginnen, das vertrauensvolle, verspielte Kind in ihrem Inneren, das sie selbst einst waren, zum Spielen einzuladen. Auch wenn so etwas nur im Verlauf eines Workshops passiert, beim Hören eines kurzen Musikstückes, so begleitet sie dieses Bild oft dauerhaft. In einem dieser Workshops schrieb eine sehr konservative ältere Lehrerin die folgenden Worte zum *Brandenburgischen Konzert Nr.5* (zweiter Satz):

Ich bin eine Zigeunerin. Ich wandere allein – ungebunden und frei. Manchmal wandere ich im Gleichklang mit anderen, aber ich bin allein und frei. Ich kann die Wildheit der Dinge riechen, und ich höre nur die natürlichen Geräusche der Erde. Mir gefällt, wer ich bin. Ich mache mir nichts daraus, den Konventionen oder den Geschmäckern zu entsprechen. Mein Raum ist mir eigen, und mein Leben ist hier. Mein Geist kann segeln, wenn ich dies mag und kann seine eigene Zeit bedenken. Ich bin frei.

Das heilende Zuhause und das ruhige Klassenzimmer

Musik kann besänftigen, beruhigen und heilen. Sie kann auch Freude vermitteln – und Freude wirkt therapeutisch. Beruhigende Musik wirkt als ausgleichendes, unterstützendes Element; stimulierende Musik kann ebenso therapeutisch sein, indem sie emotionale Blockaden überwindet. Musik kann mitten in Disharmonie Harmonie hineinbringen. Sie kann Schönheit in hässliche Konflikte und Chaos hineintragen.

Tracy, eine Viertklässlerin, die in der Innenstadt von Los Angeles lebt, hat enorme Lernschwierigkeiten. Gewöhnlich kann man nicht entziffern, was sie schreibt. Ich war entsprechend beeindruckt von ihrem Text, der nach dem Hören des langsamen Satzes von Beethovens 6. Symphonie, der *Pastorale* (2. Satz), entstand:

Ich sah eine wunderschöne Landschaft in den Wäldern. Die Tiere begannen, aus den Büschen zu kommen und die Blumen blühten. Schmetterlinge kamen, und ein Vogel saß auf meinem Finger. Der Vogel war rot und schwarz. Als ich nach Hause ging, wünschte ich mir, ich wäre in so einem Land.

Diese Erfahrung, die viele Erwachsene als nutzlose Zeitvergeudung ansehen würden, ist vielleicht der einzige Zugang zu positiven Gefühlen, den dieses Mädchen hat. Der therapeutische Effekt wird nicht nur in ihrer Einstellung und in ihrem Verhalten sichtbar sein, sondern auch in ihrer Aufnahmefähigkeit. Die Vögel hereinzulassen wird ihr helfen, fliegen zu können.

Musik sollte sowohl zu Hause als auch im Unterricht mit heilenden und therapeutischen Zielsetzungen eingesetzt werden. Wenn Kinder aggressiv oder hyperaktiv sind, kann

Musik sie zur Ruhe bringen, ihre Aggression auffangen und ihnen helfen, zwanghaftes Verhalten aufzugeben. Eltern und Lehrer können die Musik spielen lassen, ohne gezielt darauf hinzuweisen und dabei beobachten, ob sie irgendwelche Veränderungen im Verhalten des Kindes bewirkt.

Noch wirksamer ist es, ein wenig Zeit für eine Musik-Übung einzuplanen – und wenn es nur ein paar Minuten sind. Nach der Pause in der Schule oder zu Hause nach einer Zeit des Herumtobens im Freien kann man die Kinder bitten, sich hinzulegen oder den Kopf auf die Bank zu legen. Sie hören dann drei oder vier Minuten ein beruhigendes Musikstück, zum Beispiel den *Canon in D* von Pachelbel (den Kinder jeden Alters lieben!) oder den langsamen Satz eines Flötenkonzerts von Vivaldi. Der Klang der Flöte besänftigt sie, und der präzise, klar gegliederte Rhythmus vermittelt ihnen Sicherheit.

Dr. Alfred Tomatis, ein französischer Arzt, glaubt, dass Musik das Gehirn sowohl anregt als auch entspannt. Tomatis' frühe Forschung führte ihn zu einem Kloster in Frankreich, wo die Mönche ihre Energie verloren hatten, nachdem das Singen gregorianischer Choräle, mit dem sie täglich sechs bis acht Stunden verbracht hatten, abgesetzt worden war. Sobald sie das Singen wieder aufnahmen, kam ihre hohe Energie zurück. Don Campbell, ein Musiker und Pädagoge, bildete Lehrer darin aus, Aspekte von Tomatis' Arbeit in verschiedenen Schulen in den Vereinigten Staaten anzuwenden, und er fand sie hilfreich, um unentdeckte Talente in Kindern zu wecken und zu fördern.

Das *Moyers Center for Learning* in San Diego bietet mittlerweile für Kinder und Erwachsene Tomatis-Programme zur Verbesserung der Motivation, der Aufnahmefähigkeit, der Kommunikation und der Fähigkeit des effektiven Lernens an. Pat Moffitt Cook, der Leiter des *Open Ear Center for Music and Healthcare*, und Emila Flores, Tomatis-Hör-Therapeutin vom *Dallas Listening Center*, haben geholfen, dieses erfolgreiche Programm auf den Weg zu bringen. Eltern berichten von verändertem sozialen Verhalten, besserer Bewegungskoordination bei sportlichen Aktivitäten und mehr Spaß an der Schule sowie einem gesteigerten Wohlbefinden.

Um hyperaktive Kinder zu beruhigen, empfiehlt Helen Bonny[8] eine leichte Musik, die den Hörer einlädt, wie zum Beispiel Massenets *Dimanche Soir* von den *Scènes Alsacienne*. Hal Lingerman[9] empfiehlt unterschiedliche Arten von Musik für hyperaktive Kinder, abhängig davon, ob sie aggressiv oder eher in sich zurückgezogen sind. Die Letzteren profitieren am meisten von impressionistischer Musik, etwa von Debussy oder Respighi, während aktive Kinder zum Beispiel mit einem Marsch beginnen könnten, dem ein Flötenkonzert von Vivaldi oder Telemann folgen kann.

Lehrer und Eltern scheuen sich oft, mit klassischer Musik zu experimentieren, weil sie sich nicht gut genug damit auskennen. Aber eine Lehrerin an der Highschool, die einfach versuchte, den Schultag mit ein paar Minuten Musik zu beginnen, fand heraus, dass die Lernbereitschaft ihrer Schüler zunahm. Sie berichtete:

Meine Klasse, die ich in der ersten Stunde unterrichtete, ein Kurs für Schüler, die in anderen Englisch-Kursen nicht mitgekommen waren, ist dafür bekannt, dass viele der Schüler in einem chaotischen Umfeld leben und oft den Unterricht stören. Sie werden ständig wegen unterschiedlichster Übertretungen zur Schulleitung beordert, und man kann ganz allgemein sagen, dass es sich weder bei der Schule noch bei ihrem Zuhause um Orte handelt, an denen sie sich unbedingt gerne aufhalten.

Nachdem ich Ihr Seminar besucht hatte, experimentierte ich damit, sie zu Beginn des Unterrichts etwa vier oder fünf Minuten lang ein wenig klassische Musik hören zu lassen, gewöhnlich Mozart oder Beethoven, weil mir die beiden Komponisten vertraut sind. Ich sagte ihnen, dass sie sich einfach die Musik anhören können oder mit offenen Augen träumen oder sonst etwas tun, wonach ihnen zumute ist. Manchmal ließ ich sie danach schreiben, aber nicht immer.

Mein vorrangiges Ziel war es, ihnen Gelegenheit zu geben, die Dinge beiseite legen zu können, die ihnen beim Lernen in die Quere kommen, um sie für unsere Vorhaben in der Klasse empfänglicher werden zu lassen. Zuerst wurde das musikalische Zwischenspiel mit lautem Protest und mit Beschwerden quittiert, aber nach etwa drei oder vier Tagen mochten es die meisten wirklich gerne und inzwischen fragen sie nach, ob wir nicht jeden Tag so beginnen können.

Für mich selbst ist es eine großartige Möglichkeit, die Voraussetzungen für das zu schaffen, was ich jeweils in der Klasse tun möchte und, was wichtiger ist, meinen Schülern zu helfen, zwischen sich und dem, was sich gerade in ihrem Leben ereignet und ihr Lernen blockieren könnte, einen gewissen Abstand zu setzen. Als zusätzlichen Bonus hat es für mich die gleiche Wirkung.

Es existieren keine unumstößlichen Regeln dafür, welche Musik ausgewählt werden sollte; es gibt lediglich Leitlinien. Beginnen Sie damit, einige der Musikstücke auszuprobieren, die in diesem Buch empfohlen werden und versuchen Sie es danach mit anderen. Sie werden an Ihrer eigenen Reaktion und der Ihrer Kinder ablesen können, was angemessen ist. Wählen Sie Musik, die harmonisch ist und nicht zu viel Dissonanzen und Brüche aufweist.

Auf dem Tonband für Kinder aus der *Music Rx*-Serie (also etwa: › Musik auf Rezept‹) schlägt Helen Bonny leichte, heitere Stücke vor, wie *On the Trail* aus der *Grand Canyon Suite* von Grofé oder den *Hummelflug* von Rimskij-Korssakow. Lozanovs Empfehlungen von Musikstücken, deren Wirkung wissenschaftlich erforscht wurde und die als positiv für jüngere Kinder eingestuft wurden, umfasst die Symphonie Nr.101, *Die Uhr,* von Haydn und *Eine kleine Nachtmusik* von Mozart.

Ein Teil dieser Musik kann auch bei Teenagern eingesetzt werden, aber sie werden wahrscheinlich eher zu einer Musik Zugang finden, die für Erwachsene empfohlen wird. Versäumen Sie nicht aufzuschreiben, welche Musik bei Kindern therapeutisch zu wirken scheint, und notieren Sie sich auch Ihre eigene Reaktion. Dann werden Sie wissen, auf welche

Stücke Sie zurückgreifen können, wenn Ihre Schüler das nächste Mal nach einem Ringkampf auf dem Pausenhof in die Klasse stürmen oder wenn Ihr Kind nach Hause gesprungen ist und nicht zur Ruhe kommen kann, um einen Mittagsschlaf zu halten.

Das Ziel dieser Übung besteht darin, Ihrem Kind Mut zu machen, über seine Gefühle, Ängste, Wünsche und Bedürfnisse zu sprechen.

Musik-Übung Nr. 5
Aktive Imagination mit Kindern

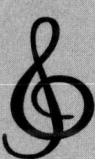

- Machen Sie es sich beide bequem.

- Spannen Sie beide gleichzeitig Ihre Muskeln an und lassen Sie die Spannung wieder los; beginnen Sie bei den Zehen und gehen Sie langsam hinauf bis zum Kopf. Bitten Sie Ihr Kind, sich vorzustellen, es wäre an seinem Lieblingsplatz in der Natur und stellen Sie sich gleichzeitig vor, Sie wären an Ihrem Lieblingsplatz. Sie können etwa sagen:

- »Achte darauf, was du an diesem Ort um dich herum siehst; was siehst du in der Nähe und was in der Ferne? Achte darauf, wie sich die Luft anfühlt, ob sie warm ist oder kalt. Achte darauf, wie sich die Erde unter deinen Füßen anfühlt. Nimm die Musik mit in dein Bild hinein und lass dich von ihr dahin bringen, wo du hingehen möchtest.«

- Legen Sie das *Prélude à l'après-midi d'un faune* auf. Dieses Stück ist leicht und impressionistisch und beschwört eine Menge von Bildern herauf.

- Betonen Sie noch einmal, dass Sie beide dahin folgen können, wo Sie die Musik hinführt; dann lassen Sie das Stück bis zum Ende spielen.

- Nachdem die Musik verklungen ist, malen Sie beide Ihre Eindrücke auf. Denken Sie daran, dass dies kein Test ist.

Es gibt keine Noten, nur Freude daran, die Bilder zu Papier zu bringen, die Ihnen in den Sinn gekommen sind. Es gibt keine Extrapunkte für perfekte Ausführung!

- Sprechen Sie darüber, was Sie dabei erlebt haben. Es ist für Sie beide eine Möglichkeit, ohne selbst auferlegte Beurteilung oder Kritik auszusprechen, was für Sie wichtig ist. Sprechen Sie zunächst über Ihre eigene Zeichnung. Sprechen Sie über die Gefühle, die Sie hatten, so dass Ihr Kind sich frei fühlen kann, über seine eigenen Gefühle zu sprechen. Geben Sie interessierte Kommentare zu seinem Bild ab, zum Beispiel: › Ich wüsste zu gerne mehr über diesen bunten Vogel.‹ Diese Art von Kommentar fördert das Zulassen eigener Gefühle sehr viel mehr als Kommentare und Fragen wie: › Was für ein wunderbares Bild‹ oder: › Was soll denn das da in der Ecke sein?‹ Ermutigen Sie Ihr Kind, Ihnen so viel wie möglich von den Gegenständen zu erzählen, die es gemalt hat und darüber zu sprechen, welche Gefühle es mit ihnen verbindet.

- Heften Sie Ihre Bilder an den Kühlschrank oder hängen Sie sie in Ihrem Zimmer auf.

Das Ziel dieser Übung besteht darin, Sie und Ihr Kind anzuregen, ihre ganz persönlichen Phantasien ans Tageslicht zu bringen und miteinander darüber zu sprechen.

Musik-Übung Nr. 6 Förderung der Imagination

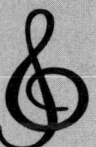

- Finden Sie einen bequemen Platz, an dem Sie sich entspannen können.

- Atmen Sie ein paar Mal tief durch.

- Geben Sie Ihrem Kind eine fünfminütige Rückenmassage.

- Um Ihnen beiden zu helfen, Ihre Gedanken zu konzentrieren, bitten Sie Ihr Kind, der Anleitung zu folgen, und tun Sie dies gleichzeitig auch selbst:

- › Stell dir dein Lieblingstier vor. Achte darauf, wie groß es ist und wie es aussieht. Es kann jede Farbe haben, die du dir wünschst. Nun tu einfach so, als hätte dein Tier Flügel und könnte fliegen. Schau hin, wie seine Flügel aussehen. Streck deine Hände aus und berühre die Flügel; stelle fest, wie sie sich anfühlen. Stell dir vor, du kannst mit deinem Tier fliegen. Du kannst auf seinen Rücken steigen, du und dein Tier, ihr könnt euch, wenn die Musik beginnt, gemeinsam dahin tragen lassen, wo ihr gerne sein möchtet. ‹

- Lassen Sie *Eine kleine Nachtmusik* spielen. Planen Sie etwa 15 bis 20 Minuten ein.

- Wenn die Musik zu Ende ist, schreiben Sie beide über Ihr Abenteuer.

- Erzählen Sie sich gegenseitig davon.

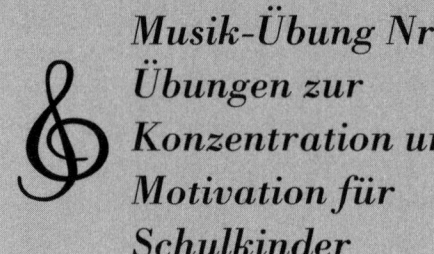

Musik-Übung Nr. 7
Übungen zur Konzentration und Motivation für Schulkinder

Übung A: Konzentration

Kinder kommen oft zerstreut und mit negativen Gefühlen in die Schule. Diese Übung hilft ihnen, ihre Gedanken zu sortieren und sich zu konzentrieren, so dass sie offener für Lernprozesse werden.

- Morgens, wenn Ihre Schüler eintreffen, und nachdem Sie Organisatorisches besprochen haben, lassen Sie die Schüler ihre Köpfe auf die Tische legen und die Augen schließen. Schlagen Sie ihnen vor, sich die Musik anzuhören und in ihrer Vorstellung der Musik zu folgen, wo immer sie sie hinträgt.

- Spielen Sie vier Minuten aus *Die vier Jahreszeiten*. Falls die Schüler sogar am Morgen müde und antriebslos wirken, versuchen Sie es mit dem ersten Satz des *Frühlings*. Wenn sie aufgedreht und zappelig wirken, dann wählen Sie einen langsamen Satz.

- Lassen Sie die Schüler kurz über ihre Phantasiereisen berichten.

- Setzen Sie die schnellen Sätze ein, um der nachmittäglichen Ermüdung entgegenzuwirken.

Übung B: Hintergrundmusik

Wenn Kinder mit Stillarbeit beschäftigt sind, egal ob es dabei um bildende Kunst, Mathematik, Lesen oder etwas anderes geht, spielen Sie eines der *Brandenburgischen Konzerte*. Beobachten Sie, ob Ihre Schüler sich besser konzentrieren können, ob die Qualität ihrer Arbeit sich verbessert, ob sie weniger ängstlich sind und mehr Spaß an der Arbeit haben, oder ob dies nicht der Fall ist.

Übung C: Stimulation von Gefühl und Imagination
Um die Vorstellungskraft und die Gefühle der Schüler beim Schreiben von Aufsätzen anzuregen, spielen Sie *Eine kleine Nachtmusik*. Gehen Sie folgendermaßen vor:

- Lassen Sie die Schüler aufstehen und ein paar Mal tief durchatmen. Danach sollten sie nach Herzenslust ihre Glieder ausschütteln.

- Um ihre Gedanken zu fokussieren, können Sie aus einer der folgenden Möglichkeiten wählen:

- Wenn kein bestimmtes Thema vorgegeben ist, lenken Sie die Aufmerksamkeit auf eine Landschaft oder einen Gegenstand in der Natur.

- Wenn Sie ein bestimmtes Thema bearbeiten wollen, dann bitten Sie die Schüler, sich ein Bild zu vergegenwärtigen, das mit dem Thema in Verbindung steht. Wenn Ihre Schüler zum Beispiel über Christopher Kolumbus schreiben sollen, könnten Sie Folgendes sagen:

- › Stell dir vor, du könntest mit Christopher Kolumbus auf seinem Schiff mitsegeln. Schau ihn dir an, wie er aussieht. Welche Farbe haben seine Augen? Welche Form hat seine Nase? Wie sieht sein Mund aus? Welche Haarfarbe hat er? Welchen Ausdruck hat sein Gesicht? Schau genau hin, welche Kleidung er trägt und welche Schuhe. Vielleicht möchte er dir etwas sagen. Lass dir von der Musik dabei helfen dir vorzustellen, wie eure gemeinsame Überfahrt aussehen könnte.‹

- Lassen Sie die Schüler die Augen schließen, ihre Köpfe auf die Tische legen und sich die Musik anhören.

- Wenn die Musik verklungen ist, lassen Sie das Band zurücklaufen, spielen Sie die Musik noch einmal und lassen Sie die Schüler ihre Erlebnisse beim Musikhören aufschreiben. Fragen Sie, ob jemand vor der Klasse über seine Abenteuer berichten möchte.

- Beobachten Sie, ob die Kinder

  - mit Musik fließender schreiben

  - phantasievoller schreiben

  - einander intensiver zuhören und interessierter sind an den Aufsätzen der Mitschüler

  - bessere grammatikalische Strukturen verwenden

  - motivierter sind, über ihre Aufsätze zu sprechen.

Übung D: Musikalische Selbsthilfe für Lehrer

Der richtige Einsatz von Musik kann Ihnen helfen, das Unterrichten zu einer weniger stressbeladenen und weniger ermüdenden Angelegenheit werden zu lassen. Wenn Sie wissen, welche Stücke Sie in welchen Situationen einsetzen können und deren Wirkung auf sich selbst kennen, dann werden Sie feststellen, dass Ihnen mehr Energie für Ihr Leben außerhalb der Schule bleibt. Wenn Sie den Tag über Musik hören, beobachten Sie, wie sich die Musik sowohl auf Sie selbst als auch auf die Kinder auswirkt. Achten Sie auf Ihre Reaktionen und notieren Sie Ihre Eindrücke in Ihrem Notizbuch. Probieren Sie mit den folgenden Stücken aus, wie diese Ihnen helfen können, die Herausforderungen des Alltags zu meistern:

- Hören Sie die *Vier Jahreszeiten* morgens, auf dem Weg zur Schule, um sich auf den Tag einzustellen.

- An Tagen, an denen Sie sich zerstreut und unkonzentriert fühlen, versuchen Sie es mit den *Brandenburgischen Konzerten*.

- Wenn Sie einfach einmal eine Pause brauchen, eine Zeit ohne Planung und Struktur – selbst wenn es nur ein paar Minuten sind – dann lassen Sie Ihrer Phantasie beim Hören der *Kleinen Nachtmusik* oder des *Canons in D* von Pachelbel freien Lauf. Fühlen Sie Sich entspannter, nachdem Ihr Geist sich Urlaub genommen hat?

- Wenn Sie das Gefühl haben, dass Ihnen die Energie ausgeht, dann tanken Sie mit den *Vier Jahreszeiten* auf.

- Haben Sie das Gefühl, dass Sie nach dem Schultag mehr Energie haben, seit Sie mit Musik mehr Ganzheitlichkeit anstreben?

Lassen wir drei Lehrer, die Musik im Unterricht eingesetzt haben, von ihren Erfahrungen berichten:

Am ersten Tag spielte ich Vivaldis *Vier Jahreszeiten*. Ich mache mit allen Kindern täglich ein Rechentraining mit einhundert Rechnungen. Die erste Gruppe von Schülern, mit denen ich arbeitete, schien schneller und erfolgreicher voranzukommen. Etliche der Schüler verbesserten ihre bisherigen Punktzahlen nicht unerheblich. Mein Assistent und ich waren absolut geschockt, denn oft schlurften diese Schüler todmüde in den Unterricht, weil sie nicht genug Schlaf gehabt hatten.

Wenn ich vergleiche, was ich ohne Musik erledige, so steigert das Entspannen und Visualisieren beim Hören von Musik meine Leistungsfähigkeit sowohl in Bezug auf die Quantität als auch auf die Qualität. Das Gleiche beobachte ich bei meinen Schülern. Wenn sie Musik hören und dann schreiben, scheinen ihnen mehr Ideen zu kommen und sie sind besser in der Lage, selbstständig etwas zu Papier zu bringen. Die Musik setzt kreative Energie in ihnen frei und befähigt sie, zu schreiben und zu schreiben und zu schreiben ...

Während ich visualisiere und der Musik zuhöre, ist es die reine Schönheit der Musik, die mich manchmal überwältigt, nicht im analytischen Sinn, wo ich jeden Teil und jedes Instrument wahrnehme, sondern ausschließlich gefühlsmäßig, wenn die Musik über mich hereinbricht, mich in Schwingung versetzt und mich mitreißt. Es ist dieses Glücksgefühl, das sich einstellt, während ich oder meine Schüler lernen und schöpferisch gestalten, was wirklich wichtig ist. Ich sage zu mir selbst: › So sollte Lernen sein!‹ So sollte Lernen immer sein, wie dieses Lachen, diese Fröhlichkeit und diese reine Freude am Erlebten – und wenn Musik mir dabei helfen kann, diese Freude in meinen Unterricht hineinzubringen, dann darf ich nicht ohne sie sein.

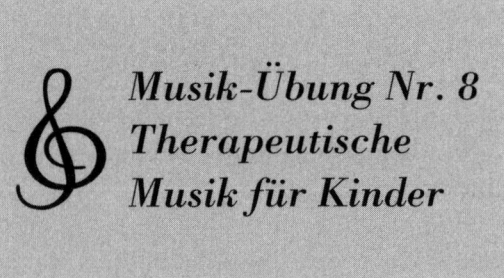

Musik-Übung Nr. 8 Therapeutische Musik für Kinder

Die folgenden Listen von Musikstücken für Kinder wurden von mir selbst und (wo vermerkt) von anderen zusammengestellt. Sie haben in Untersuchungen und in der Erfahrung ihre positive Wirkung auf Kinder gezeigt:

Für Kinder im Mutterleib und in der frühen Kindheit

J.S. Bach	Flötensonaten
Beethoven	Klavierkonzert Nr.5 (zweiter Satz)
Brahms	*Wiegenlied*
Humperdinck	*Abendsegen* aus *Hänsel und Gretel*

Mozart	Konzert für Flöte und Harfe, C-Dur, KV 299
	Violinkonzert Nr.5, A-Dur, KV 219
	Sinfonia Concertante
Vivaldi	*Die vier Jahreszeiten*
	Flötenkonzerte
	Violinkonzerte

Für hyperaktive und verhaltensauffällige Kinder

J.S. Bach	Air aus der Suite Nr.3, D-Dur
	Arioso aus der Kantate Nr.156
	Brandenburgische Konzerte
Brahms	Violinkonzert op.77, D-Dur (zweiter Satz)
	Wiegenlied
Händel	*Wassermusik*
Haydn	Cellokonzert in C-Dur (zweiter Satz)
Mendelssohn	*Auf den Flügeln des Gesangs* op.34 Nr.2
Mozart	Konzert für Flöte und Harfe, KV 299
Pachelbel	*Canon in D-Dur*
Vivaldi	*Die vier Jahreszeiten*

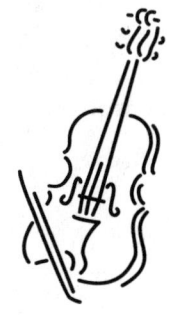

Anmerkung: Sie beginnen am besten mit *Die vier Jahreszeiten* oder den *Brandenburgischen Konzerten*, um dem hohen Energieniveau zu entsprechen und den Kindern zu helfen, sich zu konzentrieren und wechseln dann zu einem langsameren, ruhigeren Musikstück.

Für Kinder, die unter Repressionen leiden

Verschiedene Komponisten	Gregorianische Choräle
Beethoven	Sinfonie Nr.6, *Die Pastorale*
Brahms	Klavierkonzert Nr.1 op.15 und Nr.2 op.83
Copland	*Appalachian Spring*
Dukas	*Der Zauberlehrling*
Händel	*Feuerwerksmusik*
Haydn	Streichquartette
Leopold Mozart	*Kindersinfonie*
Mozart	Klavierkonzerte Nr. 21 und 23 *Die Zauberflöte*
Prokofieff	*Peter und der Wolf*
Wagner	*Der Ritt der Walküren*

Für Kleinkinder[10]

Leroy Anderson	*The Typewriter* *Serenata* *Buglers' Holiday* *The Syncopated Clock*
Debussy	*La Petite Suite: Cortege* und *Ballet* (1898)
Grainger	*Spoon River*
Grofé	*Grand Canyon Suite* *On the Trail* *Mississippi Suite* *Huckleberry Finn*

Kodály	Háry János Wiener Spieluhr
Massenet	*Scènes Alsaciennes: Dimanche Soir*
Murooka, Hajime	*Lullaby from the Womb*
Paganini	*Moto Perpetuo op.11*
Prokofieff	Marsch aus *Peter und der Wolf*
Rimskij- Korssakow	*Hummelflug*

Für Kinder in der Grundschule[11]

Beethoven	Romanze Nr.1 für Violine und Orchester in G-Dur
Händel	*Wassermusik*
Haydn	Sinfonie Nr.82 in C-Dur Sinfonie Nr.101 in D-Dur, *Die Uhr*
Leopold Mozart	*Kindersinfonie C-Dur* *Die Bauernhochzeit* Sinfonia D-Dur *Die musikalische Schlittenfahrt*
Mozart	Violinkonzert Nr.5 A-Dur, KV 219 *Eine kleine Nachtmusik* Klavierkonzert in F-Dur
Tschaikowsky	Violinkonzert op.55 D-Dur *Die vier Jahreszeiten* Zwölf Stücke für Klavier op.40
Vivaldi	*Die vier Jahreszeiten*

Zusätzliche Auswahl für Kleinkinder[12]

Bizet	*Jeux d'enfants* op.22
Chopin	Klavierkonzert Nr.1
Debussy	*The Children's Corner* *Golliwogg's Cake-Walk*
Mendelssohn	*Auf den Flügeln des Gesangs*
Ravel	*Mother Goose Suite: The Empress of the Pagoda* und *The Fairy Garden*
Schumann	*Kinderszenen: Von fremden Ländern und Menschen* und *Eine kuriose Geschichte Träumerei*
Villa-Lobos	*A Próle de Bébé*

4 Die Wahl der Musik

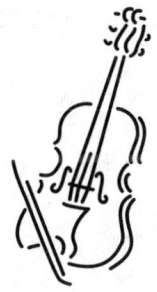

(...) die Musik (muss) niemals das Ohr beleidigen, sondern doch dabei vergnügen, folglich allzeit Musik bleiben.

Wolfgang Amadeus Mozart

Klassische Musik

Die Frage stellt sich unausweichlich: Warum wird primär klassische Musik zum Lernen, zur Heilung und zur Selbsterkenntnis eingesetzt? Warum nicht Jazz, Rock oder andere Musikarten?

Der Schwerpunkt dieses Buches liegt aus zwei Gründen auf der klassischen Musik: Erstens sind sich die meisten Musiktherapeuten und Gehirnforscher, die die Wirkung von Musik auf das Gehirn und die Psyche erforscht haben, darin einig, dass klassische Musik den größten therapeutischen Effekt und das größte Potential für die Steigerung der Selbsterkenntnis und der Persönlichkeitsentwicklung besitzt. Zweitens haben die meisten Eltern und Lehrer wenig Hörerfahrung mit klassischer Musik und einen entsprechend geringen Wissensstand. Glücklicherweise können wir unser Wissen weiterentwickeln, indem wir lernen, diese Musik bewusster zu hören und ihre Wirkung auf unsere ganze Persönlichkeit wahrzunehmen.

Klassische Musik schafft uns einen sehr wirkungsvollen Zugang zu den Wurzeln unserer Kreativität. Die meisten anderen Musikarten sind einfach nicht so wirksam. Rock, der vorherrschende Musikstil unserer Zeit, kann uns an die Inspiration und die spirituelle Verbindung, nach der sich die meisten Menschen sehnen, nicht heranführen. Chaotische, aufreizende Klänge können diese Qualitäten nicht bringen, denn sie unterbrechen und stören die Rhythmen unseres Körpers und unserer Psyche. Um zu Ihren tiefsten inneren Gedanken und Einsichten gelangen zu können, müssen Sie sich in einem konzentrierten, fast meditativen Zustand befinden, in dem Ihre physiologischen Funktionen verlangsamt sind.

In seinem Buch *Das Seelenleben des Ungeborenen* beschreibt Thomas Verny die Auswirkungen unterschiedlicher Arten von Musik auf den Fötus im Mutterleib. Er zitiert Untersuchungen, in denen die Stressreaktion von Föten gemessen wurde, während man unterschiedliche Musikstücke spielte. Diese Experimente zeigten, dass selbst in der frühen Schwangerschaft Vivaldi und Mozart die Lieblingskomponisten des ungeborenen Kindes sind. Er berichtet, dass › bei ausnahmslos allen Kindern der Herzschlag regelmäßiger wurde und die Babys weniger strampelten, wann immer eine der erhebenden Kompositionen dieser Künstler gespielt wurde. Dagegen machen die Musik von Brahms und Beethoven und alle Arten von Rockmusik die meisten Ungeborenen unruhig. Sie beginnen, heftig zu strampeln, wenn Schallplatten dieser Art ihren schwangeren Müttern vorgespielt werden.‹ [1]

Um die größte Wirksamkeit bei der Anregung der Kreativität zu erzielen, muss Musik sowohl Spannung als auch Entspannung enthalten. Georgi Lozanov wies darauf hin, dass Entspannung als solche nur einen Teil des Prozesses ausmacht, der die Reservekapazitäten unseres Gehirns aktiviert. Der andere Teil besteht in der Konzentration und der

Motivation. Welches Element in der Musik ist es nun, das unseren Gedanken hilft, sich zu sammeln? Neben physiologischen Veränderungen wie der Verlangsamung des Herzschlags, der Atmung und der Hirnströme, werden durch die Harmonie in der klassischen Musik die Klänge so zusammengefügt, dass ein Empfinden für Ordnung und Einheit entsteht. Wenn wir zuhören, spüren wir dieses Gefühl der Ordnung, und es beeinflusst uns unbewusst.

Natürlich ist nicht jedes klassische Musikstück ideal für jede Aktivität, und nicht alles an klassischer Musik erhebt den Anspruch, beruhigend zu wirken. Mir sagte einmal eine junge Frau, sie habe große Schwierigkeiten, mit klassischer Musik zu lernen; sie habe eine stimulierende Wirkung auf sie und lasse ihre Gedanken abschweifen.

Als ich sie fragte, welche Musik sie benutze, antwortete sie: › Beethovens 7. Sinfonie‹. Diese Musik mit ihren häufigen Wechseln und unterschiedlichen Klangfarben ist daher eher für emotionale Anregung geeignet als für geistige Konzentration. Auf der anderen Seite war ein Teenager, mit dem ich arbeitete, frustriert und verärgert über das *Emperor-Konzert* (Konzert für Klavier und Orchester Nr. 5 Es-Dur) von Beethoven, weil es › einfach in alle Richtungen ging‹. Er war es gewohnt, dass seine Sinne von der lauten, vorwärts drängenden, vor allem rhythmisch akzentuierten Musik, die er sich gewöhnlich anhörte, betäubt wurden – Musik, bei der zunächst die Schlag- und Rhythmusinstrumente aufgenommen werden und dann die Melodie in den mechanischen Rhythmus eingefügt wird. Das *Emperor-Konzert* forderte seine Imagination heraus, legte seine Gefühle frei und berührte ihn auf vielen Ebenen gleichzeitig. Mit dieser positiven emotionalen und mentalen Stimulation konnte er nicht umgehen.

Es ist offensichtlich, dass nicht jede klassische Musik zum gleichen Effekt führt, und ein bestimmtes Wissen über die verschiedenen Zeitalter der Musik und die unterschiedliche Wirkung, die sie auf Sie haben kann, wird Ihnen etwas darüber sagen, wie Sie die Musik am besten zu Ihrem eigenen Nutzen einsetzen können.

Es gibt gute Musik in allen Stilrichtungen. Es gibt guten Jazz, der von vielen Millionen Menschen gern gehört wird, dessen Synkopen und unregelmäßige Rhythmen ihn aber für den Einsatz beim Lernen oder zu therapeutischen Zwecken ungeeignet werden lassen. Bestimmte moderne klassische Musik, wie *Le sacre du printemps* von Strawinsky, können für manche Hörer sehr faszinierende Stücke sein; sie werden aber wegen ihrer disharmonischen Klänge nicht als therapeutisch angesehen. Ravels *Bolero*, der in dem Kinofilm *Ten* verwendet wurde, mag eine sehr passende Begleitmusik für den Liebesakt sein, aber seine insistierenden Rhythmen wühlen die Gefühle auf, und er würde daher wohl kaum tiefere Einsicht oder kreatives Talent erschließen.

Helen Bonny erzählte mir, sie habe festgestellt, dass indische, orientalische oder afrikanische Musik, obwohl sie in großen Teilen sehr spirituell ist, für uns im Allgemeinen weniger therapeutisch wirkt als klassische Musik – ganz einfach, weil wir aus einer westlichen Kultur kommen und an ihre Klänge nicht gewöhnt sind. Andererseits bemerkt Peter Hamel in seinem Buch *Durch Musik zum Selbst,*[2] dass bestimmte östliche und afrikanische Musik nicht nur bei denen, die mit ihr aufgewachsen sind, sondern auch bei uns tief greifende spirituelle Erfahrungen bewirken kann. Vielleicht wird in dem Maße, in dem unterschiedliche Kulturen zu verschmelzen beginnen, eine neue universelle Musik entstehen.

Andere westliche Musikrichtungen

Die Musikbranche ist eine milliardenschwere Industrie, und viele Komponisten sind damit beschäftigt, Musik zu produzieren, die ihnen Geld einbringt. Bach komponierte sehr produktiv für die Kirche, aber sein Interesse war nicht primär auf das Geld gerichtet. Die größte Triebfeder für seine Werke kam aus dem Wunsch nach der Verbindung mit den zutiefst spirituellen Wurzeln seiner selbst.

Wenn wir die Art von künstlicher, mechanischer Musik hören, die von Komponisten geschrieben wurde, die nie aus ihrer eigenen engen, materialistischen Existenz herausgetreten sind, dann können wir nicht viel lernen über harmonische Beziehungen, über unsere Stellung im Kosmos oder über das Hinauswachsen über die Dinge, mit denen wir uns selbst begrenzen. Diese Musik bestärkt unser eingeschränktes Dasein, statt uns herauszufordern, diese Grenzen zu überwinden.

Georgi Lozanov stellte die Behauptung auf, dass bestimmte klassische Musik von › hoch entwickelten philosophischen Denkern‹ geschrieben wurde, die östliche Philosophie wie Yoga verstanden und Entspannung und Intuition in ihre Musik hineinkomponiert haben. Sie waren im Einklang mit ihrem tieferen Selbst, das aus der Höheren Macht Inspirationen schöpfen konnte.[3]

In seiner Musik drückt sich der Kern oder die Essenz des Komponisten aus. Wenn er ein hoch entwickeltes, ausgeglichenes menschliches Wesen ist, wie Bach es war, oder wenn er enorme Prüfungen und Schwierigkeiten in seinem Leben zu meistern hatte, wie es bei Beethoven der Fall war, dann können seine Werte, seine Stärke, seine Siege und die Integrität seines Charakters unbewusst von denen, die sie hören, verstanden und aufgenommen werden, vor allem dann, wenn der Interpret die Musik so darbietet, dass er zu einem Vermittler im Sinne eines offenen Kanals wird, durch den die Musik zum Hörer fließen kann. Zum Beispiel wirkt Beethovens Musik, obwohl sie stürmisch ist, wunderbar aufmunternd. Was wir hören, ist eine musikalische Aussage, dass wir – wenn das Leben auch noch so schwer ist – die Herausforderungen unseres Schicksals meistern können. Die Musik steigt höher und höher, bis sie in einem großen Triumph endet. Wenn wir diese Musik hören, dann empfinden wir in unserem Unterbewusstsein diesen Sieg.

New Age Musik

New Age ist eine neu entstandene Musikrichtung, die recht große Popularität gewonnen hat und vor allem für Entspannung und Meditation Einsatz findet. Ihre Themen sind oft kosmisch und global, naturalistisch oder ethnisch. Sie ist im Allgemeinen einfach strukturiert, hat oft keine Richtung oder erkennbare Melodieläufe und wirkt manchmal weiträumig und offen. Viele Menschen empfinden diese Musik als entspannend und heilend.

Auch Lehrer finden New Age Musik im Unterricht oftmals nützlich zum Entspannen und Ordnen der Gedanken zwischen den unterschiedlichen Aktivitäten des Tages, ähnlich wie ein Sorbet zwischen den Gängen eines Menüs. Manager können auch auf sie zurückgreifen, wenn ihnen vor lauter Fakten und Daten der Kopf schwirrt und sie einen Moment lang › aussteigen‹ wollen. (Ich selbst mache die Erfahrung, dass mich ein beruhigendes Musikstück des Barock noch mehr entspannt und gleichzeitig meine Gedanken klärt, mir zur Konzentration verhilft und mich in einen Zustand des Gleichgewichts und der Harmonie zurückversetzt.)

Es wäre wohl eine zu starke Verallgemeinerung, wollte man alle New Age Musik als eine Einheit behandeln, da hunderte verschiedenartiger Stücke zeitgenössischer Musik mittlerweile als *New Age* eingestuft werden. Am Ende dieses Kapitels finden Sie eine Liste von Aufnahmen, die sich zum Entspannen beziehungsweise zum Meditieren eignen.

Um die heilenden Qualitäten der New Age Musik zu quantifizieren, nahm das *Psychotronic Research Institute* Messungen des elektromagnetischen Energiefeldes vor, wobei Kirlian-Fotografie und galvanischer Hautwiderstand als Kriterium dienten. Das Ergebnis war, dass die *Spectrum Suite* von Steven Halpern zu einer physikalisch stärkeren Entspannung führte als klassische Musik. Die kalifornischen Forscher richteten ihre Aufmerksamkeit jedoch › auf Entspannung, ohne Berücksichtigung des Geistes; sie maßen Entspannung auf den zellularen und molekularen Ebenen des Körpers.‹ [4] Im Gegensatz dazu setzen Lozanov und Bonny Musik ein, die neben der körperlichen Ebene die Imagination, die Gefühle und die Intuition des Zuhörers anspricht. Halpern glaubt, dass die beiden Ansätze – der klassische und der des New Age – einander nicht ausschließen und dass beide helfen können, Entspannung zu fördern, auch wenn sie es auf unterschiedliche Art tun.

Ich habe im Vergleich von New Age und klassischer Musik in Bezug auf Entspannung zwei wichtige Beobachtungen gemacht: (1) Durch den Aufbau und die folgende Auflösung von Spannung in der klassischen Musik wird möglicherweise ein tieferer Grad der Entspannung beim Hörer erreicht; nach der Anspannung ist das Gefühl der Entspannung viel größer, so wie es auch bei der progressiven Muskelrelaxation praktiziert wird. (2) Manche der Workshopteilnehmer und der Schüler in den Klassen werden von einigen der New Age Aufnahmen, die ich benutzt habe, irritiert oder bekommen Kopfschmerzen.

Wählen Sie deshalb sehr sorgfältig aus. Viele Stücke von New Age Musik sind bestenfalls mittelmäßig, schlechtestenfalls sind sie dem therapeutischen Effekt abträglich. Ein Großteil der New Age Musik erfüllt Lozanovs erstes Kriterium – Entspannung, aber nicht das zweite – Motivation. Es fehlt ihr die Struktur, die uns hilft, unsere Gedanken auszurichten und uns zu motivieren. Wegen ihres begrenzten Spielraums der Gefühle reicht sie womöglich weniger tief in unsere Psyche hinein als die klassische Musik mit ihrer Anspannung und Entspannung oder bringt eine geringere Vielfalt an Bildern hervor. Das Fehlen der Spannung oder der Vorwärtsbewegung mag erklären, warum viele Hörer sich von etlichen New Age Titeln nicht inspiriert oder tief bewegt fühlen. So kosmisch sie auch klingen mögen, können sie die Saiten unserer Spiritualität nicht in gleicher existentiell tief greifender Weise zum Schwingen bringen wie klassische Musik.

Der Autor Joel Funk glaubt, dass die Komponisten der New Age Musik in ihrem Bemühen, das gewöhnliche Bewusstsein zu transzendieren, der spirituellen Auseinandersetzung, die in der Musik von klassischen Komponisten wie Beethoven doch so offensichtlich ist, aus dem Weg gehen. Es ist eben diese Auseinandersetzung, welche die Transzendierung zu einem solchen Triumph werden lässt, ihm Stütze und eine Basis gibt. Sogar Mozarts Musik, die oft als süß und heiter angesehen wird, enthält Spannung und Entspannung.

Zum Lernen und zur Verbesserung der Gedächtnisleistung wählte Lozanov nach Experimenten mit vielen verschiedenen Arten von Musik klassische Musik für sein Fremdsprachen-Modell. Er testete hunderte von Musikstücken und benutzte das Elektroenzephalogramm (EEG), um festzustellen, welche Stücke am stärksten die Hirnstromfrequenz verlangsamten. Dann testete er die Stücke im Fremdsprachenunterricht.

Während Schüler sich bis zu 550 neue Vokabeln einer Fermdsprache anhörten, die von einem ausgebildeten Lehrer vorgelesen wurden, überwachte Lozanov ihren Puls und ihren Blutdruck als zuverlässige Indikatoren von Stress. Er fand heraus, dass trotz der großen Anzahl der Wörter, die den Schülern vorgegeben wurden, sie nicht etwa gestresst und ängstlich reagierten, sondern ihre Pulsfrequenz sich sogar verlangsamte und ihr Blutdruck in vielen Fällen abnahm.

Die Stoßrichtung dieser Experimente ist klar: Lernen ist, wenn es von Entspannung und Freude begleitet ist, eine leicht zu schluckende Medizin! Als amerikanische Lehrer mit anderen Stilrichtungen der Musik zu experimentieren begannen, wie zum Beispiel mit Popmusik oder New Age Musik, legte ihnen Lozanov dringend nahe, erst einmal deren physiologische Auswirkungen zu überprüfen und nicht einfach ungeprüft vorauszusetzen, ihre Auswahl werde zu den gleichen Resultaten führen wie die Musik, die er gewählt hatte.

Die Musik, die auf den GIM-Bändern benutzt wird, ist durch einen ähnlich rigorosen Prozess der Auswahl und der Entscheidung über die Abfolge hindurchgegangen, wobei die Musik ausgewählt wurde, die es dem Hörer nachweislich ermöglichte, an Material aus dem Unbewussten zu gelangen. Wenn sich auch der Körper in einem Zustand der Entspannung befinden soll, so liegt doch das eigentliche Ziel von GIM nicht in der Entspannung; Musik, die ausschließlich diesem Zweck dient, hat nicht genug Dynamik, um emotionale Blockaden zu durchbrechen und eingefrorene Gefühle aufzutauen.

Die Musik, die ich in diesem Buch vorschlage, ist wahrscheinlich für die angestrebten Ziele die effektivste. Das heißt aber nicht, dass Sie nicht sowohl zum Lernen als auch zur Selbsterkundung mit anderen Musikstücken experimentieren können. In bestimmten New Age Aufnahmen werden ungewöhnliche Instrumente und Klänge eingesetzt, und ich genieße sie sehr, wenn ich in der Stimmung dazu bin. Eine Aufnahme, die mir besonders gut gefällt, besteht zum Großteil aus Naturklängen. Sie nennt sich *Machu Picchu Impressions*, und wenn ich sie mir anhöre, sind meine Sinne erfüllt von der Mystik der peruanischen Bergwelt.

Wie können Sie ausprobieren, welche Wirkung unterschiedliche Musikstücke auf Sie haben? Es ist unwahrscheinlich, dass Sie ein EEG oder ein Biofeedbackgerät besitzen; aber Sie können Ihren Puls und Ihre Atemfrequenz messen und andere Veränderungen in Ihrem Körper feststellen. Außerdem können Sie die Wirkung der Musik auf Ihre Gefühle, auf Ihre geistige Leistungsfähigkeit und auf Ihre spirituelle Verfassung beobachten.

Ist Hard Rock wirklich schädlich?

Viele Rock-Fans, die in den sechziger Jahren mit Rockmusik aufgewachsen sind, wehren sich dagegen, alle Rockmusik in eine Schublade zu werfen und als negativ zu bezeichnen. Aber bestimmte Arten von Rockmusik haben sich in einer Reihe von wissenschaftlichen Untersuchungen als schädlich für den Körper, das Gehirn, die Gefühle und die Seele erwiesen. Es gibt andere Arten von Rock, wie die Musik der Beatles, Lieder von Stevie Wonder und anderen › sanfteren ‹ Rockmusikern der aktuellen Szene, die viele Hörer als beruhigend und aufbauend empfinden. Dennoch ist nachgewiesen, dass klassische Musik, eingesetzt zum Zweck des Lernens und der Selbstexploration, größere Teile des Gehirns anspricht und tiefer in die Psyche hineinreicht. Nach Lozanov »üben die strukturellen Prinzipien der klassischen Komposition ihren Einfluss durch ihre humane Philosophie aus, die sich in perfekter Form ausdrückt. Sie schaffen im Menschen die notwendigen Voraussetzungen für eine Umwandlung von Chaos und Disharmonie in Ordnung, Harmonie, Kontinuität, Logik, Inspiration und Freude. Diese Prinzipien schaffen auch die erforderlichen Voraussetzungen für eine Steuerung der natürlich auftretenden Entspannung der Psyche, also der Verfassung unseres Geistes, in der die Reservekapazitäten freigelegt und genutzt werden.«[5]

Den vielen Rock-Fans, die ihre Musik verteidigen, steht ein größeres Heer von Menschen entgegen – die große Mehrheit junger Eltern darunter –, die sich über die Musik, die ihre Kinder hören, enorme Sorgen zu machen beginnen. Für sie scheint die Musik mit jedem Jahr beunruhigender zu werden.

Die jungen Menschen weisen darauf hin, dass die Beatles die Elterngeneration und der Jazz die Großelterngeneration aufbrachte. Es sieht so aus, als ob Menschen neuen Klängen immer erst einmal Widerstand entgegensetzen. Tatsächlich wurde auch die spätere, komplexere Musik Beethovens von der damaligen Gesellschaft nicht akzeptiert.

Unsere Ohren können sich an fast jeden neuen Klang gewöhnen, wenn wir ihn nur lang genug hören. Aber diese neuen Klänge tun uns nicht notwendigerweise gut. Wir müssen lernen, zwischen Klängen zu unterscheiden, die nur abgelehnt werden, weil sie anders sind und Klängen, die unserem Wohlbefinden schaden.

In dem Kinofilm *Zurück in die Zukunft* gibt es eine Szene, in der der Held der Geschichte vor einem Publikum der sechziger Jahre ein modernes Rock-Gitarren-Solo hinlegt – und alle Teenager sich die Ohren zuhalten. Ihre Systeme konnten solche Klänge nicht verkraften. Unsere jungen Leute mögen glauben, sie heute verkraften zu können, aber wenn man den neuesten Ergebnissen wissenschaftlicher Forschung glaubt, dann könnten einige der dringlichsten Krisen unserer Zeit durch die chaotische, hektische Musik, die wir ständig um uns herum hören, noch verschärft werden.

Nach John Diamond, einem aus Australien stammenden Arzt, der im Staat New York praktiziert, leiden viele junge Menschen, die von Rockmusik abhängig sind, unter einer Umkehrung ihres Wertesystems, so dass sie unbewusst das wählen, was ihnen selbst schadet. Er ist besorgt, dass bestimmte Arten von Rock-Musik in vielen Jugendlichen und jungen Erwachsenen selbstzerstörerische und suizidale Tendenzen erzeugen. Laurel Keyes führt dazu in ihrem Buch *Toning* näher aus: »Wenn der Körper unter ständiger Anspannung steht, kann er nach der fortgesetzten Adrenalin-Ausschüttung wie nach jeder anderen Droge auch süchtig werden und ein Verlangen danach spüren. Viele Menschen können ohne dieses Gefühl der Erregung nicht mehr sein und werden zu › Adrenalin-Junkies‹. Sie glauben, dass sie ohne diese Stimulierung nicht arbeiten oder lernen können, aber die Anspannung in ihrem Körper (und die Belastung der Bauchspeicheldrüse) fordert ihren Preis. Wie jede Droge schwächt oder zerstört sie den Körper durch Versklavung.«[6]

Oft kommen Eltern bei Workshops auf mich zu und äußern ihre Ängste in Bezug auf den negativen Einfluss, den aufputschende Rockmusik auf ihre Kinder haben könnte. Sie möchten wissen, wie sie ein gesünderes musikalisches Umfeld gestalten können. Außerdem sind sie über die zunehmende Zahl von Fällen besorgt, bei denen die Lautstärke der Musik zu Hörschädigungen beziehungsweise Hörverlust geführt hat und über den negativen Einfluss der so genannten satanischen Texte. Aber den Wissenschaftlern zufolge liegt der schädlichste Effekt bestimmter chaotischer Rockmusik in deren Rhythmus.

John Diamond arbeitet mit Musikern zusammen, um ihnen zu helfen, die Qualität ihrer Aufführungen zu steigern. Sein Lebenswerk besteht in der Erforschung der Lebensenergie in der Musik. Er ist zu dem Ergebnis gekommen, dass Musik die Fähigkeit besitzt, unsere Lebensenergie zu stärken oder zu schwächen. Er stellt die Behauptung auf, dass bestimmte Arten von Rockmusik unsere Systeme beeinträchtigen.[7] Diese spezielle Musik hat einen anapästischen Rhythmus, bei dem der letzte Schlag eines Taktes betont wird und eine kurze Pause folgt, bevor der erste Schlag wieder einsetzt. Dieser Rhythmus ist dem natürlichen Rhythmus unseres Körpers entgegengesetzt, der eher einer Art Walzerrhythmus folgt, in dem der erste Schlag betont ist und der Rhythmus gleichmäßig verläuft.

Diamond glaubt, dass unser Körper den Unterschied zwischen den Klängen, die uns stärken und denen, die uns schwächen, erkennen kann. Bei bestimmter chaotischer Rockmusik begibt sich der Körper in einen Alarmzustand, der ein großes Ausmaß an Stress verursacht. Dies führt zu Hyperaktivität und Unruhe bei Kindern. Ihre Nerven werden überbeansprucht und daraus resultiert eine Pseudo-Energie, die zu einem späteren Zeitpunkt oft zu einem Erschöpfungszustand und zu Unwohlsein führt. Diamond fand heraus, dass sich die Noten bei vielen Schulkindern erheblich verbesserten, nachdem sie damit aufgehört hatten, Rock als Hintergrundmusik bei den Hausaufgaben laufen zu lassen.[8]

Als ich in einer Junior High School Spanisch unterrichtete und dabei Lozanovs System des stressfreien Sprachenlernens einsetzte, fiel mir auf, dass sich die Kinder bereits erschöpft fühlten, wenn sie morgens um 8 Uhr in die Schule kamen. Ich fragte sie, was sie zum Frühstück gegessen hätten. Die meisten ernährten sich gesund. Dann fragte ich sie, welche Musik sie sich morgens anhörten. Viele nannten bestimmte Heavy Metal Rockbands. Ich schlug ihnen vor, wenigstens eine Woche lang klassische Musik zu hören und zu beobachten, ob sie nicht den Tag über mehr Energie hätten. Die Schüler, die es ausprobierten, fühlten sich tatsächlich viel besser.

Zahlreiche Untersuchungen wurden durchgeführt, in denen die Auswirkung unterschiedlicher Arten von Musik auf Menschen, auf Tiere und sogar auf Pflanzen verglichen wurden. Es ist mittlerweile allgemein anerkannt, dass Pflanzen positiv auf klassische Musik reagieren.

Dorothy Retallack ist eine professionelle Musikerin, die eine berühmte Serie von Experimenten mit Pflanzen und Musik durchführte. Im *Temple Buell College* in Colorado verglich sie 1970 das Wachstum von Pflanzen, die klassischer Musik ausgesetzt waren, mit solchen, denen Acid Rock-Musik vorgespielt wurde. Sie verwendete Mais, Kürbis, Petunien, Zinnien und Tagetes und fand heraus, dass Pflanzen, die Hardrock ausgesetzt wurden, sich von dem Lautsprecher, also der Quelle der Klänge, abzuwenden begannen. Sie schienen mehr Wasser als gewöhnlich zu brauchen, und am sechzehnten Tag des Experiments waren fast alle Tagetes eingegangen.

Von einem Experiment mit Kürbissen berichtete Retallack:»Der Kürbis in dem Raum mit klassischer Musik war auf den Lautsprecher zu gewachsen und begann, sich um ihn herum zu ranken, während der Kürbis in dem Raum mit Rockmusik in die entgegengesetzte Richtung gewachsen war und aussah, als wolle er versuchen, an der Wand hochzuwachsen.«[9]

Dieses Experiment führte Retallack zu der Überlegung, ob das Wachstum von Heranwachsenden ebenso wie das der Pflanzen von Musik beeinflusst wird. Sie hatte das Gefühl, dass die Adoleszenz eine Zeit sei, in der die Emotionalität der jungen Menschen › beruhigend beeinflusst werden sollte‹, anstatt von einem starken Schlagrhythmus übermäßig stimuliert zu werden. Ironischerweise liebten die Pflanzen klassische/traditionelle/ indische Musik von Ravi Shankar, einem anderen Lieblingsmusiker der Jugendlichen dieser Zeit, so sehr, dass sie sich komplett um die Lautsprecher rankten. Pflanzen kennen anscheinend keine kulturellen Vorurteile.

Eine neuere Untersuchung an Mäusen und deren neurologische Reaktion auf unterschiedliche musikalische Rhythmen zeigte, dass dissonante Klänge das Lernen unterbrechen und Hirngewebe verändern. Gevasia M. Schreckenberg, Neurobiologin am Georgian Court College, und Harvey H. Bird, Physiker an der Fairleigh Dickinson University, hatten von der Behauptung durch Kritiker der Rockmusik gehört, diese Musik schädige die Hirne junger Menschen. Sie beschlossen, diese Behauptung nachzuprüfen.

In einem kürzlich erschienenen Artikel über das Experiment wird berichtet, dass »Mäuse, die Tag und Nacht einem unaufhörlichen Trommelschlag ausgesetzt sind, nicht nur im Vergleich mit einer Kontrollgruppe Schwierigkeiten im Lernen und in der Gedächtnisleistung entwickelten, sondern dass sich in ihren Hirnzellen auch strukturelle Veränderungen manifestierten. Die Neuronen zeigten Anzeichen stressbedingter Verschleißerscheinungen.«[10]

Nach einem Zeitraum von acht Wochen hatten Mäuse, die ständigen Trommelklängen ausgesetzt gewesen waren, sehr viel größere Schwierigkeiten, durch ein Labyrinth hindurch zu ihrem Fressen zu finden, als die Mäuse, die Strauss-Walzer gehört hatten. Nach einer dreiwöchigen Pause konnte die › dissonante Gruppe ‹ den Weg zum Fressen nicht mehr finden, während die andere Gruppe ihn leicht wiederfand.

Als Schreckenberg das Hirngewebe der Mäuse in der dissonanten Gruppe untersuchte, fand sie abnormes Wachstum der Neuronen im Hippocampus, einer Struktur, die mit Aufmerksamkeit, Lernen und Gedächtnis in Verbindung gebracht wird. Sie fand weiterhin abnorme Mengen von › Boten-RNA ‹, einer chemischen Verbindung, die entscheidend für das Speichern von Erinnerungen ist.

Das Forscherteam folgerte, dass der Rhythmus der Musik die Gedächtniskapazität reduziert, indem er den Rhythmus der Hirnströme – bekannt als Theta-Wellen – im Hippocampus stört, und dass dies zum Verlust des Kurzzeitgedächtnisses führen kann. Sie mutmaßen, dass diese unberechenbaren Wachstumsmuster in Neuronen später ernsthafte Lernbehinderungen zur Folge haben könnten. Wenn die Gehirne von Mäusen in dieser Weise auf Rhythmen reagieren, die durch und durch gehen, dann ist es sehr wohl möglich, dass unser eigener menschlicher Denkprozess ebenfalls gestört werden könnte.

Diamond behauptet, dass bei Menschen der Stress destruktiver Musik nicht nur einen Energieverlust, Negativität und Depression, Isolation, Hoffnungslosigkeit und aggressives Verhalten zur Folge hat, sondern auch Orientierungsverlust und Konfusion. Der Stress im Körper hat im Gehirn einen Effekt zur Folge, den Diamond *Switching* nennt, bei dem die linke und rechte Hemisphäre des Gehirns aus dem Gleichgewicht gebracht werden. Die linke Hemisphäre wird dominant, was sich in subtilen Schwierigkeiten in der Wahrnehmung und in anderen Anzeichen von Stress manifestiert. Wir greifen auf ein primitives Muster neurologischer Organisation zurück. Unser Reptilienhirn, das alte tierische Hirn, übernimmt die Kontrolle. Die Wiederholung des mechanischen Schlags, der immer und immer wieder in unseren Ohren nachhallt, aktiviert vor allem die Mitwirkung des instinktiven Teils unseres Gehirns, der auf Routine und Ritual spezialisiert ist.[11]

In dieser Art von Musik ist meistens wenig Gefühl und folgerichtig auch nichts Heilendes. Die Musik ist nicht in der Lage, die Bereiche des Gehirns zu erreichen, die auf emotionale Stimulation reagieren. Als Folge, so fand Diamond heraus, werden die Denkmuster von Kindern durcheinander gebracht, sie machen mehr Fehler und es fällt ihnen schwerer, Zugang zu ihrer Kreativität zu finden. Ihr Denken wird roboterhaft und ihre Leistung in der Schule lässt nach.

Erwachsene, die chaotische Rockmusik hören, können nicht mehr so produktiv arbeiten; sie machen mehr Fehler und haben Schwierigkeiten, Entscheidungen zu treffen. Wenn sowohl Kinder als auch Erwachsene anfangen, mit klassischer Musik zu lernen oder zu arbeiten, so verbessert sich ihre Arbeit spürbar, weil die Musik ihnen Energie bringt. Sie hilft ihnen, klar zu denken, anstatt die Orientierung zu erschweren und ihre Wahrnehmung zu vernebeln.[12]

Was können wir in Bezug auf die Abhängigkeit unserer Kinder von Rockmusik tun? Das Schlimmste wäre sicherlich, all ihre Plattenalben von Nirvana und Pearl Jam zu konfiszieren. Wenn die entsprechende Heavy-Rock-Musik eine Droge fürs Gehör ist, dann ist es möglich, dass sie ohne ihre Musik mehr Aggression empfinden, wenn sie in den Entzug kommen. Ihr Widerstand wird sich sofort steigern und zu einer Mauer zwischen Ihnen werden, die dazu führen wird, dass sie niemals › Ihre Musik‹ werden ausprobieren wollen.

Ich habe gelernt, dass wir unseren Kindern am besten dabei helfen, die Wirkung und die Schönheit der klassischen Musik zu entdecken, wenn wir sie mit ihr bekannt machen. Spielen Sie klassische Musik zu Hause und im Unterricht. Sie werden sie im Unterbewusstsein aufnehmen, selbst wenn sie nicht bewusst zuhören.

Meine eigenen Kinder haben ihr Leben lang zu Hause klassische Musik gehört. Sie sind alle auch begeisterte Fans von Rock-Musik (allerdings nicht von Hardrock), aber mein ältester Sohn wünschte sich kürzlich zu seinem Geburtstag Aufnahmen von Beethoven, Chopin und Bach.

Mein mittlerer Sohn liebt die *Nussknacker Suite* genauso wie einige Stücke seiner Rock-Musik, und mein jüngster Sohn hat eine spezielle Vorliebe für *Komm, süßer Tod* von J.S. Bach, wenn ihm danach ist, sich in sein Inneres zu verkriechen. Alle drei lieben die Walzer von Chopin, weil sie damit aufgewachsen sind, dass ich sie auf dem Klavier spielte.

Wenn Kinder niemals die Bereicherung durch klassische Musik erleben können, wie können sie dann lernen, diese Musik zu lieben und sie in ihrem Leben zur Förderung ihres persönlichen Wachstums zu nutzen? James Galway, einer der besten Flötisten der Welt, sagte einmal: › Bei all meiner Ausbildung in Musikhochschulen und Konservatorien und meiner Arbeit mit den großen Orchestern war es doch unsere Musik zu Hause, die den stärksten Einfluss auf mein Leben und meine Karriere hatte. ‹

In der letzten Zeit haben einige von uns begonnen, mehr Verantwortung für unsere eigenen Einstellungen und unsere Glaubens- und Wertsysteme zu übernehmen. Menschen heilen ihre körperlichen und emotionalen Erkrankungen, indem sie sich mit positiven, aufbauenden Gedanken umgeben. Musik kann helfen, die Werte zu fördern, die wir schätzen. Wenn wir wirklich einen Zustand der Gesundheit, des Wohlbefindens und des spirituellen Erwachens anstreben, werden wir die Fähigkeit der Musik, uns dahin zu bringen, anerkennen; wir werden selbst diese Musik hören und unsere Kinder von ihr profitieren lassen, anstatt die Normen einer süchtigen Gesellschaft zu akzeptieren.

Das Hören von Musik:
Vom Was und vom Wie

Wenn Sie sich nicht recht trauen, klassische Musik einzusetzen, weil Sie nichts davon verstehen und Sie keine Aufnahmen besitzen, dann können Sie mit einer kleinen Sammlung von sechs oder sieben Meisterwerken aus verschiedenen Musikepochen beginnen. Wenn Sie die typischen Merkmale der verschiedenen Musikepochen kennen, wird Ihnen dies helfen zu entscheiden, wann und wie Sie jedes Musikstück einsetzen wollen. Die Musikepochen, deren Kompositionen vor allem zum Lernen und zur persönlichen Selbstfindung genutzt werden, sind Barock, Klassik, Romantik und Impressionismus.

Barockmusik (1600-1750) ist in hohem Maße strukturiert und präzise. Sie ist charakterisiert durch eine energische Vorwärtsbewegung und ein regelmäßiges Pulsieren, das Sie nicht ermüden lässt. Sie ist zuverlässig und vorhersagbar und vermittelt Ihnen ein Gefühl der Sicherheit und der Ordnung. Die Musik ist emotional und dramatisch und hat die › Fähigkeit, tausend Einzelheiten zu einem monumentalen, überwältigenden Ganzen zusammenzufügen‹, so der Musikwissenschaftler Joseph Machlis.[13]

Aus diesem Grund ist sie äußerst wirksam für die Ausgewogenheit des gesamten Gehirns. Einige wenige Beispiele für die wichtigsten Komponisten des Barock sind Bach, Händel, Vivaldi und Corelli. Vor allem die Musik Bachs kombiniert Gefühl und Präzision in solch meisterhafter Art, dass sie fast für jeden Zweck eingesetzt werden kann, den Sie sich vorstellen können.

Mit der Epoche der Klassik (1750-1820) wurde der harmonische Aspekt der Musik weiterentwickelt, wobei häufige Wechsel der Klangfarbe oder des Timbre erfolgen. Dieser Stil ist geprägt von einer mühelosen Kontinuität, von Klarheit und Anmut. Während es in der Epoche des Barock gleichmäßige Wechsel zwischen laut und leise gab, experimentierte die Klassik mit abrupten Wechseln und Überraschungseffekten in den Betonungen und in der Dynamik, so dass die rhythmischen Muster flexibler sind.

Dadurch wirkt die Musik sehr anregend auf das Gehirn, weckt Erinnerungen und hilft der Kreativität auf die Sprünge. Machlis bezeichnet die klassische Epoche als eine Zeit der

› geordneten Schönheit‹. Beispiele herausragender Komponisten aus dieser Epoche sind Haydn, Mozart und Beethoven.

Die Romantik (1820-1900) ist charakterisiert durch ein Gefühl für den Individualismus und das Unverwechselbare. Es handelt sich um eine äußerst persönliche Musik mit starken gefühlsmäßigen Polaritäten. Sie ist wie ein strömender Fluss von Gefühlen und kann Ihnen dadurch entsprechend helfen, Ihre eigenen Gefühle fließen zu lassen. Nach Machlis umfasst sie das Pittoreske, das Phantastische und das Makabre; sie ist lyrisch und emotional ansprechend. Eine kleine Auswahl wichtiger Komponisten dieser Stilrichtung: Brahms, Mendelssohn, der späte Beethoven, Tschaikowsky, Schumann, Wagner und Rachmaninow.

Impressionistische Musik (spätes neunzehntes und frühes zwanzigstes Jahrhundert) hat einen traumartigen Charakter und eine gewisse Flüssigkeit der Bewegung. Diese Musik ist wegen ihrer häufigen Wechsel in der Klangfarbe und ihrer unterschwelligen Nuancen in der Stimmung sehr gut dazu geeignet, Bilder hervorzurufen. Wenn Sie oder Ihre Kinder noch keine Erfahrung mit Musik-Imagination haben, dann können Sie mit Musik aus dieser Epoche einsteigen. Sie lässt wahrscheinlich stärker als andere Musikstücke visuelle Vorstellungen entstehen. Beispiele für Komponisten dieser Stilrichtung sind Debussy, Respighi und Ravel.

Die meisten Musikstücke der modernen Klassik werden wegen ihrer dissonanten, antitherapeutischen Klänge nicht im Zusammenhang mit Lernen und Selbstfindung eingesetzt. Lozanov greift überhaupt nicht auf moderne Komponisten zurück, noch nicht einmal auf die Impressionisten. Die Musik von Vaughan Williams, Aaron Copland und anderen modernen Komponisten, deren Kompositionen in Bezug auf die Harmonik wieder spätromantische Strukturen erkennen lassen, werden in der GIM eingesetzt, und Helen Bonny sieht sie als therapeutisch an.

Die Aufstellung am Ende dieses Kapitels soll Ihnen helfen, Ihre eigene Sammlung klassischer Musik aufzubauen. Sie basiert auf meiner eigenen Forschung, ergänzt durch die Arbeit von Dr. Lozanov, Bonny und Hal Lingerman. In der Tabelle sind aufgelistet: die Epoche, in der jedes der Stücke komponiert wurde, seine allgemeine Wirkung auf das menschliche System, Vorschläge für den Einsatz und Aussagen zum therapeutischen Wert des Stückes. Außerdem ist Platz gelassen, damit Sie Ihre eigene Reaktion auf das Stück notieren können.

Hören Sie sich eines der fünf in Kapitel 1 vorgeschlagenen Musikstücke an. Wählen Sie ein zweites Musikstück aus einer anderen Stilrichtung: Country & Western, Jazz, New Age,

Musik-Übung Nr. 9 Einstimmung auf Ihre persönliche Auswahl

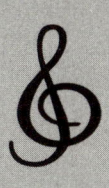

Pop oder etwas anderes. Stellen Sie sich folgende Fragen:

- Werde ich durch die Musik entspannt?

- Bringt sie mir Energie? Fühle ich mich ein paar Stunden später immer noch voller Energie?

- Fühle ich mich emotional im Gleichgewicht, wenn ich sie höre?

- Hilft sie mir, mein Denken und Fühlen in eine harmonische Beziehung zu bringen?

- Erscheint mir meine Wahrnehmung geschärft?

- Ruft die Musik in mir angenehme Gedanken und Bilder hervor?

- Fühle ich mich durch die Musik in meiner Kreativität bereichert?

- Fühle ich mich körperlich, geistig oder spirituell angeregt?

Es gibt viele weitere Fragen, die Sie sich zusätzlich stellen können, abhängig auch von Ihren persönlichen Wertvorstellungen. Die Menschen, mit denen ich zusammenarbeite, experimentieren mit verschiedenen Musikstücken und beobachten, welche Musik am wirksamsten ist. Aber es empfiehlt sich, zunächst mit der Musik zu arbeiten, die sich in den Untersuchungen als wirksam erwiesen hat und erst danach eigene Versuche zu starten

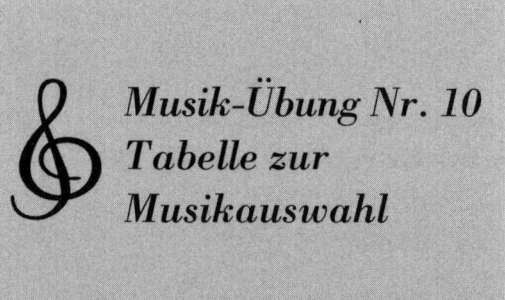

Musik-Übung Nr. 10
Tabelle zur
Musikauswahl

Die Tabelle auf den nächsten Seiten gibt Ihnen eine Aufstellung verschiedener Musikstücke und nennt die therapeutische Wirkung, die im Einzelnen nachgewiesen wurde.

Komposition	Epoche	allgemeine Wirkung	Einsatzmöglichkeiten	Reaktionen
Pachelbel: *Canon in D-Dur*	Barock	beruhigend vermittelt Struktur und Sicherheit ausgleichend bringt Energie	beim Lernen zum Geschichtenerzählen zum Ausruhen	
Bach: *Brandenburgische Konzerte*	Barock	beruhigend, ausgleichend bringt Energie schärft das Denkvermögen	beim Lernen, bei Gedächtnisaufgaben zum kreativen Schreiben beim lauten Lesen von Informationen	
Vivaldi: *Die vier Jahreszeiten*	Barock	bringt Energie beruhigt motiviert hebt die Stimmung	in Zeiten geringer Energie kann morgens gespielt werden, um den Tag einzuleiten bei stillen Beschäftigungen	
Beethoven: *Symphonie Nr. 6* (›Pastorale‹)	Klassik	belebend, regt Phantasie an Musik-Imagination stimuliert Vorstellungskraft erweckt Zärtlichkeit, Empfinden der Schönheit, Natur	zum Erzählen oder Vorlesen von Geschichten	

125

Komposition	Epoche	allgemeine Wirkung	Einsatzmöglichkeiten	Reaktionen
Mozart: *Eine kleine Nachtmusik*	Klassik	hebt die Stimmung, bringt Energie führende Bewegung anregend motivierend	Verwendung speziell bei Kindern zur Motivation für abenteuerliche Phantasieren, Imagination	
Händel: *Wassermusik*	Barock	bringt Energie zur Mitte führend gestaltet	Lernen, Konzentration Lesen und Erzählen von Geschichten	
Respighi: *Pini di Roma*	Impressionismus	träumerisch ruft Bilder hervor regt die Phantasie an	für Musik-Imagination Malen kreatives Schreiben	

Im Folgenden finden Sie einige der wichtigsten Labels von Produzenten klassischer Musik. Die Qualität der Aufnahme beeinflusst stark den Klang. Die Firmen,

Musik-Übung Nr. 11
Interpreten und Labels

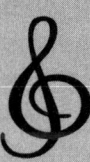

deren Namen hier aufgelistet sind, sind für die hohen Standards ihrer Aufnahmen und für die Zusammenarbeit mit begabten und berühmten Interpreten bekannt:

Angel, Chandos, Columbia, Deutsche Grammophon, EMI, Koch, London, Mercury, Naxos, Odyssey, Philips, RCA.

Wenn Sie nach weiterführender Hilfe suchen, um beim Kauf die besten Tonbandaufnahmen, Schallplatten oder CDs zu erkennen, schlagen Sie in dem Buch *Die Geheimnisse großer Musik* von Hal A. Lingerman nach. Sie können oft hochwertige ältere Aufnahmen zu günstigen Preisen erstehen.

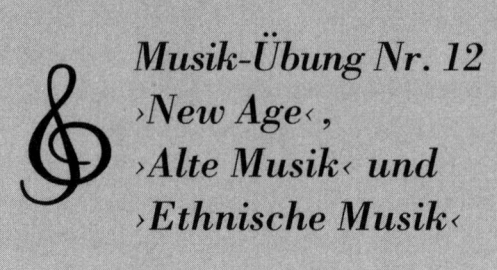

Musik-Übung Nr. 12
›New Age‹,
›Alte Musik‹ und
›Ethnische Musik‹

Die folgende Liste enthält Musikstücke, die von Sara Jane Stokes (meiner Partnerin bei GIM-Trainings für Fortgeschrittene) ausgewählt wurden und die meiner Erfahrung nach besonders entspannend und konzentrationsfördernd sind. Diese Musik ist von ihrer Art her im Allgemeinen weniger anregend als besänftigend und sie wirkt daher eher beruhigend, weniger stimulierend. Beobachten Sie genau – wie bei anderen Arten von Musik – die Reaktion Ihres Körpers und unterstellen Sie der Musik nicht von vornherein einen positiven Effekt.

David Darling	*Eight String Religion* *The Tao of Cello*
Deuter	*Land of Enchantment* *Cicada*
Philip Elcano	*Rain Dance*
James Galway	*The Enchanted Forest* *Melodies of Japan*
Jan Gabarek	*Officium*
Kay Gardner	*A Rainbow Path*
Harmonic Choir	*Harmonic Choir, Vol. 1-3*

Paul Horn	*Inside the Taj Mahal*
	The great Pyramid
Michael Jones	*After the Rain*
	Magical Child
Peter Kater	*Migration*
Georgia Kelly	Seapeace
Daniel	*Path of Joy*
Kobialka	*Dream Passage*
	Going Home
	When You Wish Upon a Star
David Lanz,	*Natural States*
Paul Speers	
Carlos Nakai	*Island of Bows*
Narada Artists	*A Childhood Remembered*
Richard	*Vision – Music of Hildegard von Bingen*
Souther	
Alan Stivel	Renaissance of the Celtic Harp
Windham Hill	*In Search of Angels*
Records	
Danny Wright	*Phantasys*

Nützlich sind auch Aufnahmen von Naturklängen, zum Beispiel *Bamboo Waterfall* (Naturaufnahmen mit Windspielen und Glocken), *Mountain Streams* mit Musik der Panflöte und der keltischen Harfe, *Sounds of Nature* (Silver Bells Music, Nashville, Tennessee), Tibetan Bells von Henry Wolff und Nancy Hennings und *The Environmental Series*.

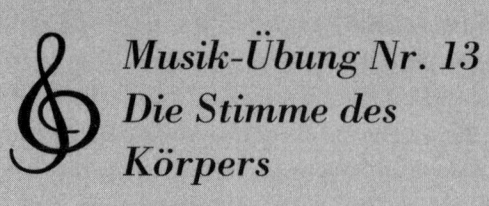

**Musik-Übung Nr. 13
Die Stimme des
Körpers**

- Suchen Sie sich einen Platz zum Hinlegen oder eine bequeme Sitzgelegenheit.

- Schließen Sie Ihre Augen und nehmen Sie bewusst Ihren Körper wahr. Stellen Sie fest, ob Sie sich müde oder energiegeladen fühlen. Achten Sie darauf, ob irgendein Teil Ihres Körpers angespannt ist oder ob bestimmte Muskeln verspannt sind. Hören Sie auf den Pulsschlag Ihres Herzens. Vielleicht möchten Sie sogar Ihren Puls messen. Beobachten Sie, ob Ihr Körper sich besonders schwer oder leicht anfühlt, oder ob Sie an irgendeiner Stelle Schmerz oder Unwohlsein empfinden. Nehmen Sie Ihre Atmung wahr; achten Sie darauf, ob Ihre Atemzüge kurz und flach oder länger und tiefer sind.

- Spielen Sie den *Canon in D* von Pachelbel.

- Atmen Sie tief durch und gehen Sie ganz in der Musik auf. Wenn die Musik zum Ende kommt, achten Sie auf mögliche Veränderungen in Ihrem Körper.

- Vergleichen Sie, wie Sie sich jetzt fühlen und wie Sie sich vor dem Einsetzen der Musik fühlten.

- Probieren Sie jetzt ein eher anregendes Musikstück aus, zum Beispiel *Eine kleine Nachtmusik*. Beobachten Sie, wie Ihr Körper auf diese Musik reagiert. Achten Sie darauf, ob bestimmte Körperteile sich bewegen möchten und lassen Sie diese Bewegungen zu. Wenn die Musik zu Ende ist, achten Sie darauf, ob Sie Veränderungen in Ihrer Energie und Motivation feststellen können.

- Diese Übung sollten Sie gemeinsam mit einem Freund oder einem Familienmitglied durchführen. Bitten Sie Ihren Partner (wenn er Rechtshänder ist), seinen linken Arm waagrecht zur Seite auszustrecken. Legen Sie Ihre linke Hand als Ankerpunkt auf seine rechte Schulter und drücken Sie kurz oberhalb des Handgelenks auf seinen linken Arm. Drücken Sie fest nach unten. Dann lassen Sie los. Wenn der Arm Ihres Partners wieder nach oben springt, dann sind die Muskeln stark. Wenn Sie den Arm leicht nach unten drücken können, sind die Muskeln geschwächt.

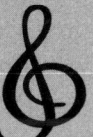

Musik-Übung Nr. 14
Musik und
Muskeltests

- Wechseln Sie die Rollen und lassen Sie sich von Ihrem Partner testen.

- Nun versuchen Sie es mit Musik. Nehmen Sie die folgende Auswahl von Musikstücken, oder versuchen Sie es mit Musikstücken, die Sie zu Hause haben oder die Sie gerne ausprobieren möchten. Lassen Sie die jeweilige Musik erst zwei oder drei Minuten laufen, bevor Sie den Test durchführen. Stellen Sie sich Ihrem Partner gegenüber und testen Sie seine Muskelstärke. Dann tauschen Sie die Rollen und lassen den Partner Ihre Muskelstärke testen. Notieren Sie die Ergebnisse (stark – schwächer – schwach).

131

Musik, die sich für diesen Test besonders eignet:

Pachelbel	*Canon in D-Dur*
Vangelis	*Chariots of Fire*
Steven Halpern	*Spectrum Suite*
	Eine Heavy Metal Rock Aufnahme
J. Strauß	*An der schönen blauen Donau* *Geschichten aus dem Wienerwald*

Auch wenn bestimmte Musik tendenziell eher Muskeln stärkt beziehungsweise schwächt, so kann doch jeder Mensch auf die gleiche Musik unterschiedlich reagieren. Das Ziel dieser Übung besteht ganz einfach darin, Ihnen bewusst zu machen, wie Ihr Körper auf unterschiedliche Musikstücke reagiert, und zwar ganz unabhängig von Ihren persönlichen Vorlieben oder Abneigungen.

Auch wenn Sie die einzelnen Variablen – z.B. eine bestimmte Aufnahme, Dirigent oder Interpret, eine digitale oder analoge Aufnahme – nicht gezielt kontrollieren und dies kein wirkliches wissenschaftliches Experiment ist, werden Sie über die Ergebnisse erstaunt sein. In meinen Seminaren haben viele Menschen entdeckt, dass ihre Muskeln manchmal bei Musikstücken, die sie wirklich mögen, schwächer werden. Umgekehrt werden ihre Muskeln von einer Musik, an denen ihnen normalerweise nicht so viel liegt oder die sie sich sonst nicht unbedingt anhören, in manchen Fällen gestärkt. Ihr Körper hat vielleicht eine andere Vorstellung davon, was gut für Sie ist!

5 Musik und Heilung

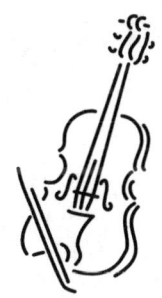

Wie an jedem anderen Tag wachen wir heute auf, leer und ängstlich. Öffne nun nicht die Tür zum Arbeitszimmer und fange an zu lesen. Nimm das Cymbal herunter. Lass die Schönheit, die wir lieben, in dem sein, was wir tun. Es gibt hundert Wege, auf die Knie zu gehen und den Boden zu küssen.

Rumi

Die Kräfte der Musik und ihre tief greifenden Auswirkungen zu ignorieren, kann nicht nur ungesund, sondern auch gefährlich sein. Der Psychologe Roberto Assagioli glaubt, dass Musik die Entwicklung unseres höchsten Potentials als menschliche Wesen fördern oder aber uns in Verzweiflung und Depression stürzen und sogar Krankheiten auslösen kann. Er sagt: »Durch Einwirkungen von Klängen ist es möglich, geometrische Muster im Sand zu formen und auch Gegenstände zersplittern zu lassen. Wie viel stärker muss demnach die Wirkung dieser Kraft auf die vibrierende, lebendige Substanz unseres empfindsamen Körpers sein.«[1]

Musik ist so wirkungsvoll, weil ein Großteil unserer Reaktion unterhalb der Schwelle des Bewusstseins abläuft. Wir sind uns gewöhnlich dessen nicht bewusst, dass unser Puls mit dem Rhythmus eines bestimmten Musikstückes schneller wird oder dass eine bestimmte Tonfolge die Erinnerung an ein früheres Erlebnis hervorrufen kann.

Wie wir unbewusst auf Musik reagieren

Wenn uns unsere Reaktionen auf Musik auch vielleicht nicht bewusst werden, so beeinflussen sie uns doch unbewusst. Da die Bilder, die aus der Musik hervorkommen, keiner kritischen Analyse unterworfen sind, werden sie automatisch und direkt aufgenommen. Sie dringen daher viel tiefer in unser Bewusstsein. Wir fühlen uns dann plötzlich erschöpft oder angespannt, den Tränen nahe oder zum Spielen aufgelegt und haben keine Ahnung, was diese Stimmungen ausgelöst hat.

Wenn wir nicht anfangen wahrzunehmen, welche Wirkung die Musik, die wir hören, auf unseren Körper, unser Gehirn, unsere Psyche und unseren Geist ausübt, dann kann es leicht passieren, dass wir uns davon manipulieren lassen. Werbeprofis haben schon lange die Macht der Musik erkannt und verstanden, sie zu benutzen, um ihre Kunden dazu zu bringen, ihre Produkte zu kaufen.

In jüngster Zeit scheinen sie sich zu Experten klassischer Musik entwickelt zu haben und setzen diese gekonnt und geschickt ein. In einen Werbespot für einen Computer wird zum Beispiel sehr passend eine zweistimmige Invention von Bach eingespielt. Die präzise, klar organisierte Struktur dieser Musik fokussiert das Denken und schlägt eine Brücke zur klar geordneten Welt des Computers. Tschaikowskys Violinkonzert oder eine Symphonie von Brahms würde einfach nicht in gleicher Weise passen. Unbewusst schafft die passende Musik eine Verbundenheit mit dem Produkt, die wir bewusst so nicht herstellen würden.

In meinen Seminaren habe ich oft die Teilnehmer gefragt, ob sie sich schon einmal beim Einkaufen in einem Geschäft oder beim Essen in einem Restaurant, in dem jeweils Musik im Hintergrund gespielt wurde, unruhig und irritiert gefühlt hatten oder Kopfweh bekamen. Gewöhnlich stöhnt mindestens die Hälfte der Gruppe auf und nickt zustimmend. Viele von ihnen hatten nie realisiert, dass möglicherweise die Musik, die im Hintergrund läuft, die Irritation ausgelöst haben könnte. Andere hatten zwar den Verdacht, setzten ihre Einkäufe aber fort und nahmen ihre unangenehmen Empfindungen nicht ernst.

Nicht einer von ihnen war je zum Geschäftsführer gegangen und hatte in aller Freundlichkeit gebeten, andere Musik zu spielen oder sie auszuschalten. Die eine oder der andere hatten gebeten, die Musik leiser zu stellen und dabei nicht bemerkt, dass es vor allem der Rhythmus der Musik ist, der an den Nerven zerrt. Keiner von ihnen hatte den Geschäftsführer darauf hingewiesen, dass die Musik es schwer machte, sich aufs Einkaufen zu konzentrieren.

Um Musik für Stressbewältigung vorzustellen, war ich schon in verschiedenen Fitness Centern, in denen während der Gymnastiübungen oft chaotische Rockmusik gespielt wird. Ich habe festgestellt, dass diese Musik viele der Frauen stört und aufregt, sie aber dennoch nichts sagen. Sie nehmen einfach an, den Anschluss an das verloren zu haben, was › in ‹ ist, und sie ergeben sich dem, was ihnen vorgesetzt wird.

Musik hat auf unser Leben mit gutem Grund so viel Einfluss: Wir sind Musik. Wir leben und atmen in Klängen. Nicht nur, dass wir in ihnen leben, sie leben auch in uns. Zu jedem gegebenen Zeitpunkt reagiert Ihr Körper möglicherweise auf viele verschiedene Klänge und Geräusche gleichzeitig, ohne dass es Ihnen bewusst wird: das Summen ihres Kühlschranks, das Hupen und Quietschen des Verkehrslärms, der durch die Fenster dringt, das Brummen des Rasenmähers in der Nachbarschaft – und ebenso die beruhigenden Klänge des Violinkonzerts, das aus ihrem Radio kommt. Da unser Körper physikalisch gesehen einen Resonanzkörper darstellt, reagieren wir jederzeit auf die Schwingungsmuster um uns herum.

Diese Klänge durchdringen uns mit ihren Schwingungen, ob wir es merken oder nicht. Für Randall McClellan, den Leiter der *Sonic Arts Foundation*, ist der Körper nichts anderes als eine »wahrhaftige Symphonie von Frequenzen und Klängen und von biologischen, mentalen und emotionalen Rhythmen, die sich in ständigem Fluss befinden und die danach streben, einen Zustand des perfekten Gleichgewichts, ein Äquilibrium zu erreichen und aufrechtzuerhalten«.[2]

Die Konsequenzen dieses Konzeptes sind weitreichend. Die Quantenphysiker – angefangen mit Max Planck und seiner Quantentheorie von 1900, über Einstein mit seiner Relativitätstheorie von 1905 bis zu David Bohm, Fritjof Capra und anderen – haben erkannt, dass Masse tatsächlich Energie darstellt und Energie natürlich als Schwingung beschrieben werden kann.[3]

In der › alten Physik‹, also dem Newtonschen Weltbild entsprechend, wurde die Realität über das Atom als festes Teilchen erklärt, das sich mit anderen Teilchen verbindet und so physikalische Materie bildet. Masse und Energie wurden als zwei getrennte Systeme verstanden und die Welt als eine große Maschine gesehen. Die Quantentheorie postuliert dagegen, dass Masse sich in einem Zustand ständiger Bewegung oder Fluktuation befindet. Die Physiker John Schwarz vom *California Technical Institute* und Michael Green vom *Queen Mary College* in London haben herausgefunden, dass »die fundamentalen Teilchen des Universums winzige Stückchen subatomarer vibrierender Teilchen-Ketten sind, deren Länge 100 Millionen mal kürzer als der Durchmesser eines Atomkerns ist. Diese Teilchenketten vibrieren auf vorbestimmte Arten und interagieren miteinander und schaffen so die Eigenschaften der Materieteilchen. Materie erscheint dann als eine Art subatomarer Musik, die alle Kräfte der Natur einschließlich der Schwerkraft in einer einfachen Theorie vereint.«[4]

Wir befinden uns in einem kontinuierlichen Prozess des Werdens. Das Gleiche gilt für die Musik. Beides hat seinen Ursprung in dem gleichen nichtmanifesten Zustand absoluter Stille und Ruhe, von dem alle Energie, aller Klang und alle Vibration ausgehen.

Wenn das Universum sich in einem fortwährenden Prozess der Transformation befindet, dann können Phänomene so genannter Koinzidenz, wie zum Beispiel das Phänomen, das Jung Synchronizität nennt, oder unerklärte Fälle von außersinnlicher Wahrnehmung (ESP) ebenso wie Zeitverzögerungen beim Hören von Musik innerhalb des Kontextes der Quantenphysik verstanden werden. Da im Universum alles mit allem verbunden und voneinander abhängig ist, leidet das Ganze, wenn seine Teile als getrennte Einheiten behandelt werden, die potentiell miteinander im Konflikt stehen, so wie dies im mechanistischen Weltbild der Fall ist.

Durch diesen neuen Ansatz des › offenen Systems‹ wird das ganze Feld der Möglichkeiten und Wahrscheinlichkeiten zur Realität. In seinem Buch *Die tanzenden Wu Li Meister* bietet uns Gary Zukav seine Definition der Realität: »› Realität‹ ist, was wir als wahr annehmen. Was wir als wahr annehmen, ist, was wir glauben. Was wir glauben, basiert auf unseren Wahrnehmungen. Was wir wahrnehmen, hängt davon ab, was wir suchen. Was wir suchen, hängt davon ab, was wir denken. Was wir denken, hängt davon ab, was wir wahrnehmen. Was wir wahrnehmen, bestimmt, was wir glauben. Was wir glauben, bestimmt, was wir für wahr halten. Was wir für wahr halten, ist unsere Realität.«[5]

Trotz der Belege, dass Realität innerlich geschaffen wird, ist das menschliche Verständnis immer noch auf den Glauben fixiert, nur die logischen und materiellen Aspekte des

Lebens seien real. Es fällt uns in unserem Denken immer noch schwer, etwas für wahr zu erachten, das wir nicht äußerlich mit unseren Augen vermessen können. Und doch kann diese immaterielle Macht, die wir Musik nennen, heilen, aufmuntern, beruhigen, zur Einsicht führen, nähren und stärken. Wir können nicht sehen, wie sie dies tut und können auch die Wirkungsweise nicht erklären. Aber die Wirkung ist sichtbar. Der Physiker Brian Swimme drückt es so aus: »Wenn wir Musik hören, begeben wir uns in ein strukturiertes Energiefeld, und unsere Trommelfelle schwingen in Resonanz auf diese Energie-Muster. Veränderungen, die vom Violinisten ausgehen, geben tatsächlich allem Form, den Saiten und dem Holz der Violine, der Luft, den Ohren. Wenn Musik um uns ist, wird alles davon in Bewegung versetzt, Menschen genauso wie Fensterscheiben. Wir haben die Vorstellung, dass der Trommler nur die Trommel spielt; in Wirklichkeit spielt der Trommler die Welt.«[6]

Wenn wir uns besser auf unsere innere Realität eingestimmt haben, dann laden wir das Unsichtbare ein, die Umrisse und Formen und Farben unseres Bewusstseins zu gestalten. Dieses Buch ist dem Bemühen gewidmet, diese unbewussten Einflüsse mit unserem bewussten Denken zu verknüpfen. Wenn wir damit beginnen, dann wählen wir unausweichlich die Musik, die uns gut tut, die uns hilft, zu wachsen, einen gesunden Körper und eine ganzheitliche Persönlichkeit zu entwickeln.

Einstein und Pythagoras

Vor langer Zeit schon wurde Musik als therapeutisches Mittel für Gleichgewicht und Harmonie eingesetzt. Schon früh wusste man unmittelbar und intuitiv um die Bedeutung von

Musik und Klang. Es war bekannt, dass es sich bei Krankheit nicht einfach um ein physikalisches Phänomen handelt. Man sagt zum Beispiel, die alten chinesischen Kaiser hätten weise Männer in die Dörfer geschickt, damit sie sich die Musik anhörten, die dort gespielt wurde. Daraus, wie nahe die Klänge an die uralte chinesische Tonhöhe herankamen, konnte der Kaiser ersehen, ob Krieg oder Frieden, Überfluss oder Seuchen im Land herrschen würden. Die Musik war ein Indikator für die ökonomische und politische Verfassung des Dorfes.

Konfuzius glaubte, dass Musik einen großen Einfluss auf die geistige Verfassung und somit auf die politische und psychologische Atmosphäre einer ganzen Nation habe. Er schrieb: › Wenn eine ernste und niederdrückende Musik vorherrscht, wissen wir, dass die Menschen bedrückt und sorgenvoll sind. Wenn eine getragene, leichte Musik mit vielen lang gezogenen Atembögen vorherrscht, wissen wir, dass die Menschen friedvoll und glücklich sind. Wenn eine starke und gewaltige Musik vorherrscht, die mit einer vollen Darbietung von Klängen einsetzt, wissen wir, dass die Menschen beherzt und stark sind. Wenn eine reine, fromme und majestätische Musik vorherrscht, wissen wir, dass die Menschen fromm sind; wenn eine sanfte, klare und ruhig fortschreitende Musik vorherrscht, wissen wir, dass die Menschen freundlich und herzlich sind. Wenn anzügliche, erregende und erschütternde Musik vorherrscht, wissen wir, dass die Menschen unmoralisch sind. Wenn das Klima sich verschlechtert, degeneriert das Tier- und Pflanzenleben, und wenn die Welt im Chaos ist, werden die Rituale und die Musik lasterhaft. Wir finden dann eine Art von Musik vor, die sich ohne Zurückhaltung beklagt und ohne Stille und Ruhe freut. Daher versucht der überlegene Mensch durch die Wiederentdeckung der menschlichen Natur im menschlichen Herzen Harmonie zu schaffen und er versucht, die

Musik als ein Mittel der Perfektion menschlicher Kultur zu fördern. Wenn solche Musik vorherrscht und die Gedanken der Menschen zu den rechten Idealen und Zielen hin geleitet werden, dann werden wir die Entstehung einer großen Nation erleben.«

Die alten Griechen hatten ebenso großen Respekt vor der Musik. Pythagoras wusste, was Lehrern in der Zwischenzeit klar geworden ist: Dass bestimme Folgen von Akkorden tatsächlich Verhalten verändern können. Er betrachtete das Universum als ein Musikinstrument. Er glaubte an eine kosmische Schwingung, die durch den Geist in das Wesen eindringen kann. Jemand, der im Einklang mit dieser kosmischen Schwingung stand, war eine gesunde Person.

Diese Schwingungen können nicht bewusst gehört werden; sie können das Wachsen von Gras meinen oder die sich durch den Himmel bewegende Sonne oder das Blinken der Sterne. Aber wir werden dennoch von ihnen beeinflusst. Wenn wir zu irritiert sind oder irgendwie neben uns stehen, dann ist es wahrscheinlich, dass wir nicht im Einklang mit der kosmischen Schwingung stehen. Wenn alles im Lot erscheint, dann wissen wir im tiefsten Inneren, dass wir im Einklang sind. Oft spüren Menschen diese Übereinstimmung, wenn sie von der Schönheit der Natur umgeben sind oder sogar, wenn sie sich im Geist in eine Natur-Landschaft versetzen.

Für Pythagoras wurde die ganze Welt vom Klang zusammengehalten. Er brachte die Entfernungen zwischen den Planeten in Beziehung zu den musikalischen Intervallen zwischen den Tönen. Er nannte dies die › Musik der Sphären‹. 1619, zweitausend Jahre später also, errechnete Johann Kepler, ein Mathematiker und Astronom, die musikalischen Intervalle für die damals bekannten sechs Planeten und den Mond. Nach Dr. Randall McClellan, »entwickelte Kepler ein System, um die richtige Tonhöhe, die richtige Oktave für jeden Planeten zu bestimmen und die Geschwindigkeit, in der jeder Planet sich langsam von seinem Grundton zu einem angegebenen Intervall hin- und wieder zurückbewegen würde, und zwar in Abhängigkeit von der Entfernung des Planeten von der Sonne.«[7]

Wie kann uns Schwingung auch dann beeinflussen, wenn wir sie nicht einmal hören können? In alten östlichen Kulturen konnten die Menschen den Effekt von Schwingungen in den mächtigen Energiezentren ihres Körpers fühlen, die sie Chakras nannten. Es herrschte der Glaube, dass das Universum aus einer spirituellen Schwingung heraus geschaffen worden war, die aus der Quelle allen Seins stammt. Heilen durch Musik war eine hoch geachtete Wissenschaft, die auf der Anwendung von Schwingungen basierte. Heilige Gesänge, hypnotische Rhythmen und uralte melodische Muster wurden benutzt, um die Chakras zu öffnen.

Wo alte Weisheit und moderne Physik ineinander übergehen, beginnen wir in wissenschaftlichen und mathematischen Begriffen zu verstehen, was die großen Philosophen und Weisen immer intuitiv wussten und fühlten.

Als Hans Jenny, ein Schweizer Klangforscher um 1930 Sand und Metallsplitter auf Metallplatten bei bestimmten Frequenzen in Vibration versetzte, entdeckte er, dass diese Muster bildeten, die in der Natur häufig vorkommenden Formen ähnlich sind, zum Beispiel in Honigwaben oder in Wasserschnecken. Er entwickelte eine neue Wissenschaft, die Cymatik, das heißt die Lehre von der Interkorrelation von Wellenformen mit Materie und bestätigte, dass › alles aus Schwingungen heraus entsteht und erhalten wird ‹ .

Der moderne Kosmologe und Physiker Brian Swimme spricht von der Musik als der großen bewegenden Kraft des Universums und behauptet, Kosmologen unserer Zeit hätten entdeckt, dass sogar die Galaxien selbst aus Musik entstanden seien.

»Der Feuerball zu Beginn der Zeit ist ein riesiger geschmolzener Ball, voll durchdrungen von Musik. Wenn wir Feuerball hören, denken wir vielleicht an eine Flamme. In Wirklichkeit ist der Feuerball um ein Vielfaches dichter als Stahl. Energieakkorde versetzten den Feuerball in Schwingung, wie Musik, die durch einen großen kosmischen Ball hindurch vibriert. Diese musikalischen Muster geben dem Feuerball komplexe Formen – Formen, die etwa fünfzehn Millionen Jahre später › Galaxie‹ genannt werden würden. Eine Galaxie ist ein Musikakkord aus dem Feuerball, der in einer neuen Form Ausdruck gefunden hat.

Eine erstaunliche Geschichte. Aus der Musik des Feuerballs werden Galaxien und Sterne, werden Lerchen, Menschen und Wale. Mehr noch: Wäre in dem Feuerball keine Musik gewesen, wäre der Feuerball einfach verstreut worden, ohne Galaxien zu schaffen. Wir lernen, dass Musik die schöpferische Kraft des Universums ist. Kein Wunder, dass die tiefsten Schichten des menschlichen Geistes mit Musik lebendig werden. Kein Wunder, dass wir danach hungern, Musik zu erschaffen. Kein Wunder, dass wir begreifen, dass die menschliche Gesellschaft solange ihr unnötiges Leiden fortsetzen wird, bis unser Dasein der musikalischen Darbietung gewidmet ist.«[8]

Unsere innere Harmonie

Indem wir uns bewusst werden, wie sich innere Harmonie anfühlt, wird uns auch die unangenehme Spannung der Disharmonie und Dissonanz in uns bewusster. Mit unserer zunehmenden Sensibilität diesen Schwingungen gegenüber, beginnen wir, uns für das Harmonische in unserem Leben zu entscheiden und die Dissonanz zu vermeiden, die uns von unserem natürlichen Universum isoliert. Pythagoras riet den Menschen, den Tag mit Musik zu beginnen und zu beenden. Er stellte die Behauptung auf, dass sie den Hörer von den Konflikten und den Sorgen des Tages frei macht und ihm oder ihr ermöglicht, tiefer zu schlafen und lebendiger zu träumen.

Wir machen uns selten darüber Gedanken, was wir abends vor dem Schlafengehen hören oder noch weniger darüber, zu welchen Klängen wir morgens aufwachen. Nachrichten von den Katastrophen der Welt, Hardrock oder endloses Werbegedudel bombardieren unser Gehör. Wir nehmen dies in unseren Körper und unsere Psyche auf, ohne wirklich zu verstehen, wie tief sie uns beeinflussen. Versuchen Sie, Ihren Tag mit klassischer Musik zu beginnen und zu beenden – und spüren Sie den Unterschied.

Hal Lingerman empfiehlt in seinem Buch *Die Geheimnisse großer Musik: Eine Anleitung zum bewußten Hören* für den täglichen Gebrauch die hellen, leichten Klänge von Vivaldis Flötenkonzerten oder Telemanns Kompositionen für Streicher zum Wachwerden. Zum Einschlafen empfiehlt Lingerman unter anderem die *Meditation aus Thais* von Massenet, den Abendsegen aus *Hänsel und Gretel* von Humperdinck und Bach-Kobialka *Jesu bleibet meine Freude*.[9]

Ich höre beim Aufwachen oft Haydns Streichquartette. Sie bringen mich mit ihrer stimulierenden Energie sanft aus dem Bett. Andere, die nicht zu dem Typ › Morgenmensch‹ gehören, fühlen sich vielleicht von dieser Musik zu sehr stimuliert. Linda Keiser empfiehlt die Aufnahme *Morning Mood*, um sich auf den Tag einzustellen (Deutsche Grammophon). Beim Ausschnitt aus Griegs *Peer Gynt Suite*, die sich ebenfalls *Morgenstimmung* nennt, hat man den Eindruck, als ob sich jemand langsam reckt und streckt oder als ob die Sonne nach und nach aufgehe. Das *Konzert für Flöte und Harfe* von Mozart, besonders der langsame Satz, wiegt mich gewöhnlich in den Schlaf.

Da unsere Reaktion auf Musik etwas sehr Persönliches ist, können diese Stücke auf Sie eine ganz andere Wirkung haben, aber die Erfahrung wird Sie zunehmend für die unterschiedlichen Arten sensibilisieren, wie Musik auf Sie wirken kann.

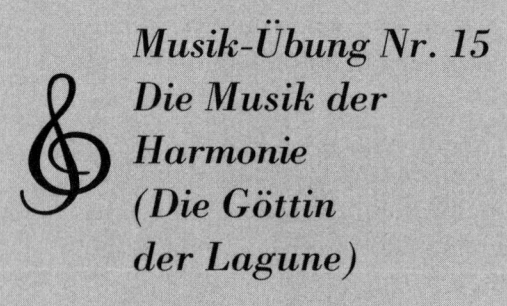

Musik-Übung Nr. 15
Die Musik der
Harmonie
(Die Göttin
der Lagune)

In meinen Workshops lese ich zu speziell ausgesuchter Musik eine von mir verfasste Geschichte mit dem Titel *Die Göttin der Lagune*. Sie handelt von einem Märchenreich, das von der wunderschönen Göttin Azurbella regiert wird und erzählt, was geschieht, als in der Gestalt eines verlassenen Drachenbabys ein Störenfried in den Hafen der idyllischen Insel getrieben wird. Die Sprache dieser Geschichte spricht alle Sinne an. Wenn sie zusammen mit Musik vorgetragen wird, wird auf der körperlichen wie auf der emotionalen Ebene eine wirkungsvolle Stimmung geschaffen, die schon oft bei den Teilnehmern erstaunliche Reaktionen ausgelöst hat. Lang angestaute Gefühle des Ärgers, Sorgen und Konflikte, die tief vergraben lagen, kommen nicht selten nach dem Anhören der Geschichte an die Oberfläche. Um zu erleben, wie Sie selbst auf die Geschichte reagieren, können Sie:

1. die Geschichte leise oder laut für sich lesen oder sich vorlesen lassen,
2. die Geschichte zu Beethovens Symphonie Nr.6 (*Pastorale*) lesen.

Nehmen Sie wahr, was in Ihrem Körper vorgeht, während Sie die Geschichte lesen oder hören. Machen Sie sich die Veränderungen Ihrer Muskelspannung, der Herzfrequenz, des Kreislaufs und der Atmung bewusst. Nehmen Sie wahr, ob sich Ihre Gefühle verändern, ob Sie sich traurig oder wütend fühlen, ob Sie sich in einer freudigen oder friedlichen Stimmung befinden. Registrieren Sie alle Erinnerungen, die die Musik und die Geschichte in Ihnen wachrufen, ebenso neue Gedanken oder Erkenntnisse, die in Ihnen vielleicht geweckt werden. Schreiben oder malen Sie diese Eindrücke ganz spontan auf – künstlerisches Talent ist dafür nicht erforderlich. Sie brauchen kein Michelangelo zu sein. Drücken Sie die Erfahrung, die Sie beim Hören der Geschichte und der Musik gemacht haben, ganz einfach in der Ihnen angemessenen Weise aus.

Die Göttin der Lagune

Vor langer Zeit lebte eine sehr einfühlsame Göttin namens Azurbella. Genauer gesagt war sie halb Mensch, halb Göttin. Was sie auch sah oder einatmete, wurde zu einem Teil ihrer selbst. Wenn sie durch die lieblich duftenden Gärten ihres Reiches spazierte, nahm ihre Haut den Duft von frischen Rosen und Jasmin an, welche abwechselnd das ganze Reich mit ihrem Aroma erfüllten. Wenn sie mit ihren verträumten Augen eine friedvolle Wiese anschaute – eine grüne üppige Wiese, mit Bäumen voller reifer, köstlicher Früchte –, dann konnte man ihr Tage danach noch in die Augen schauen und in ihnen diese liebliche Landschaft erblicken. Ja, man konnte sogar die Früchte schmecken.

Jeden Morgen ging Azurbella zum Baden hinunter zur Lagune. Wenn sie das frische klare Wasser aufspritzen ließ, dann war im ganzen Reich der Klang winziger Glöckchen zu hören. Wogende Stimmen erklangen im Chor, wenn die mächtigen Wellen des Meeres ihr ganzes Wesen rein wuschen und der Wasserfall ihr Haar durchspülte.

Während Azurbella in der klaren Lagune badete, hatten die Menschen in ihrem Reich das Gefühl, als würden sie selbst in dem Lied gebadet, das ihrem reinen Herzen entströmte. Und gleichzeitig wurden alle Klänge um sie herum in perfekter Klarheit in den Menschen widergespiegelt. Bald schlugen alle Herzen im Rhythmus der Wellen, die sich am Strand brachen. Und die Menschen hatten ganz von selbst das Bedürfnis zu singen.

Jeder Einzelne ließ aus vollem Herzen seinen zu ihm gehörigen Ton erklingen. Und obwohl jeder dieser Töne anders klang, so verschmolzen sie in ihrer Gesamtheit zu einer grandiosen Einheit, die dem Klang des Windes und des Regens und der Erde auf ihrem Weg durchs Universum gleichkam. Und es herrschte vollkommener Friede in ihrem Reich.

Jahrhundertelang verlief ihr Leben so, bis eines Tages Azurbella beim Baden ein Floß entdeckte, das auf dem Wasser trieb. Auf dem Floß lag das größte Drachenbaby, das sie je gesehen hatte. Es war auf einer weit entfernten Insel zur Welt gekommen und hatte anscheinend keine Ahnung, wo es hin sollte.

Sobald das Drachenbaby Land sah, sprang es unbeholfen von dem Floß und landete mit einem Riesenplumps keine drei Meter von Azurbella entfernt in der Lagune. Der kleine Drachen war voller Ärger auf seine Eltern, weil sie ihn verlassen hatten, und er begann zu weinen und zu schreien und schlug dabei auf die Wellen, bis diese auch vor Ärger schäumten. Dann trampelte er immer weiter mit seinem Fuß auf dem Boden der Lagune herum und schlug wie wild um sich.

Sofort spürten alle Menschen, wie ihre Herzen den Rhythmus veränderten und mit dem stampfenden Fuß des Drachens zu schlagen begannen. Die Töne, die zu ihnen gehörten, gingen in dieser neuen Wildheit verloren. Es war, als hätten all die unterschiedlichen Teile ihrer selbst ihren Zusammenhalt verloren und könnten nicht mehr zusammenfinden.

Die meisten der Bewohner weinten in ihrer Verlassenheit, aber einige begannen, dem kleinen Drachen überall hin zu folgen und auch wild zu stampfen und um sich zu schlagen, wenn er seine Wutanfälle hatte. Bald bekamen sie auch selbst ihre Wutanfälle, und wenn sie auch gerne aufgehört hätten mit dem Stampfen und Schlagen – es gelang ihnen einfach nicht mehr. Nun ging das Stampfen in ihren Köpfen immer weiter, sogar wenn der Drache sich schlafen gelegt hatte, und sie konnten nichts anderes mehr hören. Nach einer Weile wurden sie sehr krank und niemand wusste, wie man ihnen helfen könnte.

Schließlich wurde es der Göttin der Lagune zu viel. Sie ging zu ihnen, um ihnen ihre alte Weisheit anzutragen. Obwohl sie nicht sicher war, ob die Menschen diese annehmen würden, gab sie ihnen eine goldene Scheibe, die die Macht hatte, den Drachen in einen siebentägigen Schlaf zu versetzen. Während dieser Zeit konnten sie wieder in den friedvollen Klängen der Lagune baden und spüren, wie es ihnen dabei erging.

Alle Anhänger des Drachens nahmen das Angebot an, und schon am nächsten Tag tauchten sie in die Lagune ein. Die liebliche Stimme der Göttin lockte sie und sie folgten ihr und ließen sich von den sanften, singenden Wellen tragen. Das Wasser wiegte sie sanft vor und zurück und ließ ihre Seele zur Ruhe kommen.

Sobald das Stampfen aufhörte, vernahmen sie ein wunderbares Summen, das vom Boden der Lagune unter ihnen zu kommen schien. Sie tauchten hinunter in die Tiefe und wurden umgeben von den bezauberndsten Klängen, die sie je gehört hatten. Als sie wieder zur Oberfläche zurückkamen, trugen sie die Wellen sanft zum Strand zurück. Nun fühlten sie sich wieder ruhig und einfach gut; sie gingen zu all den anderen, die so einsam gewesen waren, und faßten einander bei den Händen. Die Harmonie war wieder hergestellt.

Als der kleine Drachen am Ende der sieben Tage erwachte, hörte er – zum ersten Mal hörte er wirklich! – den Klang der Lagune und die Harmonie der Untertanen Azurbellas; und sein Schwanz, mit dem er gerade ausholen wollte, wurde ganz ruhig, und das Brüllen, zu dem er Luft geholt hatte, verwandelte sich in ein sanftes Ausatmen. Er spürte zum allerersten Mal, was es bedeutete, in Harmonie mit der Erde, der Lagune und den anderen Lebewesen zu sein, und er entdeckte seinen eigenen Ton und stimmte mit all den Menschen des Reiches ein in ihren großen Gesang.

Orientieren Sie sich an den folgenden Schritten und notieren Sie Ihre Eindrücke:

- Haben Sie die Geschichte unterschiedlich wahrgenommen, als Sie sie zuerst nur für sich gelesen beziehungsweise sie dann laut zur Musik gelesen oder gehört haben?

- Welche physiologischen Veränderungen (Atmung, Puls, Muskelspannung) haben Sie bei sich wahrgenommen?

- Wo in Ihrem Körper haben Sie die Musik gespürt?

- Waren Sie nach der Geschichte entspannter als davor?

- Inwiefern hat die Geschichte beziehungsweise die Musik Ihnen Energie vermittelt?

- Welche Veränderungen in Ihrer Stimmung und in Ihren Gefühlen haben Sie bemerkt?

- Hat der Konflikt in der Geschichte aktuelle Konflikte in Ihrem Leben angesprochen?

- Hat die Musik einen Weg aus den Konflikten aufgezeigt?

- Welche Empfindungen hatten Sie gegenüber dem kleinen Drachen? Wie haben Sie ihn sich vorgestellt?

- Malen Sie den Drachen.

- Malen Sie Azurbella.

Sie bringen eine weitere Dimension in diese Übung ein, wenn Sie sie zusammen mit einem Mitglied Ihrer Familie oder mit einem Freund durchführen. Sprechen Sie über Ihre Zeichnung, Ihre Gefühle und Ihre Gedanken. Sie werden möglicherweise interessante Seiten Ihres Partners kennen lernen, die Ihnen zuvor nicht bewusst waren.

Reaktionen

Wenn ich die Geschichte in meinen Workshops vorlese, dann reagieren die Teilnehmer auf sehr unterschiedliche Art. Die emotionalen und körperlichen Reaktionen erzeugen oft einen unerwarteten therapeutischen Effekt. Ein Mann, noch keine dreißig Jahre alt, war erstaunt, wie sehr ihn die Geschichte und die Musik berührten.

Nachdem er sich in die Geschichte eingehört hatte, konnte er den Frieden und die Harmonie in Azurbellas Reich spüren. Er ließ seine bewussten Gedanken in die Tiefe sinken und unbewusste Gefühle und Themen begannen, an die Oberfläche zu kommen. Er bekam Zugang zu seinen Gefühlen der Unsicherheit in Bezug auf seine Ehe. Als der Drache in der Geschichte erschien, konnte der junge Mann spüren, wie sein Herz schneller schlug. Er spürte auch, wie sich seine Muskeln anspannten, und es entstand ein Knoten in seinem Magen. Seine Gedanken begannen zu schweifen. Plötzlich wurde der Konflikt, den er mit seiner Frau im Laufe der Woche gehabt hatte, wieder lebendig. Er konnte den Ärger, die Frustration und die Erschöpfung spüren, die dieser Konflikt ihm bereitet hatte.

Sie waren gerade ein Jahr verheiratet gewesen. Sie war seit kurzem schwanger und hatte gerade an diesem Morgen den Wunsch geäußert, zu ihren Eltern zu gehen und dort zwei oder drei Wochen zu bleiben. Der Vater der jungen Frau war Arzt, die Mutter leitete ihr eigenes Design-Büro; die Eltern waren entsprechend wohlhabend. Der junge Mann hatte seine Frau 3.000 Meilen von ihrem luxuriösen Zuhause auf Long Island weggeführt, weil er glaubte, dass die Eltern und ganz besonders die Mutter einen ungeheuren Einfluss auf seine Frau hätten.

Da er gerade ein kleines Reparaturgeschäft für elektronische Geräte eröffnet hatte, waren seine Arbeitszeiten lang und sein Einkommen unsicher. Das Baby kam ungeplant, und es hatte Reibereien zwischen ihm und seiner Frau gegeben. Aber er liebte sie sehr und hatte Angst, dass sie vielleicht nicht mehr zu ihm zurückkommen würde, wenn sie zu ihren Eltern ginge, die ihre Tochter so sehr vergötterten.

Als die Musik und die Geschichte sich von dem Konflikt und der Spannung wegbewegten und zu einer Lösung fanden, konnte er sein Problem aus der Distanz betrachten. Aus dieser Perspektive sah er die Standpunkte aller vier Beteiligten. Und ihm wurde klar, dass seine Frau die gleiche starke Liebe für ihn empfand wie er für sie und dass das Wissen um ein Enkelkind und seine Bereitschaft, seine Frau ein paar Wochen mit ihren Eltern verbringen zu lassen, zwischen ihm und ihnen eine Wärme und Harmonie entstehen lassen würden, die allen Beteiligten zugute kommen würde.

Als Azurbellas Volk in das friedvolle Wasser eintauchte und die Geschichte endete, fühlte er sich entspannt und gestärkt und war voller Hoffnung, sein Problem lösen zu können. Er stellte fest, dass es ihm sehr viel besser ging als vorher, bevor die Geschichte und die Musik eingesetzt hatten.

Ein weiterer Mann, Geschäftsführer eines Theaters, sah sich mit einem Leitthema seines Lebens konfrontiert: der Erfahrung, verlassen zu werden. Er identifizierte sich mit dem verlassenen Drachenbaby und erlebte noch einmal, wie er als dreijähriger Junge durch die Scheidung seiner Eltern verlassen worden war.

Der Mann, fünfzehn Jahre glücklich verheiratet, war sich sicher, dass er seine Frau liebte, aber dennoch hatte er in der letzten Zeit von einer alten Freundin geträumt, die er einst geliebt hatte. Viele Jahre zuvor hatte sie ihn ohne Vorwarnung verlassen und einen anderen Mann geheiratet. Er musste herausbekommen, warum sie das getan hatte. Seine Träume hatten ihn beunruhigt und in ihm die Frage hochkommen lassen, ob er die falsche Frau geheiratet hatte. Dennoch hatte er gezögert, seine alte Freundin aufzusuchen, obwohl er wusste, wo sie wohnte; er hatte Angst, es könnte seine Ehe zerstören.

Während der Geschichte von der Göttin der Lagune erlebte er starke Gefühle und Bilder. Er sah, wie er sich mit seiner früheren Liebe traf und mit ihr über seine Gefühle sprach. Danach sah er sich zusammen mit seiner Frau und spürte, dass nichts zwischen sie kommen könnte. Es war wie ein dringend nötiger Probelauf. Die Botschaft, die eine neue Einsicht ermöglichte, war klar und deutlich: Es war für seinen Seelenfrieden dringend nötig, mit seiner alten Liebe einen Abschluss zu finden. Er wusste jetzt, dass seine Ehe dadurch nicht gefährdet würde.

Oft werden Gedanken und Gefühle, die tief im Unterbewusstsein liegen, durch die Geschichte, die die Sinne und die Gefühle anspricht, und die Musik, die selbst effektvolle Momente der Spannung und der Entspannung enthält, ins Bewusstsein gebracht. Dennoch gibt es Fälle, in denen jemand sich ganz auf die Musik konzentriert und die Geschichte tief ins Unbewusste abtaucht. Wenn diese Menschen auch keine bewusste Erinnerung an die Geschichte haben, bleibt sie im Unterbewusstsein gespeichert, bis sie bereit sind, sich mit den Reaktionen auseinander zu setzen, die die Geschichte in ihnen auslöst.

In einer Serie individueller GIM-Sitzungen arbeitete ich mit einer Lehrerin, die vier Monate zuvor ein Seminar bei mir belegt hatte, in dem ich die *Göttin der Lagune* vorgelesen hatte. In einer der GIM-Sitzungen erreichte sie eine tiefe Entspannung und begann, über die Bilder zu sprechen, die sie vor ihrem inneren Auge sah.

Sie sah einen riesigen Ozean, und aus diesem Ozean tauchte ein Drachenbaby auf. Der Drache war glitschig und bedeckt von Schlamm und schleimigen Mitbringseln vom Meeresboden. Er erzählte ihr, dass er auf der Suche nach seiner Mutter sei. Trotz seines schleimigen Äußeren nahm sie sich des Drachenbabys an und half ihm, seine Mutter zu finden.

Am Ende der Sitzung machte ich eine Bemerkung darüber, wie interessant ich es fand, dass gerade der Drache aus der Göttin der Lagune in ihrer Vorstellung aufgetaucht war. › Welcher Drache?‹, fragte meine Klientin. › Ich erinnere mich an Azurbella und an das friedliche Königreich, aber ich kann mich an keinen Drachen erinnern!‹ Offensichtlich war zu diesem Zeitpunkt das, was der Drache repräsentierte, für das Bewusstsein zu bedrohlich gewesen und sie hatte es auf einer tieferliegenden Ebene aufgenommen, um sich mit ihm beschäftigen zu können, wenn sie sich sicher genug fühlen würde.

Musik und die Reaktion von ›normalen‹ und ›verhaltens-gestörten‹ Kindern

Weitere Erfahrungen mit den Auswirkungen der *Göttin der Lagune* rüttelten an den Grundlagen meines logischen Denkens. Sie ließen mich die Frage stellen, ob denn Kinder in psychiatrischen Kliniken nicht emotional gesünder und kreativer sind als Kinder im normalen öffentlichen Schulsystem. Als ich zum ersten Mal damit begann, die Wirkungsweise meiner therapeutisch-methaphorischen Geschichten zu dokumentieren, besuchte ich eine Reihe von Grundschulen und weiterführenden Schulen. Nachdem die Kinder die Geschichte mit Musik gehört hatten, wurden sie gebeten, die Bilder, Farben, Gefühle oder sogar Geschmacks- und Geruchsempfindungen zu malen, die die Klänge in ihnen ausgelöst hatten.

Einige Kinder hatten Zugang zur Schönheit und Harmonie des Universums der Natur, und ihre Zeichnungen spiegelten die Schönheit und das Empfinden dieser Einheit wider. Die meisten hatten jedoch Schwierigkeiten, die Außenwelt auch nur für wenige Momente außer Acht zu lassen. Vielleicht hatten sie vor den Gefühlen Angst, die sich da in ihrem Inneren zusammenbrauten – Gefühle, deren Ausdruck nie besonders unterstützt worden war. Da sie es nicht gewohnt waren, mit ihren eigenen individuellen Gefühlen und ihren kreativen Gedanken umzugehen, malten viele die Zeichnungen ihrer Nachbarn ab. Bei den meisten Bildern handelte es sich um recht austauschbare Zeichnungen von Häusern und Bäumen, die wenig Kreativität oder Originalität aufwiesen. Die Kinder malten etwas, von dem sie annahmen, es würde so von ihnen erwartet, statt auf ihre eigene innere Weisheit zurückzugreifen. Ich hatte das Gefühl, dass sie wunderbare bunte Bilderwelten mit der Musik erlebten, aber gelernt hatten, sie zu unterdrücken, weil diese als › verrückt‹ oder einfach als › anders‹ angesehen werden könnten.

Zur gleichen Zeit begann ich daran zu zweifeln, ob meine Geschichten wirklich die Qualität hatten, tief gehende Prozesse auszulösen. Dann besuchte ich eine psychiatrische Klinik und las einer Gruppe von verhaltensgestörten Jugendlichen die *Göttin der Lagune* vor.

Drei Beispiele belegen die unterschiedlichen Reaktionen, die die Geschichte hervorrief. Das erste ist eine bezaubernde märchenhafte Darstellung von Azurbella und dem Drachen, der auf einem Floß herangetrieben wird. Das Chaos wird durch ein schwarzes Wolkenband und Blitze ausgedrückt.

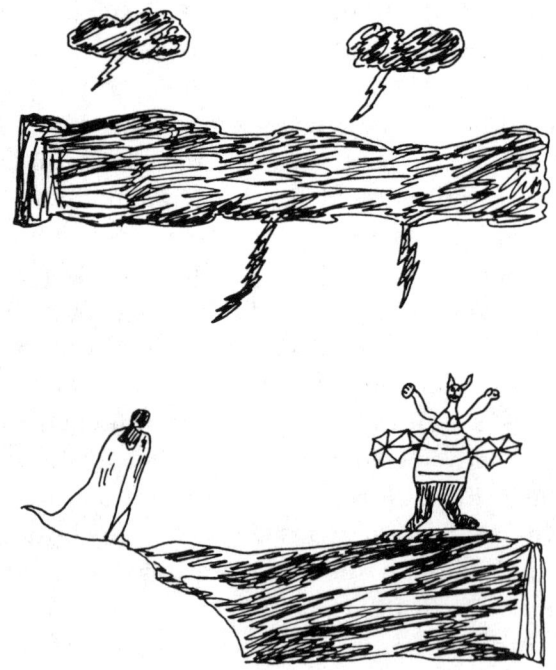

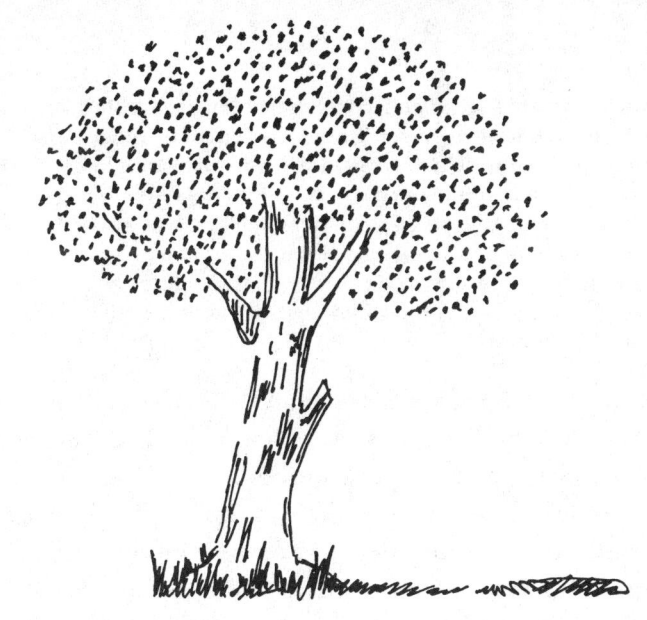

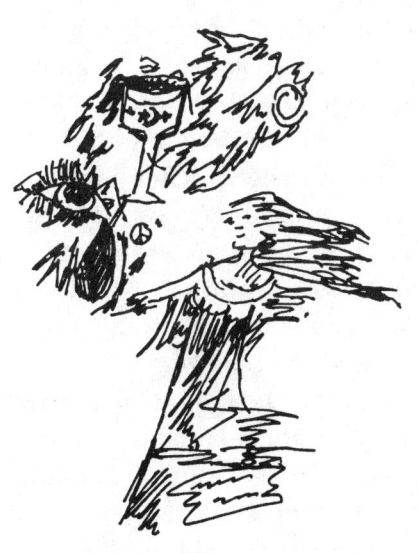

Die nächste Zeichnung stellt die Harmonie und Einheit dar, die dieser junge Mann spürte, als er der Musik und der Geschichte folgte. Bei aller Schönheit des Baumes – achten Sie darauf, dass der untere Ast abgesägt wurde. Der Baum ist, wie dieser junge Mann, nicht heil.

Das dritte Bild wurde von einem sechzehnjährigen Mädchen gemalt. Ich war fasziniert von den Bildern und Symbolen, die sie aus der Tiefe ihres Wesens heraus gemalt hatte und bat sie, etwas über ihr Bild zu schreiben. Sie schrieb Folgendes:

Da Azurbella halb göttlich ist, hat sie auf den ersten Blick keine reale körperliche Gestalt. Ihre Person ist wie ein geheimnisvoller Kelch, denn sie nimmt alles in ihrer Umgebung in sich auf. Man kann in ihren Augen das Unendliche sehen und auch das Meer, das für sie ein heiliger Ort ist, denn alles ist Heiterkeit, wenn sie in dem heiligen Wasser badet, und die Luft atmet Frieden, bis das Geschöpf sein Feuer atmet und die Weisheit in dem Kelch dazu bringt, sich aus dem Gefäß heraus auf die Erde zu ergießen. Und als sie die Atmosphäre berührt, können andere Azurbellas Schönheit sehen und schätzen.

Ich war erschüttert. Dieses junge Mädchen, das als › emotional gestört‹ bezeichnet wurde, hatte aus den Tiefen ihres Unterbewussten heraus tiefgründige Archetypen hervorgebracht, universelle Symbole wie den Kelch, das Symbol des Sterns und des Neumondes, das ägyptische Symbol des Lebens und des Feuers. In ihrer Beschreibung der Zeichnung formulierte sie das Jung'sche Konzept des Schattens: dass wir uns den dunklen, manchmal bedrohlichen Aspekten unserer selbst stellen und sie integrieren müssen, bevor wir wirklich unsere eigene Schönheit und unseren Wert annehmen können.

Ich fragte dieses sensible junge Mädchen, ob sie etwas über C.G. Jung und sein Werk wüsste. Sie verneinte. Sie war sich auch nicht der Bedeutung der archetypischen Symbole bewusst, die sie gezeichnet hatte. Aber unbewusst hatte sie sie verstanden. Dieses Mädchen und die anderen jungen Menschen in der Gruppe waren es gewohnt, sich jeden Tag mit ihren Gefühlen auseinander zu setzen, sie wahrzunehmen und die Welt in ihrem Inneren zu schätzen.

Als ich die psychiatrische Klinik verließ, fragte ich mich, wer denn nun geistig gesünder sei – diese › unangepassten‹ jungen Menschen oder tausende von › geklonten‹ Kindern in unseren staatlichen Schulen und von Erwachsenen in der Welt unserer Unternehmen, die › gut angepasst‹ erscheinen, aber von ihrem eigenen inneren Kern abgeschnitten sind, von dessen Existenz sie vielleicht noch nicht einmal mehr etwas wissen.

Die folgenden Stücke empfehle ich für den Morgen, um Ihre Energie zu wecken und Sie auf den Tag einzustimmen:

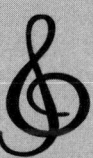

Musik-Übung Nr. 16
Musik zum Wachen und Schlafen

Giuliani	Gitarrenkonzerte
Grieg	Peer Gynt Suite: *Morgenstimmung*
Haydn	Die Streichquartette
Mozart	Klavierkonzerte
Telemann	Flötenkonzerte
Vivaldi	*Die vier Jahreszeiten*

Die folgenden Musikstücke wirken entspannend und beruhigend, und helfen Ihnen, in den Schlaf zu finden und gut zu schlafen:

Bach	*Air aus der Suite Nr. 3, D-Dur* Sonate Nr. 4 für Flöte und Cembalo - *die Sizilianische*
Debussy	*Claire de Lune*
Mozart	Konzert für Flöte und Harfe (zweiter Satz)
Pachelbel	*Canon in D-Dur*

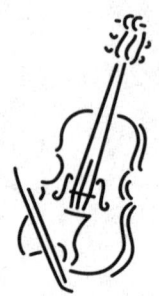

6 Musik und ihre Wirkung auf Körper, Geist und Seele

W*elches Lied sang der große Feuerball? Welche Melodie begleitete die Entstehung der Galaxien? Die Musik, die den Kosmos hereingeleitete, ertönt noch immer, in uns und um uns herum.*

Brian Swimme

Dank so großartiger Pädagogen wie Lozanov beginnen wir zu begreifen, dass unsere Köpfe tatsächlich mit unseren Körpern verbunden sind und unsere Körper auch in der Lage sind, zu lernen. Auf der anderen Seite kann unser Körper, wenn er unter Stress steht, beunruhigt oder erschöpft ist, die Neuronen in unserem Gehirn zu Fehlzündungen veranlassen, so dass wir entweder nicht klar denken oder gar nicht mehr denken.

Wenn unsere Seele nicht berührt ist oder sich nicht inspiriert fühlt, dann funktioniert nur ein Teil unseres Gehirns. Wenn wir dagegen beim Lernen unser ganzes Wesen einbeziehen, dann können wir zu geistigen Reserven Zugang finden, die unser gesamtes Potential umfassen. Lozanov schloss darin die ethische, moralische und spirituelle Wirkung als wichtige Komponente der Musik ein, um sie für eine erfolgreiche persönliche Entwicklung zu nutzen. Wenn die Musik Ihnen zwar hilft, klarer zu denken und sich körperlich zu entspannen, Sie dabei aber nicht anregt, nach Höherem zu streben und Ihnen nicht hilft, zu Ihrer eigenen inneren Größe, Spiritualität und Stärke zu finden, dann ist es ihr nicht gelungen, Ihr Potential zu aktivieren.

Lernen, Einsicht und kreative Problemlösung kann durch die Kombination von großer Musik mit der Sprache der Imagination angeregt werden. Auch die Musik an sich, ohne Kombination mit einer erzählten Geschichte, hat enorme Fähigkeit, mit den tiefer liegenden Schichten unserer Person Verbindung aufzunehmen. Dabei sind die Reaktionen unseres Körpers, unseres Geistes und unserer Seele sogar noch vielfältiger, weil das Bewusstsein größere Freiheit hat, sich von der Musik eben dahin leiten zu lassen, wohin es möchte. Es kann die Wahl treffen, sich mit einem Konflikt auseinanderzusetzen oder sich für tiefe spirituelle Einsicht zu öffnen. Auf einer profaneren Ebene kann es uns helfen, neue Ideen für eine Anzeigenkampagne zu entdecken oder uns zu einem Spaziergang am Strand einzuladen.

Wenn wir die Wirkungen von Imagination zu Musik einerseits und von Geschichten mit Musik andererseits untersuchen, dann ist es aufschlussreich, die Veränderungen wahrzunehmen, die Musik im Körper, in den Gefühlen und im Geist bewirken kann, damit wir uns diese Reaktionen bewusst machen können. Dadurch können wir lernen, wie wir Musik in unserem Leben am besten einsetzen, sei es für unsere persönliche und spirituelle Entwicklung oder um brachliegende Fähigkeiten unseres Gehirns zu nutzen. Wir können lernen, die magische Kraft der Musik zu würdigen, auch wenn wir vielleicht nicht verstehen, wie diese Wirkung zu erklären ist.

Wie Musik physiologische Funktionen beeinflusst

In der Welt, in der wir leben, kann es sehr leicht geschehen, dass wir den Bezug zu den natürlichen, langsameren Lebensrhythmen verlieren. In unserem Bemühen, den Idealen einer materiellen, zielorientierten Gesellschaft nachzukommen, steigern wir unser Lebenstempo bis zu einem Punkt, an dem wir den Einklang mit dem überlieferten Ur-Rhythmus der Erde verloren haben.

Wenn wir lernen, Musik als Therapie zu erleben, können wir dieser Entwicklung entgegenwirken oder sie sogar umkehren. Wir können spüren, wie Musik uns innerlich nährt und uns wieder den Bezug zu den ursprünglichen Wurzeln unseres Wesens finden lässt. Wenn ich Menschen frage, wie sie sich nach einem bestimmten Musikstück körperlich fühlen, dann bekomme ich Ausdrücke zu hören wie › wunderbar‹, › erfrischt‹, › entspannt‹ oder › voller Energie‹. Mit dem Bewusstsein, dass Musik bestimmte physiologische Funktionen in unserem Körper beeinflusst, beginnen viele Menschen, die Veränderung ihres Herzschlages, ihrer Muskelspannung oder ihrer Kreislauffunktion wahrzunehmen. Rhythmus, eines der wichtigsten Elemente der Musik, ist eine Urkraft unseres Lebens. Tatsächlich ist das Erste, was wir im Mutterleib wahrnehmen, der Herzschlag unserer Mutter.

Wenn Resonanzkörper nahe beieinander stehen und ihre Energien interagieren, dann tendieren sie dazu, sich zu synchronisieren und in der gleichen Frequenz zu schwingen. Die Pendel zweier Uhren, deren Ticken sich nur gering voneinander unterscheidet, beginnen sich anzupassen, wenn sie ganz nah zueinander gebracht werden. Diese einfache, aber dennoch verblüffende Tatsache hat enorme Auswirkungen auf unsere Fähigkeit, die Einflüsse unserer Umgebung zu kontrollieren

Musik zur Anregung und zur Entspannung

Diese Phänomen wird als *Entrainment* bezeichnet, und es erklärt, warum unser Herzschlag dazu tendiert, sich auf den Rhythmus der Musik, die wir hören, einzustimmen. In einem berühmten Experiment, das in einer Säuglingsstation durchgeführt wurde, spielte Lee Salk den Neugeborenen Herztöne vor und dokumentierte dabei die Nahrungsaufnahme und die Gewichtszunahme. Bei einer Gruppe von Babys wurden die Herztöne in der normalen Frequenz von 72 Schlägen pro Minute übertragen, während andere Babys keine Herztöne zu hören bekamen. Obwohl sie gleich viel Nahrung zu sich nahmen, nahmen 70 Prozent der Babys, die die Herztöne hörten, stärker zu als die Vergleichsgruppe. Als Salk versuchte, einen abnorm schnellen Herzschlag zu übertragen (128 Schläge pro Minute), wurden die Säuglinge so aufgeregt, dass sie diesen Teil des Experiments nicht zu Ende führen konnte; vielleicht versetzte der beschleunigte Herzschlag die Babys in eine Situation während der Schwangerschaft zurück, in der ihre Mutter nervös reagiert hatte.[1]

Das Phänomen der Synchronisation (Entrainment) funktioniert in gleicher Weise, wenn es um die Musik geht, die wir hören. Wenn das Tempo der Musik sich beschleunigt, wird unser Herz schneller schlagen. Da sich der menschliche Herzschlag bei normaler Aktivität irgendwo zwischen 70 und 80 Schlägen pro Minute bewegt, kann ein Tempo, das höher liegt, Sie anregen oder aber Ihre Anspannung erhöhen.

Wenn Sie zur Ruhe kommen möchten, wählen Sie Musik mit einem ruhigeren Tempo. *Largo* oder *Adagio* bezeichnen die langsameren Sätze größerer Werke des Barock, also solcher Komponisten wie Bach, Händel, Vivaldi oder Corelli. Diese langsamen Sätze haben ein Tempo von 60 Schlägen pro Minute und haben daher eine beruhigende, entspannende Wirkung. Langsame Sätze einiger klassischer und romantischer Kompositionen sind ebenfalls in der Lage, körperliche Rhythmen zu verlangsamen. Wenn Sie sich angespannt fühlen, möchten Sie vielleicht zunächst einmal etwas hören, was zu Ihrer Anspannung passt, um sich dann Schritt für Schritt zu einer Musik mit einem langsameren Tempo heranzuarbeiten.

Beim Prinzip der *Isomorphie* (griechisch für › gleiche Form‹), einer Spielart des Phänomens der Synchronisation, geht es darum, die Musik der eigenen Stimmung anzupassen. Wenn Sie am Ende eines anstrengenden Tages von der Arbeit nach Hause kommen und sich angespannt und ausgelaugt fühlen, dann ist es für Sie möglicherweise nicht stimmig, sich eine leichte, zarte Flötensonate von Mozart anzuhören. Stattdessen ist Ihnen vielleicht eher nach einer ruhigeren Musik zumute, die besser zu Ihrer Stimmung passt, wie das Adagio von Albinoni, den *Canon in D-Dur* von Pachelbel oder sogar der langsame Satz des Cello-Konzerts von Haydn. Indem die Musik Ihnen hilft, Ihre Anspannung loszulassen und Ihr Gefühlszustand sich dadurch verändert, könnten Sie danach zu einer leichteren, energiegeladeneren Art von Musik wechseln.

Der Fluss unseres Atems passt sich ebenfalls den Geräuschen um uns herum an. Wir können ihn mit Musik verlangsamen oder beschleunigen. Das erste Thema aus Brahms' Sinfonie Nr. 4 (erster Satz) atmet in einer mehr oder weniger regelmäßigen, normalen Atemfrequenz. Nachdem sie sich die ersten zehn Sekunden dieses Stückes angehört haben, stellen die Teilnehmer meiner Workshops eine spürbare Verlangsamung ihrer Atemfrequenz fest.

Chaotische Musik mit unregelmäßigen Rhythmen kann Ihren Puls beschleunigen und tatsächlich seinen Rhythmus verändern. Musik mit unregelmäßigem Rhythmus kann auch dadurch störend auf den Körper wirken, dass sie unregelmäßige Herzrhythmen verursacht. Aber nicht nur unser Herz wird von den Rhythmen um uns herum beeinflusst, sondern auch unsere Muskelbewegungen, die Rhythmen jeder Zelle, der Moleküle und der Atome in unserem Körper. Musik kann sie anregen oder beruhigen, sie ins Gleichgewicht bringen, sie aufreizen oder unterbrechen.

Wie die Zeitschrift *American Health* berichtet, entdeckte Jacqueline Sue Chapman, dass frühgeborene Babys mit Brahms' *Wiegenlied* schneller an Gewicht zunahmen und sich gesünder entwickelten. Im Rahmen ihrer Doktorarbeit an der New York University untersuchte Chapman in drei Krankenhäusern 153 früh geborene Säuglinge. Die Gruppe der Babys, denen die Musik sechsmal täglich in ihren Brutkasten übertragen wurde, wurde im Schnitt eine Woche früher entlassen als die Babys, die das Wiegenlied nicht zu hören bekamen. Weil die Musik die Säuglinge beruhigte, verringerte sich die Anzahl der äußerlichen Bewegungen. Auf diese Weise wurde Energie eingespart, die zum Überleben benötigt wurde.[2]

Thomas Verny, Autor des Buches *Das Seelenleben des Ungeborenen* hält fest, dass viele Musiker, unter ihnen Artur Rubinstein und Yehudi Menuhin, von sich selbst behaupten, sie hätten schon im Mutterleib ihr Interesse an Musik entwickelt.[3] Einer meiner Freunde, der für seine schwangere Frau eine Kassette mit Adagio-Sätzen aufnahm, glaubt, dass dies bei seinen Kindern ein musikalisches Interesse geweckt habe, schon bevor sie auf die Welt kamen. Mit viereinhalb Jahren stand sein Sohn vor dem Fernseher und dirigierte die ganze *Neunte Symphonie* von Beethoven mit, während er die Übertragung einer Aufführung mit Leonard Bernstein anschaute. Derselbe Freund hat einen Kollegen, der eine besondere Liebe für Rachmaninow hegt. Er behauptet, dass Rachmaninow der Lieblingskomponist seiner Mutter war und sie dessen Stücke ständig während der Schwangerschaft spielte.

Musik und Ihre Muskeln

Musik ermöglicht es Profis und Ausgleichssportlern, anstrengende Übungen durchzuführen, ohne übermäßige Belastung zu empfinden. An der Ohio State University haben Gobi A. Tejwani und andere Forscher herausgefunden, dass Musik den psychologischen Stress beim Training reduziert. Zum einen gestaltet sie die Übungen angenehmer und lässt den Betreffenden ein Übungsprogramm länger durchhalten, zum anderen beugt sie der Müdigkeit vor und befähigt, bei geringerem Aufwand mehr zu leisten. Außerdem reguliert sie das Atmen und fördert die Muskelkoordination. In einer ihrer Untersuchungen fanden die Forscher heraus, dass Männer, die auf einem Laufband trainierten und dabei aufmunternde Musik – etwa von Diana Ross oder Michael Jackson – hörten, sich weniger müde fühlten und signifikant weniger Beta-Endorphin (ein natürliches Opiat, das vom Gehirn ausgeschüttet wird, wenn es auf Stress und Schmerz reagiert) im Blut aufwiesen.[4] Es könnte interessant sein, die Untersuchung mit aufmunternder klassischer Musik, etwa von Mozart oder Haydn, durchzuführen und die Resultate zu vergleichen.

In einem Experiment am Stanford University Medical Center maßen Wissenschaftler die Muskelaktivität bei 24 Frauen im Alter von 18 bis 35 Jahren; diese hatten Stifte in Löcher zu stecken und wurden bei dieser Aufgabe entweder von gleichmäßigen oder von ungleichmäßigen musikalischen Rhythmen begleitet. Die Gruppe, die den gleichmäßigen Rhythmen ausgesetzt war, konnte ihre Aufgabe signifikant schneller lösen als die Gruppe, die zu unregelmäßigen Rhythmen arbeitete.[5]

Nach John Diamond kann Ihr Körper tatsächlich feststellen, welche Musik Ihrer Gesundheit nützt und welche ihr schadet. Diamonds Vorgänger, George Goodheart, entdeckte, dass jeder große Muskel des Körpers mit einem Organ in Beziehung steht, so dass eine Schwäche in einem bestimmten Muskel ein Anzeichen dafür sein kann, dass das entsprechende Organ in seiner Energie geschwächt ist. Basierend auf der Hypothese, dass sich unser allgemeines Energieniveau in unserer Muskelstärke manifestiert und sowohl von Umweltfaktoren als auch durch den Lebensstil beeinflusst werden kann, testete Diamond über mehrere Jahre die Reaktionen vieler hundert Menschen auf unterschiedliche Musikstücke.

Die Methode, die er anwendete, ist einfach, aber effektiv. Die Versuchsperson wird gebeten, ihren Arm seitlich zum Körper waagrecht auszustrecken. Der Versuchsleiter übt dann auf den ausgestreckten Arm, direkt oberhalb des Handgelenks, Druck aus. Dadurch wird die Stärke des mittleren Teils des Deltamuskels geprüft. Da viele Muskeln des Körpers zu einem Organ in Beziehung stehen, impliziert dies, dass die Organe ebenfalls beeinflusst sind. Diamond fand heraus, dass die Muskelstärke der Testpersonen beim Hören von Musik stark variiert. Bestimmte Musikstücke führen zu einer ausgeprägten Muskelschwächung; andere bewirken bei den Versuchspersonen eine Erhöhung der Muskelstärke. Diamond testete über 20.000 Aufnahmen aller Arten von Musik. Von den klassischen Stücken riefen nur zwei Muskelschwäche hervor: Strawinskys *Le sacre du printemps* und *La valse* von Ravel.[6]

Diamond glaubt, dass nicht nur die Musik, der wir uns aussetzen, sondern auch unterschiedliche Faktoren in unserer Umwelt und in unserem Lebensstil unsere Lebensenergie ständig beeinflussen: »Viele Faktoren, die schwächend wirken, sind Produkte der technologischen Revolution: die Giftstoffe und der Krach unserer Umwelt, die raffinierten und unnatürlichen Lebensmittel in unseren Supermärkten, die synthetischen Stoffe unserer Kleidung.«[7]

Musik oder Aspirin?

Musik wird mehr und mehr als Schmerzmittel eingesetzt. Die Psychologin Janet Lapp von der California State University fand heraus, dass Musik in Kombination mit Imagination und Entspannungstechniken die Anzahl, Intensität und Dauer von Migräneanfällen reduziert. Lapp glaubt, dass für durch Anspannung verursachte Migräneschmerzen der Einsatz von Musik eine der besten Methoden darstellt, um Entspannung herbeizuführen und die Kopfschmerzen zu reduzieren. Sie setzte Entspannungstrainings entweder zusammen mit Biofeedback oder mit Musik ein und bot über einen Zeitraum von fünf Wochen pro Woche zwei Sitzungen zu je 30 Minuten an.

Die Kopfschmerzen wurden während des Trainings und über ein Jahr danach dokumentiert, es zeigte sich, dass die Musik-Gruppe die besten Ergebnisse hatte. Sie hatten verglichen mit dem Zustand davor nur ein Sechstel der Kopfweh-Attacken, ihre Kopfschmerzen waren weniger stark und dauerten kürzer an. Musik half, die Kopfschmerzen aufzulösen, bevor sie sich festsetzen konnten. Lapp fand den Einsatz von Musik einfacher zu realisieren als Biofeedback, da er keine unhandlichen Geräte erfordert. Sie kommentierte, dass Musik deswegen so entspannend wirkt, weil sie zur Ausschüttung von Endorphinen, den natürlichen Schmerzmitteln des Körpers, führt.[8]

In Polen ließ man eine Gruppe von Patienten mit starken Kopfschmerzen und neurologischen Störungen sechs Monate lang sinfonische Musik hören. Die Untersuchung ergab, dass sie weit weniger Medikamente und Schmerzmittel brauchten als die übrigen der 408 getesteten Patienten.[9]

Musik ›auf Rezept‹

Wenn Musik unsere Muskeln stärken oder schwächen, unsere Atmung verlangsamen oder beschleunigen, unsere Pulsfrequenz reduzieren oder steigern und unsere Hirnfunktionen integrieren kann – warum haben wir sie dann nicht bewusster zum Einsatz gebracht? Die Vorstellung, dass ein Arzt ein Konzert von Bach oder eine Sonate von Beethoven verschreibt, erscheint merkwürdig, aber Musik wirkt als Medizin oft genauso gut wie Koffein oder Beruhigungsmittel, und sie hat keine Nebenwirkungen! Nach Lozanov werden wir in Zukunft in der Lage sein, die unterschiedlichen Faktoren bei jedem Musikstück herauszulösen und seine Wirkung auf jedes Individuum zu einem gegebenen Zeitpunkt zu bestimmen. Vielleicht wird Musik für solche Krankheiten wie Spannungszustände, Depressionen, Lethargie, für Bluthochdruck und viele anderen Störungen verschrieben werden.

Einer meiner Freunde setzt jedes Mal, wenn er Probleme mit seinem Rücken hat, Musik ein. Die beruhigenden Melodien lösen die Verkrampfung der Muskeln in seinem Körper. Und wenn er Muskelspannung in seinem Körper abbauen möchte, dann macht er seine eigenen Übungen zu Musik. Er zieht sich in eine sehr geschützte Ecke seines Hauses zurück und dämpft die Beleuchtung. Dann legt er entweder einen Strauß-Walzer auf, zum Beispiel *Geschichten aus dem Wienerwald* oder *An der schönen blauen Donau*, oder er wählt ruhige Gitarrenmusik oder die romantischen Symphonien von Tschaikowsky oder Brahms. Er tanzt in freien Bewegungen zu der Musik, macht Yoga oder benutzt ein hölzernes Massageband, um seinen Rücken zu massieren. Die Musik ermöglicht die emotionale Auseinandersetzung und wirkt stützend und beruhigend. Sie hilft, die Spannung aufzulösen, und wenn er aus dem gedämpften Licht seiner intimen Ecke wieder auftaucht, dann geht es seinem Rücken sehr viel besser.

Es gibt in den USA etwa 5.000 Musiktherapeuten, die Musik zur Behandlung einsetzen. Jayne Standley, Musiktherapeutin an der Florida State University, berichtet, dass Stress vor und nach operativen Eingriffen mit Musik reduziert wurde. Sie berichtet, dass bei Patienten, die während der Narkose Musik hörten, die stress-bezogenen Hormone Cortisol und Noradrenalin in geringerem Ausmaß nachzuweisen waren als bei der Kontrollgruppe ohne Musik. In einer weiteren Studie kam sie zu dem Ergebnis, dass Patienten, die in den 48 Stunden nach der Operation Musik hörten, einen niedrigeren Blutdruck und geringere Pulsfrequenz hatten, als die Patienten, denen keine Musik ›verabreicht‹ wurde.[10]

Helen Bonny kam zu dem Ergebnis, dass Herzpatienten, die die von ihr entwickelten *Music Rx*-Bänder hörten, sowohl über weniger Schmerzen und Angstgefühle klagten als auch niedrigeren Blutdruck und Pulsfrequenz aufwiesen.[11]

Sie testete ihre Bänder zunächst im Jefferson Hospital in Port Townsend, Washington, wo die Mitarbeiter des Krankenhauses die Basisdaten wie Puls, Blutdruck etc. aufzeichneten, und zwar bevor und nachdem die Patienten speziell ausgewählte Musik gehört hatten. Wie Carolyn Latteier in einem Artikel in der Zeitschrift *Medical Self-Care* berichtet, wurde vom Team ebenfalls die emotionale Befindlichkeit der Patienten eingeschätzt, und zwar mit Hilfe der *Emotional Condition Rating Scale*. Dabei handelt es sich um eine häufig eingesetzte Skala, auf der das emotionale Erleben auf einem Kontinuum von negativ (Furcht, Ängstlichkeit, Hass etc.) bis positiv (Sicherheit, Wohlbefinden, Liebe etc.) eingestuft wird. Zusätzlich wurden die Ärzte und Schwestern gebeten, ihren Eindruck von der Reaktion ihrer Patienten auf die Aufnahmen zu schildern.

Nachdem sie die Musik gehört hatten, waren die Herzschlagfrequenz und der Blutdruck niedriger und es gab signifikante Veränderungen auf der Skala vom Negativen hin zum Positiven. Außerdem brauchten die Patienten nicht mehr so viel Schmerzmittel. Eine Krankenschwester in diesem Krankenhaus bemerkte dazu: »Schmerz ist mehr als nur eine körperliche Empfindung. Es ist eine ganzheitliche Erfahrung von Körper und Geist, zu der auch Angstgefühle gehören. Das Ausmaß, in dem Menschen Angst empfinden, hat viel damit zu tun, wie sie ihre Schmerzen wahrnehmen. Die Musik half, ihre Angst zu mindern. Als Folge davon empfanden sie weniger Schmerzen und brauchten weniger Schmerzmittel.«[12]

Bonnys Musikbänder wurden ebenfalls während und nach Operationen gespielt. Dadurch wurden nicht nur die Schmerzen und die Angst reduziert, es wurde auch nur noch die Hälfte an Narkosemitteln benötigt.[13] Die Patienten waren dabei nicht die Einzigen, deren Angstniveau sank. Latteier führt an, dass den Ärzten und Schwestern die Musik ebenfalls gefiel. »Mehrere Mitarbeiter aus dem Team berichteten über geringere Ängste bei der Arbeit, zunehmende Toleranz gegenüber den Wünschen der Patienten und ganz allgemein verbesserte Arbeitszufriedenheit.« Die *Music Rx*-Bänder werden mittlerweile in 40 weiteren Krankenhäusern eingesetzt.

Bonny selbst machte die Erfahrung, dass sie ihr geschädigtes Herz durch klassische Musik heilen konnte. Im Alter von Mitte fünfzig war sie als Direktorin der Musiktherapie-Abteilung der Catholic University in Baltimore sehr aktiv, unterhielt währenddessen noch eine eigene therapeutische Praxis, leitete das Institute for Consciousness and Music, spielte Geige in einem Orchester und hatte eine Familie zu versorgen; damals wurde sie plötzlich von einem schweren Angina pectoris-Anfall in ihren Aktivitäten gestoppt.

Ihr wurde gesagt, dass sie ihren Lebensstil total ändern müsse. Lange Zeit führte sie ein beschauliches Leben. Aber sie fühlte sich unzufrieden und depressiv, weil sie ihre Aktivitäten einschränken musste. Eines Tages traf sie ganz bewusst die Entscheidung, den Richterspruch, der sie zu einem passiven Dasein verurteilte, nicht mehr als ihr Schicksal zu akzeptieren. Sie beschloss, gesund zu werden. Sie setzte Musik ein und meditierte über ihre Körperzellen – und sie wurde an Leib und Seele gesund.

Am *University of Massachusetts Medical Center* in Worcester leitet Jon Kabat-Zinn, Direktor des Programms zur Stressreduzierung und Entspannung, Patienten zu einer Meditation an, die auf der buddhistischen Lehre aufbaut. Die Patienten lernen, wie sie sich ihre Atemmuster bewusst machen können und wie ihr positives oder negatives Denken ihren Gesundheitszustand beeinflusst. Die Harfenistin Georgia Kelly liefert die Hintergrundmusik für das Programm.

Statt Tranquilizer verschreiben nun manche Ärzte Kabat-Zinns Programm, um ihren Patienten zu helfen, mit der beängstigenden Situation der Hospitalisierung zurechtzukommen und mit den Schmerzen umgehen zu können, die ihnen nachts den Schlaf rauben. In einem Artikel des New Age Journal heißt es dazu: »Die Frage, wie Schmerz verstanden und gemildert werden kann, ist seit geraumer Zeit eines der Hauptthemen der modernen Medizin, und Forscher experimentieren mittlerweile mit alternativen Therapien wie Musik, geleiteter Visualisierung, Hypnose und Meditation, um Schmerz im Sinne einer ganzheitlichen Erfahrung zu behandeln. Als die vielleicht komplizierteste Dimension des Krankseins bringt das Schmerzerleben eine Kombination von Nebeneffekten mit sich, darunter körperliche Anspannung, emotionale Belastung und Depression, Verlust von Kommunikationsfähigkeit, eine Desorientierung im zeitlichen Erleben und ein eingeschränktes Bewegungsfeld. Forscher sind zu dem Ergebnis gekommen, dass das Herbeiführen einer Veränderung in einem dieser Bereiche die Wahrnehmung der eigenen Person und der Umgebung und als Konsequenz auch die Schmerzerfahrung selbst grundlegend verwandeln kann.«[14]

Schmerzen und Krankheiten liegen oft emotionale Ursachen zugrunde. Mit Musik, Imagination und Emotionen zu arbeiten kann daher helfen, vielen körperlichen Erkrankungen vorzubeugen oder sie zu mildern.

Je mehr wir über die Neurotransmitter im Gehirn und die Wirkung von Schwingungen auf die Zellen entdecken, umso spezifischere musikalische Heilmittel können wir entwickeln. So genannte ›unheilbare‹ Krankheiten könnten dann möglicherweise behandelt und geheilt werden. Außerdem hat Musik ungeheure präventive Möglichkeiten. Wir wissen mittlerweile, dass viele Erkrankungen durch emotionale Traumata, Stress, Sorgen und angestaute Gefühle verursacht werden. Viele Menschen mit Bluthochdruck und anderen Krankheiten, die durch Stress beeinflusst werden, haben begonnen zu meditieren. Sie haben gelernt, sich einem erweiterten Bewusstseinszustand zu öffnen, indem sie zur Ruhe kommen können. Musik als solche kann sie in einen solchen Zustand versetzen; Musik in Kombination mit Meditation hilft ihnen, noch leichter zu diesem Ort der Stille zu gelangen. *Life Streams*, ein neues Buch von Hal A. Lingerman, bietet eine Meditation für jeden Tag des Jahres und dazu entsprechend ausgewählte Musikstücke.

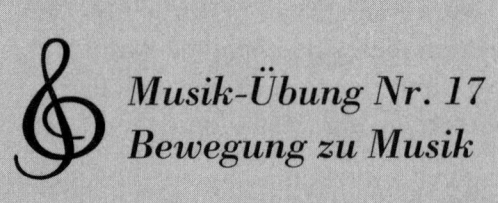

Musik-Übung Nr. 17
Bewegung zu Musik

Spielen Sie die fünf Stücke, die in Kapitel 1 erwähnt und auf der zum Buch gehörenden CD gespielt werden, und kombinieren Sie sie mit verschiedenen Übungen:

- Mit dem *Canon in D-Dur* von Pachelbel können Sie T'ai Chi praktizieren oder langsame Tanzbewegungen ausführen. Lassen Sie in sich ein Bild entstehen, vielleicht eine farnbewachsene Lichtung oder eine Blumenwiese. Setzen Sie diese Bilder in Tanz um.

- Unternehmen Sie zu den *Vier Jahreszeiten* eine Wanderung in flottem Tempo; schauen Sie, ob Sie so mehr Ausdauer aufbringen. Die *Brandenburgischen Konzerte* wären für Wanderungen ebenfalls geeignet.

- Sie können zur *Kleinen Nachtmusik* laufen. Dieses Stück ist ebenso für aerobische Übungen (low impact) und für Dehnungsübungen geeignet.

- Wenn Sie ein eigenes Schwimmbad haben, dann versuchen Sie, das *Prélude à l'après-midi d'un faune* von Debussy in entsprechend anmutige Bewegungen im Wasser umzusetzen.

- Machen Sie Ihre Bewegungs-Übungen auch einmal zu Musik von Michael Jackson oder anderen Rockstars. Vergleichen Sie die Wirkung, und achten Sie darauf, wie es Ihnen dabei geht, und zwar nicht nur während Ihrer Übungen, sondern auch danach.

Die folgende Aufstellung führt ausgewählte Sätze aus verschiedenen Kompositionen auf, die einen Rhythmus von 65 Schlägen pro Minute oder weniger haben.

Musik-Übung Nr. 18
Musik, die Sie zur
Ruhe bringt

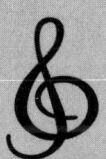

Viele Menschen haben es sinnvoll gefunden, sich ein Tonband zusammenzustellen, das ausschließlich aus diesen langsamen Sätzen besteht und die anderen Sätze auslässt. Das Band kann dann zu solchen Zeiten gespielt werden, in denen Sie das Bedürfnis haben, zu Ihrem natürlichen, langsamen Rhythmus zurückzufinden. Wenn Sie sich Ihre Auswahl zusammenstellen, ist es wichtig daran zu denken, dass jedes Individuum auf ein ganz bestimmtes Stück unterschiedlich reagiert. Sie sollten Ihre persönliche Reaktion testen, in dem Sie die oben und in den vorangegangenen Kapitel genannten Techniken einsetzen, bevor Sie sich für Ihre persönliche Entspannungsmusik entscheiden.

J.S. Bach	Konzert für zwei Violinen in d-moll (zweiter Satz) Arioso aus der Kantate Nr.156 Sarabande, Bourée aus der Violin-Partita Nr.1
Beethoven	Klavierkonzert Nr.5, _Emperor_ (zweiter Satz) Violinkonzert (zweiter Satz)
Brahms	Sinfonie Nr.3 (zweiter Satz)
Grieg	_Holberg Suite_, Air

Haydn	Cello-Konzert C-Dur (zweiter Satz)
Mozart	Konzert für Flöte und Harfe KV 299 (zweiter Satz) Klavierkonzert Nr.21 (zweiter Satz)
Prokofieff	Sinfonie Nr.5 (zweiter Satz)
Schubert	*Die Unvollendete* (zweiter Satz)
Tschaikowsky	Sinfonie Nr. 6 (zweiter Satz)

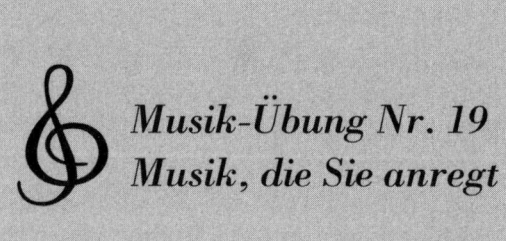

Musik-Übung Nr. 19
Musik, die Sie anregt

Die folgende Auflistung besteht aus einer Auswahl von Sätzen aus längeren Kompositionen, die jeweils einen schnellen, energischen Rhythmus von 80 oder mehr Schlägen pro Minute aufweisen; von diesen Sätzen können Sie sich diejenigen aussuchen, die Sie stimulieren, ohne dabei Stress zu verursachen. Wie bei beruhigender Musik können Sie sich ein Band nur aus diesen Sätzen zusammenstellen, die dann aus dem größeren Zusammenhang, in dem sie stehen, herausgenommen sind. Dieses Band wäre Ihnen für Zeiten nützlich, in denen Sie eine Energiezufuhr brauchen: zum Beispiel für Tage, an denen es Ihnen schwer fällt, wach zu werden; oder für Nachmittage, die sich endlos in die Länge zu ziehen scheinen; oder für die Zeit nach der Arbeit, bevor Sie zu einer

wichtigen Verabredung gehen und so weiter. I
mer wichtig, mit dem eigenen Körper im Einkla
und von ihm eine Rückmeldung einzuholen, welcl
kung die einzelnen Stücke tatsächlich haben: Ein ¿
dem einen Menschen Energie vermittelt, kann einen ¿e-
ren Stress bedeuten. Setzen Sie die vorgestellten Übungen
ein, um festzustellen, wie Ihr Körper reagiert, bevor Sie Ihr
› Energie‹-Band zusammenstellen.

J.S. Bach	*Brandenburgisches Konzert Nr. 2* und *4* (erster Satz) Konzert für zwei Violinen in d-Moll (erster Satz)
Beethoven	Sinfonie Nr.3, *Eroica* (vierter Satz) Klavierkonzert Nr.5, *Emperor* (erster und/oder dritter Satz)
Brahms	Sinfonie Nr.2 (letzter Satz)
Glinka	Ouvertüre zu *Ruslan und Ludmilla*
Haydn	Sinfonie Nr.98 (erster Satz)
Mendelssohn	Violinkonzert e-Moll (erster Satz) *Italienische Sinfonie* (vierter Satz)
Mozart	*Eine kleine Nachtmusik* *Klavierkonzert Nr.21 (erster Satz)*
Rodrigo	*Concierto de Aranjuez* (erster Satz)
Smetana	Ouvertüre zu *Die verkaufte Braut*
Verdi	Triumph-Marsch aus *Aida*
Vivaldi	Konzert für zwei Trompeten in C-Dur (letzter Satz)

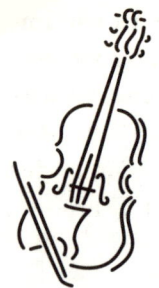

7 Der Rhythmus
der Gefühle

Musik ist die Stenographie des Gefühls. Gefühle, die sich in Worten nur mit solch großer Schwierigkeit beschreiben lassen, werden dem Menschen in der Musik unmittelbar überbracht, und darin liegt ihre Macht und Bedeutung.

Leo Tolstoj

Rhythmische Muster und melodische Formen, Harmonie und Timbre sprechen alle unsere Gefühle an. Sie überbringen uns eine Botschaft in einer Sprache des Unbewussten, die eine viel größere Wirkung hat als pure Worte. Der Komponist Aaron Copland nannte Musik › eine gewaltige Sprache ohne Wörterbuch, deren Symbole vom Hörer entsprechend einem ungeschriebenen Esperanto der Gefühle interpretiert werden‹. Esperanto ist eine internationale Sprache der Worte; Musik ist eine universelle Sprache der Gefühle.

Wenn Sie ein Musikstück hören, empfangen Sie direkt die Botschaft, die es Ihnen ganz allein in diesem Moment vermittelt. Vielleicht ruft das Largo, also der langsame Satz eines Violinkonzertes von Bach, in Ihnen eine Erinnerung wach und Sie sehen sich selbst als junge Eltern, wie Sie Ihr Baby im Arm halten. Das Baby ist mittlerweile erwachsen und selbstständig und führt sein eigenes Leben, von dem Sie nur hin und wieder etwas erfahren; dennoch rufen die Klänge der Musik das Gefühl des kleinen Körpers auf Ihrem eigenen

Körper wach, seinen süßlichen Pudergeruch, die wachen Augen und das erwartungsvolle Lächeln. Sie erleben die Freude, frisch gebackener Vater oder Mutter zu sein, in der Erinnerung noch einmal neu. Eine andere Person, die das gleiche Stück hört, erlebt vielleicht, dass es die Trauer über den Tod eines nahen Menschen hochkommen lässt. Bei einem weiteren Hörer könnte wiederum ein transpersonales Erlebnis ausgelöst werden.

Über eine seiner Kompositionen schrieb Beethoven, › vom Herzen möge es seinen Weg zum Herzen finden ‹. Er sagte nicht › Kopf ‹, weil uns ein Hören, das sich auf unsere rationalen Fähigkeiten beschränkt, nicht wirklich das hören lässt, was der Komponist ausgedrückt hat. So wie Beethoven, der in den letzten Jahren seines Lebens taub war, seine Musik fühlen konnte, ohne sie physikalisch zu hören, so können wir die Wirkung der Musik auf unsere Gefühle erleben, ohne sie zu erklären.

Musik kann unsere Emotionen in einer Weise beeinflussen, die sich der Analyse oder dem Verstehen entzieht. Die Sprache des Herzens erreicht Regionen des Gehirns, wie die rechte Hemisphäre der Hirnrinde oder das limbische System, die nicht auf rein intellektuelle Kommunikation reagieren. Die Musik bezieht das Herz in den Lernprozess mit ein. Große Musik kommt immer vom Herzen des Komponisten, nicht nur von seinem Verstand.

Einer der gewaltigsten Aspekte der Musik ist ihre Ganzheitlichkeit und ihre Fähigkeit, eine umfassende Reaktion in uns auszulösen. Wenn wir uns ein Musikstück anhören, dann reagieren wir holistisch, mit unserem ganzen Wesen. Unser Körper reagiert nicht, ohne dass sich etwas in unseren Gefühlen verändert. Unsere Gefühle können wiederum Körperfunktionen beeinflussen. Unsere Denkprozesse werden davon beeinflusst, wie wir uns körperlich fühlen. All dies beeinflusst umgekehrt unser seelisches Befinden: ob wir optimistisch oder mutlos sind, ob wir uns Gott nahe oder aber sehr fern fühlen. Gleichzeitig spricht Musik alle Schichten des Denkens und der Persönlichkeit an. Die musikalischen Muster stimulieren emotionale Muster auf verschiedenen Ebenen. Wenn wir in der Musik die Anspannung und die Entspannung hören, erinnert uns dies an unterschiedliche körperliche, emotionale und geistige Reaktionen, die das gleiche Energiemuster aufweisen.

Stellen Sie sich ein Kaleidoskop vor, in dem sich viele unterschiedliche Muster zu einem großen Muster zusammenfügen. Stellen Sie sich vor, dass jedes Muster einen Teil von uns selbst darstellt: unsere körperliche Existenz, unser emotionales Wesen, unsere intellektuellen und spirituellen Aspekte. Stellen Sie sich vor, dass die Musik dies alles in Bewegung bringt. Wenn die Musik das Kaleidoskop dreht, dann bewegen sich alle Teilmuster gleichzeitig, nicht nur eines oder zwei davon. Eine simultane Bewegung des Ganzen ist stark genug, nicht nur unsere Stimmung zu verändern, sondern in unserer Psyche transformative Kräfte freizusetzen. Musik ist immer in ständiger Bewegung, sie verändert sich, und wir nehmen die Energie auf, bewegen und verändern uns mit.

Schließlich und endlich, als Folge all dieser gleichzeitig erfolgenden Prozesse, öffnet sich unsere Seele, indem uns die Musik befähigt, die Schleier zu durchdringen, die uns von uns selbst trennen. Wissenschaftler vergangener Epochen haben, genau wie spirituelle Führer unserer Tage, die Meinung vertreten, dass Musik über die Beeinflussung unserer Stimmung und unserer geistigen Verfassung hinaus in der Lage ist, uns zu unserem wahren Kern zurückzuführen.

Aristoteles sprach davon, dass Rhythmus und Melodie solche Qualitäten wie Sanftmütigkeit und Mut hervorbringen. Dissonante, chaotische Musik kann uns dagegen durchaus von unserer Seele isolieren und uns aggressiv und streit-süchtig werden lassen. Im Zweiten Weltkrieg benutzte Hitler Kompositionen von Richard Wagner, um in seinen Soldaten aggressive Gefühle zu schüren. Wagner hatte eine sehr unbe-rechenbare Persönlichkeit, die zwischen Narzissmus und Inspiration hin- und herschwankte. Andere seiner Musikstücke können durchaus die Seele inspirieren.

Ein Komponist kann in seine Musik keinen Wert und keine Einsicht einfließen lassen, die nicht Teil seiner eigenen Persönlichkeit ist. Wenn wir die Musik hören, werden uns diese Werte im Unterbewusstsein vermittelt. Mozarts intuiti-ve Kraft war zum Beispiel äußerst stark, und er komponierte dieses Element der Intuition in seine Musik hinein. Wenn Sie Mozart hören, kommen Sie daher mit Ihren eigenen instinktiven Fähigkeiten in Kontakt. Nach Manfred Clynes, der im Bereich der Psychoneurologie der Musik weitreichen-de Forschungen durchgeführt hat, wird uns beim Hören großer Musik die Persönlichkeit des Komponisten oder das, was er selbst als › inneren Puls‹ bezeichnet, offenbar. Wir können seinen Kern und seine Natur erkennen. Dieser in-nere Puls in der Musik umfasst die Weltsicht des Komponis-ten.

Zum Beispiel hat dcr innere Puls bei Beethoven einen stärker ich-bezogenen, dionysischen Charakter als bei Mo-zart, dessen Blickpunkt eher heiter und losgelöst ist. Dies wird vom Hörer unbewusst durch die Art und Weise erkannt, wie ein musikalisches Motiv wiederholt wird. Jeder Kompo-nist wiederholt Phrasen mit leichter Veränderung. So mini-mal diese Veränderungen auch sein mögen, sie können in der spirituellen Bedeutung einen großen Unterschied aus-machen. Indem wir diese Einflüsse des Unterbewusstseins klarer wahrnehmen, entwickeln wir die Fähigkeit, Musik einzusetzen, um unterschiedliche Aspekte unserer Persön-lichkeit weiterzuentwickeln.

Die Befreiung der inneren Rhythmen

Wenn wir daran denken, wie sich Rhythmen auf uns auswirken, dann denken wir vor allem an Rhythmen des Körpers; aber unsere Gefühle haben ebenfalls ihren eigenen Rhythmus. Der Psychologe Roberto Assagioli glaubt, dass Musik die Ursache von Erkrankungen sein kann, aber auch ein Katalysator für die Heilung. Unsere emotionalen Rhythmen – Depression und Hochstimmung, Kummer und Freude, Stärke und Schwäche – werden stark von der Musik beeinflusst, die wir hören. Dadurch, dass in der Musik Aufbau und Auflösung von Spannung aufeinander folgen, entstehen im Hörer Erwartungen, was die Musik jeweils als Nächstes tun könnte. Diese Erwartungen werden enttäuscht oder erfüllt und beim Zuhören empfinden wir diese Enttäuschung oder Erfüllung.

Wenn wir die Rhythmen unserer Gefühle wahrnehmen könnten und in unserer Kultur akzeptiert würde, sie zu spüren und sie im Beisein anderer Menschen auszudrücken, dann könnten wir daraus Lebenskraft schöpfen – so, wie dies eigentlich vorgesehen ist. Dann könnten uns unsere Gefühle gesund und ausgeglichen erhalten.

Es ist erwiesen, dass Mitglieder einer gewissen Berufsgruppe viel länger leben als der Durchschnitt der Bevölkerung. Selbst wenn sie ein Alter von siebzig oder achtzig Jahren erreicht haben, sind sie noch gesund und ausgeglichen. Sie haben gewöhnlich enorme Energie und Lebenskraft. Wer sind diese Menschen, die in der Welt in einem Alter an Ansehen gewinnen, in dem die meisten Menschen längst die Pensionierung hinter sich haben? Die ihre Kunst weiter verfeinern und Tausenden, manchmal Millionen von Menschen Freude vermitteln? Deren Werke weit über ihren

Tod hinaus geschätzt und gesammelt werden? Ihre Namen sind Arturo Toscanini, Leopold Stokowski, Pierre Monteux, Leonard Bernstein, Georg Solti und viele andere – alles Dirigenten großer Orchester.

Was hält diese Männer neben der Freude an ihrer Arbeit bis ins fortgeschrittene Alter auf der Höhe ihrer Schaffenskraft? Der jederzeit energiegeladene Bernstein war über siebzig und Karajan über achtzig, als sie starben. Die Antwort hat viel mit den einfachen körperlichen Bewegungen zu tun, die das Dirigieren erfordert. Die meisten Menschen spüren ihre Anspannung im Schulter- und Nackenbereich. Dirigenten bewegen ständig ihre Arme über ihrem Kopf, wenn sie vor ihrem Orchester stehen, und bauen so die Spannung in ihrem Nacken und in ihren Schultern ab und trainieren dabei ihre Herzmuskeln.

Dies ist eine der besten Formen aerobischer Übungen, die es überhaupt gibt. Kreislauf und Stoffwechsel werden dadurch stärker angeregt, als bei jeder anderen gymnastischen Übung. Zur gleichen Zeit nehmen sie die vollen, reichen Klänge und Schwingungen der Musik durch ihren Körper in ihr ganzes Wesen auf. So wie viele unserer Gesten die Reaktion unseres Körpers auf ein Ungleichgewicht in unserem Energiesystem darstellen, drücken die Bewegungen der Dirigenten die Gefühle aus, die sie im Unterbewusstsein empfinden, und bringen so ihre Energiesysteme ins Gleichgewicht. Es ist nicht verwunderlich, dass ihre Energie sie bis ins hohe Alter hinein trägt und dass sie lange jung bleiben.

Körper, Geist und Seele ins Gleichgewicht bringen

Wenn wir lernen, ebenso viel Zeit damit zu verbringen, unsere Gefühle zu trainieren, wie wir für das körperliche Training aufbringen, dann können wir auch gesünder werden und in besserer Balance leben. Wir könnten alle ein emotional erfüllteres Leben führen.

In der letzten Zeit haben Wissenschaftler spektakuläre Entdeckungen über die Natur der Gefühle gemacht. Manfred Clynes hat die Wissenschaft der Sentik entwickelt – das Studium der Kommunikation von Emotionen. Er hat für sieben grundlegende Emotionen – Liebe, Hass, Ehrfurcht, Kummer, Zorn, Freude und Sex – etwas entwickelt, was er sentische Formen nennt. Zu Beginn des Lebens ist jede Emotion neurologisch im Gehirn kodiert und entspricht einem spezifischen Muster; sie kann durch dieses Muster auch ausgelöst werden. Clynes testete Versuchspersonen, die er bestimmten Emotionen aussetzte, während einer ihrer Finger auf einem Gerät ruhte, welches den jeweiligen Druck aufzeichnete. Wenn die Intensität des Drucks im Verlauf grafisch aufgezeichnet wurde, entsprachen die Muster den Gefühlen, die durch Musik hervorgerufen worden waren. Umgekehrt aktiviert Musik, die eine bestimmte Emotion ausdrückt, deren entsprechende › sentische Form‹ im Gehirn. Die Muster sind quer durch die Kulturen und Geschlechter verblüffend uniform.

Musik kommuniziert durch solche sentischen Formen: »Traditionell war die Frage, wie Musik kommuniziert – wie sie unsere Befindlichkeit verändert und uns Einsichten vermittelt – hauptsächlich eine Angelegenheit der Ästhetik und der Musikkritik. Wir können die Sprache der Musik jedoch auch wissenschaftlich, aus dem Blickwinkel der Existenz sentischer Formen betrachten. Ein guter Komponist, der mit einem bestimmten Musikstück Freude mitteilen möchte, kann genau das erreichen. Ein Interpret, der die Intention des Komponisten versteht, kann die Freude wieder zum Klingen bringen, und auch empfindsame Hörer können die Freude heraushören, als Nachklang der Vision von Freude, die der Komponist vielleicht Hunderte von Jahren früher schuf – all das wird durch die Wirkung und die Unveränderlichkeit einer sentischen Form ermöglicht.«[1]

Sentische Formen stellen die Elemente der Musik dar – in gleicher Weise, wie Buchstaben die Elemente der Sprache sind. Je reiner ein Künstler die sentische Form reproduziert, desto besser gelingt es der Musik, Emotion zu reflektieren und auszudrücken. Wenn wir große Interpreten hören, wissen wir intuitiv, dass sie den Puls des Komponisten getroffen haben. Wir fühlen uns von der Musik angerührt. Sie berührt uns ganz tief und inspiriert uns auf eine Weise, die wir mit Worten nicht ausdrücken können.

Gefühle können auch mit einer Übung trainiert (und ausgelöst) werden, die Clynes entwickelte und sentische Zyklen nannte. Der Druck eines Fingers auf ein Messgerät wird auf spezifische Weise genutzt, um einen Gefühlszustand auszudrücken. Dies erfolgt für eine Reihe unterschiedlicher Gefühle, bis der sentische Zyklus vollständig ist. Durch den Einsatz eines Computers kann, wie bereits beschrieben, das Muster des Fingerdrucks in eine visuelle Darstellung und sogar in ein Geräusch umgewandelt werden. Den Ausdruck von Emotionen zu üben, macht uns für viele bisher unterdrückte Aspekte der eigenen Person offen. Clynes Versuchspersonen, die regelmäßig mit den sentischen Zyklen arbeiten, fühlten sich entspannter, gesund und im Frieden mit sich selbst.

Clynes bemerkt: »Das emotionale Befinden wirkt wie ein Brennglas, das Erinnerungen, Assoziationen und Gedanken in das Bewusstsein dessen bringt, der den sentischen Zyklus ausführt. Zusätzlich zur neurochemischen Wirkung, die das Hervorrufen des Gefühls an sich auf den Organismus haben kann, ... werden daher zusätzlich Wirkungen in Gang gesetzt, die mit speziellen Erinnerungen, mit Katharsis und mit spontan entstandenen kreativen Ideen zu tun haben können.«[2] Weitere Forschungen über den Ausdruck von Gefühlen haben in Frage gestellt, ob es denn gesund sei, seinem Ärger freien Lauf zu lassen; dies, so waren die Ergebnisse, führte zu noch stärkerem Ärger oder häufigeren Wutanfällen. Erfahrungen mit *Geleiteter Imagination durch Musik* legen für mich den Schluss nahe, dass die Annäherung an Ihren Ärger oder Ihre Wut und das Zulassen und Erfahren dieser Gefühle in einem Zustand veränderten Bewusstseins diese sehr viel effektiver und sicherer auflösen, als das Abreagieren Ihres Ärgers an Ihren Freunden.

Wir können üben, unsere Gefühle allgemeiner auszudrücken, ohne sie auf eine bestimmte Person zu richten. Ein inspirierendes Musikstück zu hören oder einen sentischen Zyklus zu erleben, sind sichere Zugänge, um ein Gefühl auszulösen, es auszudrücken und zum nächsten Gefühl weiterzugehen. Wenn ich Musik höre, spüre ich oft, wie sich in mir Ärger oder Traurigkeit lösen, auch wenn ich das Gefühl nicht bewusst mit etwas oder jemandem Bestimmtem in Verbindung gebracht habe. Als ich mit den sentischen Zyklen von Clynes arbeitete, fiel mir auf, dass ich zwar über den Fingerdruck Ärger ausdrückte, diesen aber mit keinen bestimmten Assoziationen in Verbindung brachte. Ich spürte ihn einfach.

Auf einem Symposium *Musik und Medizin,* das 1984 in Westdeutschland stattfand, berichtete Clynes, es sei sehr wahrscheinlich, dass es für jede grundlegende Emotion spezifische neurochemische Stoffe gibt, und dass das Training der Gefühle und das Ausdrücken von Gefühlen mittels Musik die Aktivität des Immunsystems steigern kann. Die Wirkung von auditiven Reizen, von Stress und anderen Umweltfaktoren auf das Immunsystem des Körpers wurde von Robert Ader, einem Forscher an der University of Rochester, aufgezeigt und in entsprechenden Experimenten nachgewiesen.[3]

Clynes weist darauf hin, dass die Häufigkeit von Krebserkrankungen, die zum Tode führen, bei Musikern um einiges niedriger liegt als bei der Gesamtbevölkerung. Er glaubt, dass sentische Formen die Kluft zwischen Gefühl, Verstand und Körper überbrücken können und dass das Begehen dieser Brücke neue Zugänge zur Heilung ermöglicht.

Musik, Lernprozesse und unsere Gefühle

Wir lernen am besten, wenn wir uns frei ausdrücken können. Dennoch tut unsere Gesellschaft alles, was in ihrer Macht liegt, um diesen freien Ausdruck zu unterbinden. Es ist peinlich, vor anderen Menschen zu weinen oder ärgerlich zu sein. Es wird als inakzeptabel angesehen, vor Freude laut zu jubeln und in die Luft zu springen. Wir haben gelernt, unsere Gefühle gut zu verbergen. Da unsere Kultur es für unpassend erklärt, Ärger, Niedergeschlagenheit, Eifersucht oder Trauer einzugestehen und ernst zu nehmen, schlucken wir sie hinunter, sobald sie in uns aufsteigen. Später bemerken wir einen Kloß im Hals oder ein Gefühl der Enge in unserer Brust, oder wir entwickeln Probleme mit der Schilddrüse oder leiden unter Angstzuständen oder Depressionen.

Als Lehrer oder Eltern können wir unseren Kindern helfen, offen zu werden für einen lebenslangen Lernprozess, der Spaß macht, indem wir ihnen die Erlaubnis geben, ihre

Gefühle zuzulassen. Statt unseren Kindern oder anderen uns nahe stehenden Menschen aufzutragen, sie sollten nicht weinen, würden wir ihnen besser helfen, indem wir ihnen vermitteln, dass es in Ordnung ist, traurig zu sein und sie dabei unterstützen.

Statt uns vor ihrem Ärger zu fürchten und ihnen zu sagen: › Ärgere dich nicht!‹, könnten wir sie ermutigen, ihren Ärger genau dann, wenn sie ihn empfinden, auszudrücken – so lange sie dadurch niemanden verletzen. Wenn sie den Ärger zu diesem Zeitpunkt nicht herauslassen, kann er sich später auf destruktive, heimtückische Weise Bahn brechen. Wenn wir es uns zur Gewohnheit machen, unsere Gefühle über sentische Zyklen oder in anderer positiver Weise auszudrücken, brauchen wir andere weder körperlich noch verbal zu bedrohen. Gefühle können und sollen auf eine gemäßigte Art zum Ausdruck gebracht werden, sei es für uns selbst oder anderen gegenüber, so dass sie nicht zu einem späteren Zeitpunkt wie ein Wirbelsturm ausbrechen.

Unser eigene Einstellung gegenüber Gefühlen ist auch dafür entscheidend, welche Gefühle die Menschen in unserem Umfeld entwickeln; wir können ihnen nicht dabei helfen, wenn wir nicht gelernt haben, mit unseren eigenen Gefühlen umzugehen. Über GIM und den Ausdruck von Gefühlen sagt Helen Bonny Folgendes: »In unserer Kultur wird die entgegengesetzte Haltung eingenommen, bei der Gefühle – abgesehen von rituellen Anlässen wie Beerdigungen und Hochzeiten oder bei Kinofilmen und Sportereignissen etc. – nicht offen ausgedrückt werden dürfen. Nicht nur negative Emotionen werden dadurch unterdrückt, die Krankheiten des Körpers und der Seele verursachen können; auch schöne Gefühle werden im Keim erstickt. Ohne die Erfahrung der Schönheit, erlebt in der Fülle aller Sinne, kann die Seele sich nicht zu ihrer Ganzheit entfalten, der Körper nicht zu seiner strahlenden Gesundheit finden.«[4]

Nach Bonny ist es im sicheren Umfeld der Musik möglich, die Ursachen unerklärlicher Ängste zu entdecken und Ärger und Feindseligkeit zu bearbeiten.

Wo liegt der Zusammenhang zwischen dem Lernen und den Emotionen? Es handelt sich um einen Prozess, den wir gerade erst zu verstehen beginnen. In jüngster Zeit wurden viele neue Erkenntnisse darüber gewonnen, wie die Gefühle das Hirn anregen und so das Lernen fördern. Emotionen wie Nostalgie oder Erregung können die Verbindungen der Neuronen im Gehirn stimulieren. Gefühle und Information kombinieren sich neu, und es kommt zu kreativen Vernetzungen.

Zunächst wirken die emotionalen Einflussfaktoren in der Form unbewusster Eindrücke in der Peripherie Ihrer Aufmerksamkeit. Später können sie eine ganz bestimmte Erinnerung wachrufen und diese in Ihr Bewusstsein bringen. Ebenso wie Emotionen in der Lage sind, Lern- und Gedächtnisprozesse anzuregen, können unterdrückte Emotionen Gedanken verwirren, das Gedächtnis blockieren, die Kreativität ersticken und persönliches und spirituelles Wachstum verkümmern lassen. Wir werden uns diesem Thema im Kapitel 8, *Musik und die Sinfonie des Gehirns,* näher widmen. Nach Jahren der Forschung kam Lozanov zu dem Ergebnis, dass es nicht so sehr mangelnde intellektuelle Begabung ist, die das Lernen verhindert, sondern vielmehr Stress und die Spannung emotionaler Blockaden.[5] Stress und Anspannung sind besonders in der Schule und am Arbeitsplatz offensichtlich.

Stellen Sie sich einen jungen Schüler vor, der im Klassenzimmer an seinem Platz sitzt. Welche Kleidung könnte er tragen? Welche Haarfarbe hat er? Achten Sie auf den Ausdruck der Langeweile in seinem Gesicht und auf seine Augen, deren Blick ausdruckslos ins Weite geht. Können Sie sich vorstellen, was in seinem Kopf vor sich geht? Vielleicht hat ihn heute Morgen sein alkoholabhängiger Vater angeschrien und gedemütigt. Auf dem Weg zur Schule wurde er dann wegen seiner Andersartigkeit von einem Klassenkameraden gehänselt.

Als er in das Klassenzimmer tritt, deutet sein Lehrer auf ihn und tadelt ihn mit strenger Stimme, weil er zu spät gekommen ist. Dieser Junge fühlt sich nicht sicher in seiner Welt. Er nimmt kein Wort von dem auf, was sein Lehrer oder seine Mitschüler sagen. Er kann sich selbst nicht leiden. Tränen steigen ihm in die Augen, aber er kann sie nicht zulassen. Er ist verwirrt. Es ist ihm nicht möglich, logisch zu denken. Sein Körper fühlt sich kalt an und ist doch schweißbedeckt. Er spürt, wie sich seine Fäuste zusammenballen. Er möchte am liebsten auf seinen Vater, seine Klassenkameraden und seinen Lehrer einschlagen. Aber er kann keinem Menschen sagen, wie es ihm geht. Und so bekommt er seine Fünfer und Sechser in der Schule. Sein Gesichtsausdruck bleibt regungslos, um niemandem zu verraten, wer er wirklich ist.

Und nun stellen Sie sich eine intelligente und attraktive leitende Angestellte einer Firma vor. Sie trägt vielleicht ein Kostüm mit einem farbenfrohen Schal. Es ist Montagmorgen und ein anstrengendes Wochenende liegt hinter ihr. Sie hat ihrem Mann mitgeteilt, dass sie sich von ihm trennen will. Die Kinder sind deswegen sehr verstört. Die Katze ist nirgends aufzufinden; ihr Haus gleicht einem Schlachtfeld. Außerdem ist sie nicht dazugekommen, das Projekt, das sie heute vorstellen soll, fertig auszuarbeiten.

Als sie an ihrem Schreibtisch sitzt und versucht, an dem Projekt zu arbeiten, spürt sie im ganzen Nacken- und Schulterbereich Schmerzen. Ihr Gehirn scheint aus Rührei zu bestehen. Sobald ihr eine Idee kommt, wird diese von dem Bild einer geballten Faust zunichte gemacht. So intelligent sie auch ist, sie kann keine einzige neue Idee produzieren. Sie bringt noch nicht einmal einen verständlichen Satz zustande. Das Schlimmste dabei ist, dass sie sich wie ein Versager vorkommt. Aber all das darf niemand wissen. Und so sitzt sie schließlich da, mit steinernem Gesicht und einer Stimme, die klingt, als hätte jemand ihre Stimmbänder verknotet.

Der Schüler und die erfolgreiche Geschäftsfrau werden nicht nur von der Krisensituation, in der sie sich befinden, blockiert, sondern auch von zurückliegenden traumatischen Erlebnissen und alten Gefühlen und Erinnerungen, die sie unterdrückt haben. Sie haben keine freie Verbindung zu ihrer Gefühlswelt. Um wieder lernen und Informationen aufnehmen zu können, um wieder kreativ und erfinderisch sein zu können, müssen sie Zugang zu ihren Gefühlen finden und lernen, sie auszudrücken.

Wenn ich mit Musik und Imagination arbeite, empfinde ich oft ein ehrfürchtiges Staunen über die Musik. Sie scheint den Zuhörer sanft an die Hand zu nehmen und ihn zu unbekannten und unerforschten Bereichen des Unbewussten zu führen. Bei diesen inneren Räumen handelt es sich oft um Bereiche, deren Erforschung dem Betreffenden ohne das musikalische › Sicherheitspolster‹ als zu gefährlich erscheinen würde. Noch ausgeprägter ist die Unterstützung, wenn – wie in GIM – ein ausgebildeter Therapeut oder Berater den Prozess begleitet.

Da Musik den Zustand des Bewusstseins widerspiegelt, kann sie die Ängste, Ärgernisse, Feindseligkeiten oder Schuldgefühle, die der Zuhörer die ganze Zeit in sich getragen hat, in Form von visuell wahrgenommenen oder emotional empfundenen Bildern bewusst werden lassen. Es sind diese unterdrückten Gefühle, die möglicherweise den Grund dafür darstellen, dass jemand nicht in der Lage ist, über sein physikalisches, materielles Dasein hinauszuwachsen und sich sowohl mit seiner spirituellen Entwicklung auseinander zu setzen als auch mit dem Trauma des alltäglichen Lebens zurechtzukommen.

In ihrem Buch *Im Zeitalter der Sucht: Wege aus der Abhängigkeit* beschreibt Anne Wilson Schaef den Zusammenhang zwischen der Entfremdung der Gefühle und der Sucht als einen Teufelskreis: »Eine Sucht legt über unsere Gefühle und Wahrnehmungen einen Schleier. Zorn, Schmerz, Depression, Verwirrung, aber auch Freude und Liebe – die Sucht erspart uns den Umgang mit solchen Empfindungen, da wir sie nicht oder nur gedämpft spüren. Wenn wir süchtig sind, hören wir auf, unserem Wissen und unseren Sinnen zu trauen. Entscheidend sind plötzlich unsere verwirrten Wahrnehmungen, von ihnen erwarten wir Auskunft über unser Denken und Fühlen. Mit der Zeit tötet dieser Mangel an innerem Empfindungsvermögen auch unsere inneren Prozesse ab, was uns wiederum gestattet, der Sucht verhaftet zu bleiben.«[6]

Musik kann unseren inneren Tumult, unsere heimlichen Ängste und Gefühle der Verlassenheit widerspiegeln. Und sie kann für uns unterschwellige Gefühle ausdrücken, von deren Existenz wir vielleicht nicht einmal wissen.

Beim Hören einer Sinfonie von Beethoven erleben Sie in dieser kurzen Zeitspanne möglicherweise all die Emotionen, die Sie sonst im Verlaufe von 24 Stunden empfinden würden, und dies in den feinsten Abstufungen und Schattierungen! Musik legt wie ein innerer Spiegel unsere Gefühle frei und befähigt uns, den Gefühlen Form zu geben, die wir sonst vielleicht unterdrücken würden. Indem Musik uns Leid, Freude oder Wut nahe legt, bringt sie unsere eigenen Gefühle in Bewegung und gibt uns die Erlaubnis, diese zu spüren und zu äußern.

Wenn jemand mit GIM arbeitet, kann er als › Reisender‹ erleben, dass das Gefühl der Beklemmung in der Brust nachlässt und sich allgemein eine Entspannung der Muskeln einstellt, während die Musik die Mauer zwischen ihm und seinen Gefühlen wegzuspülen beginnt. Menschen, die seit

Monaten oder sogar seit Jahren nicht geweint haben, lassen es zu, von der Musik ergriffen zu werden. Sie spricht die Stellen tief in ihrem Inneren an, die jenseits des Verbalen liegen und gibt ihnen Erlaubnis, zu trauern und zu weinen oder um sich zu treten und zu schreien. Musik ist wie ein Bad für die Psyche. Wenn Sie sich in dieses Bad hineinbegeben, kann es hartnäckige Flecken und die Überreste vergangener Traumata lösen, die sich in Ihnen wie Rußschichten festgesetzt haben mögen. Die Übungseinheiten unter dem Titel › Bäder für die Psyche‹ am Ende dieses Kapitels bieten Ihnen praktische Anweisungen, wie Sie dieses Phänomen selbst erleben können.

Wenn wir uns bemühen, unsere Gefühle zu unterdrücken, dann passiert es oft, dass sich Apathie wie eine schwarze Wolke über uns legt. Sie ist eine Krankheit, die unsere ganze Gesellschaft plagt. In meiner Arbeit mit GIM habe ich mit Erwachsenen zu tun, die nur halb lebendig sind, weil sie über Jahre ihre Gefühle abgetötet haben. Nicht nur, dass sie verlernt haben zu weinen; sie haben auch verlernt, sich wirklich zu freuen. In Schulen erlebe ich Kinder, die nicht die geringste Ahnung haben, ob es Ärger oder Trauer, Angst oder Freude ist, was sie fühlen. Sie igeln sich einfach ein oder aber sie reagieren sich nach außen ab, ohne dass jemand versteht, was mit ihnen los ist.

Ob als Kind oder Erwachsener – wenn wir uns ein falsches Selbst auferlegen, dann verleugnen wir unser eigenes inneres Potential. Wir durchtrennen die lebendige Verbindung sowohl zu unserem eigenen wahren Ich als auch zu dem wahren Ich unserer Mitmenschen. Wenn unsere emotionale Grundversorgung gestört ist, weil die Versorgungsleitungen verstopft sind, dann kann nicht einmal mehr der kleinste Informationsfluss erfolgen, geschweige denn der spontane Fluss kreativer Ideen. Und dann wundern wir uns, warum uns das Lernen schwer fällt!

Das regelmäßige Arbeiten mit Musik und Imagination hält diese Kanäle offen. Indem wir das Naturell unserer Gefühle kennen lernen, fangen wir an, ein Bewusstsein unserer selbst zu entwickeln, das uns durch die Krisen und Wechselfälle unseres Lebens trägt. Statt aufzugeben, lernen wir, wie wir uns unsere Emotionen zu Eigen machen und sie durch unser bewusstes Denken kontrollieren können, anstatt uns von ihnen kontrollieren zu lassen.

Wenn Sie sich zu Hause ein Musikstück anhören, erleben Sie eine Vielfalt von Emotionen, wobei die meisten Gefühle von der Musik unterhalb der Schwelle des Bewusstseins ausgelöst werden. Je mehr wir uns auf die Gefühle einstimmen, die die Musik in uns hervorruft, umso mehr lernen wir über die Gefühle, die wir herauslassen müssen. Je mehr Gefühle wir ausdrücken, desto gesünder und ausgeglichener werden wir.

Musik und Stressbewältigung

Es ist ein Missverständnis zu meinen, nur sanfte, beruhigende Musik sei zum Einsatz für Stressbewältigung geeignet, und Musik, die Trauer oder Ärger auslöst, könne nicht entspannend wirken, da ihr der aufmunternde Charakter fehle.

Tatsächlich hat das Zulassen unterdrückter Gefühle und unglücklicher Erinnerungen letztendlich eine größere entspannende Wirkung, weil der Körper, die Gefühle und der Geist alle einen großen Seufzer der Erleichterung ausstoßen. Die Musik, die diese starken Gefühle auslöst und sie aus dem Körper und aus den Emotionen herauslöst, so wie man das Gift aus einer Wunde heraussaugt, hat oft einen stürmischen Charakter und ist eher anregend als entspannend. Karl Haas, der in den USA durch sein Radioprogramm mit dem Titel

Adventures in Good Music tausenden von Hörern klassische Musik nahe gebracht hat, stellt fest:»Nicht alles, was uns ermuntert, muss sanft und beruhigend sein. Es kann sein, dass es uns gut tut, zu weinen. Sobald wir emotional reagieren, ist es möglich, uns aufzumuntern.«

Beim Hören von Musik, das mit der Absicht erfolgt, eine Verbindung zu unseren Gefühlen herzustellen, sprechen wir von bewusstem Hören. Linda Keiser, eine der ersten GIM-Ausbilderinnen, stellt eine Verbindung her zwischen den Eigenschaften der Musikstücke, die auf den GIM-Tonbändern Verwendung finden, und speziellen Gefühlszuständen, zu deren Verstärkung sie taugen.[7] Zum Beispiel kann der erste Satz des Klavierkonzerts Nr.2 von Brahms Gefühle der Erregung zum Vorschein bringen, und die Sinfonie Nr.4 (zweiter Satz) von Brahms erlaubt es dem Hörer, seine Gefühle zu akzeptieren.

Hal Lingerman meint, dass Menschen es manchmal nötig haben, ihren Ärger herauszulassen und dass sie ihn zu anderen Zeiten dämpfen müssen. Er hat für beides musikalische Vorschläge. Um Gefühle der Wut loszuwerden, schlägt er Stücke wie Beethovens Ouvertüre zu *Egmont,* das Klavierkonzert Nr.1 von Brahms und die Sinfonie Nr.5 von Tschaikowsky vor. Er meint, dass Musik, die Ärger beinhaltet, dem Zuhörer die Erlaubnis gibt, seinem eigenen Ärger Freiraum zu geben. Um Ärger zu besänftigen, schlägt er *Zwei Konzerte für zwei Klaviere* von Bach, das *Harfenkonzert* von Händel und *Golden Voyage* von Dexter vor. Da Musik entweder beruhigend oder stimulierend wirkt, muss der Zustand des Hörers ebenfalls in Betracht gezogen werden.

Als ich in Mexiko Vorlesungen hielt, erzählte mir eine amerikanische Touristin die folgende Geschichte:»Mein vierjähriger Enkel Joseph war in seine Lieblingsbeschäftigung vertieft: er malte Phantasie-Monster. Plötzlich wurde die Haustür zugeschlagen. Sein Vater Mitchell war nach

Hause gekommen. Mitchell marschierte ins Wohnzimmer, stellte seine Aktentasche ab und machte sich an der mit allen Schikanen ausgestatteten Stereoanlage zu schaffen. Einen Moment später füllten die Harmonien der *Brandenburgischen Konzerte* mit quadrophonem Klang den Raum. Joseph schaute von seiner Zeichnung auf, grinste und sagte: › Papa ist sauer wegen irgendetwas.«

Es gibt viele Musikstücke, die Sie einsetzen können, um mit Ihrem Ärger, Ihren Ängsten oder Ihrer Traurigkeit zurechtzukommen. Probieren Sie unterschiedliche Kompositionen aus und beobachten Sie, wie es Ihnen damit ergeht. Sie werden sehr bald lernen, welche Stücke Sie als Hilfsmittel verwenden können, um zu innerer Ausgeglichenheit zu finden.

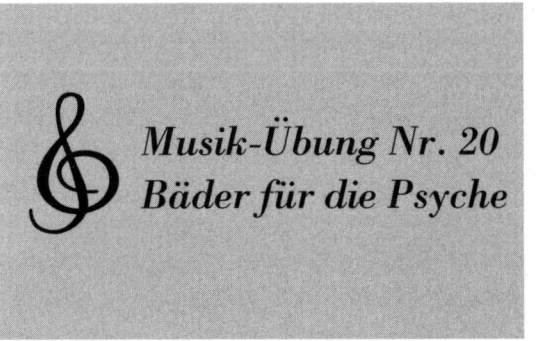

Musik-Übung Nr. 20
Bäder für die Psyche

- Legen Sie sich an einem geeigneten Platz nieder. Atmen Sie einige Male tief durch.

- Lassen Sie das *Air aus der Suite Nr. 3 D-Dur* von J. S. Bach oder das *Prélude à l'après-midi d'un faune* von Debussy spielen.

- Stellen Sie sich vor, Sie seien in einen weiten Ozean aus Musik eingetaucht. Lassen Sie die Töne und Harmonien der Musik über sich hinwegspülen. Achten Sie darauf, wie sich die Musik auf Ihrer Haut anfühlt. Lassen Sie sich von der Musik forttragen. Schwimmen Sie auf den Klängen.

- Stellen Sie sich vor, Sie könnten in die Tiefen der Musik hinabtauchen. Laden Sie die Musik ein, durch die Haut in Ihren Körper hereinzukommen. Schicken Sie sie zu den Stellen, die es nötig haben, gereinigt zu werden; nehmen Sie wahr, wie sich das anfühlt.

Hier ist eine Methode, sich seiner Gefühle bewusst zu werden und Emotionen zu › trainieren‹. Beginnen Sie, mit der Auswahl der fünf Musikstücke aus Kapitel 1 zu experimentieren;

Musik-Übung Nr. 21
Stimmungen
ausgleichen

halten Sie dabei fest, welche Musik zum betreffenden Zeitpunkt Ihre eigene Energie widerspiegelt.

- Suchen Sie sich am Ende eines anstrengenden Arbeitstages einen angenehmen Platz, wo Sie sich hinlegen können. Sie könnten ein großes Sitzkissen verwenden und sich auf den Teppich legen, oder aber auf eine Matratze, eine Matte oder eine Couch. Diese Übung kann auch in einer bequemen Sitzposition durchgeführt werden, wenn es Ihnen nicht möglich ist, sich hinzulegen.

- Wählen Sie in Anwendung des › Iso-Prinzips‹ ein Musikstück, das Ihrer Stimmung entspricht. Sind Sie nervös, irritiert oder überdreht, dann beginnen Sie mit Musik, die nicht zu ruhig ist, so dass Sie sich in ihr wiederfinden können und vielleicht etwas von Ihrer Nervosität an die

Musik abgeben können. Später können Sie dann zu einem ruhigeren Musikstück übergehen.

- Hören Sie sich diese Musik eine Weile an – jedes Stück wenigstens vier Minuten oder auch länger (bis zu fünfzehn Minuten).

- Achten Sie während Sie zuhören darauf, ob sich Ihre Stimmung oder Ihre Gefühle verändern.

- Wenn Sie sich depressiv fühlen, beginnen Sie mit einem ruhigen Stück mit langsamem Tempo wie dem *Canon* von Pachelbel oder dem jeweils zweiten Satz der *Brandenburgischen Konzerte* oder den *Vier Jahreszeiten*. Machen Sie dann mit *Eine kleine Nachtmusik* weiter.

- Wenn Sie in einer freudigen Stimmung sind und Ihnen zum Feiern zumute ist, dann spielen Sie *Die vier Jahreszeiten.*

- Wenn Sie sich ängstlich und schüchtern fühlen und Sie zum Beispiel vor einem Vorstellungsgespräch oder vor einem Auftritt Angst haben, dann spielen Sie *Eine kleine Nachtmusik*, bevor Sie sich auf den Weg machen. Achten Sie darauf, ob die Musik Ihnen Mut macht.

- Wenn Sie sich angespannt und nervös fühlen oder wenn Sie Ihren Ärger beruhigen wollen, versuchen Sie es mit dem *Canon* von Pachelbel.

- Wenn Ihnen zum Träumen zumute ist und Sie gerne auf eine kleine Urlaubsreise gehen möchten, die Sie kein Geld kostet, dann legen Sie das *Prélude à l'après-midi d'un faune* auf.

- Wenn Sie in einer meditativen oder ehrfürchtigen Stimmung sind, spielen Sie den zweiten Satz eines der *Brandenburgischen Konzerte*.

- Wenn Sie aufgestauten Ärger verspüren, dann kann Ihnen der erste oder dritte Satz von *Eine kleine Nachtmusik* dabei helfen, ihn loszuwerden und in bessere Stimmung zu kommen.

- Notieren Sie sich in Ihrem Notizbuch, welche Musikstücke welche Wirkung hatten. Nachdem Sie mit der Auswahl von fünf Stücken experimentiert haben, versuchen Sie es mit einigen der Kompositionen, die am Ende des Kapitels aufgelistet sind, falls Sie Aufnahmen davon in Ihrer Schallplatten-, Kassetten- oder CD-Sammlung haben. Sie können auch einige der neuen CDs ausprobieren, die sich auf Stimmungen oder Themen beziehen, wie zum Beispiel die *Meditation Series* von Laserlight und *Adagio* oder *Sensual Classics* von der Deutschen Grammophon. *Stress Busters* von RCA kann Sie beruhigen, während *Power Classics* von der gleichen Firma Ihnen Energie und Kraft vermitteln kann. Nach relativ kurzer Zeit werden Sie wissen, welche Musik für Sie am besten ist, wenn Sie sich niedergeschlagen und traurig fühlen, wenn Sie ärgerlich oder nervös sind, oder wenn Sie ganz einfach feiern wollen.

Vergessen Sie nicht, dass Sie – auch wenn bestimmte Musikstücke gewöhnlich Stress abbauen und entspannend wirken, und andere eher stimulieren und Energie aufbauen – möglicherweise anders reagieren als ihre Mitmenschen.

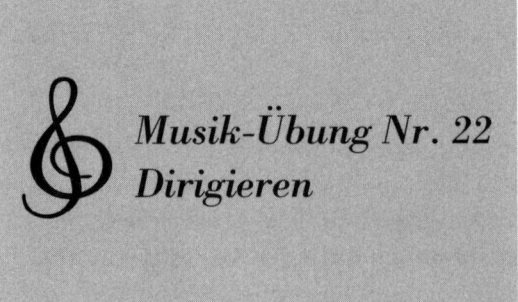

Musik-Übung Nr. 22
Dirigieren

Wollen Sie Stress oder negative Empfindungen abbauen oder möchten Sie Energie und Motivation aufbauen, wenn Sie ein Projekt zu Ende zu führen haben? – Gönnen Sie sich das Erlebnis, ein Orchester zu dirigieren. Stellen Sie sich vor, ein berühmter Dirigent zu sein. Selbst wenn Sie nie in Ihrem Leben dirigiert haben, legen Sie *Eine kleine Nachtmusik* oder eine Beethoven-Sinfonie auf (die 7. Sinfonie eignet sich sehr gut) und bewegen Sie Ihre Arme und Hände frei zur Musik. Verwandeln Sie sich in Neville Marriner oder Zubin Mehta. Halten Sie sich in Ihren Bewegungen nicht zurück. Genießen Sie es! Wenn Sie locker geworden sind und Energie getankt haben, setzen Sie sich an Ihren Schreibtisch und machen Sie sich an Ihre Arbeit.

Wenn Sie etwas zur Aufmunterung brauchen oder Ihnen zum Feiern zumute ist, spielen Sie den letzten Satz von *Eine kleine Nachtmusik* oder die *Nussknacker-Suite* von Tschaikowsky,

Musik-Übung Nr. 23
Freie Bewegungen
zur Musik

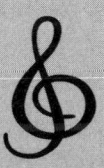

falls Sie eine Aufnahme besitzen. Sie können den Raum nutzen und tanzen, springen oder Pirouetten drehen, wie immer es Ihnen gefällt. Erlauben Sie sich, das Gefühl der Freiheit und der Lebendigkeit zu genießen, das in Ihnen aufkommt. Spüren Sie, wie das Kind in Ihnen hervorkommt, und machen Sie sich keinerlei Sorgen, wie das Ganze auf jemand anderen wirken könnte. Diese Übung ist ganz alleine für Sie. Lassen Sie Ihre ganze Lebenslust zum Vorschein kommen.

Geschäftsleute, die im Büro klassische Musik hören, haben mir berichtet, dass sie alten Problemen neue, positivere Perspektiven abgewinnen und sie in kürzerer Zeit mehr Arbeit erledigen können. Anita Ma-

Musik-Übung Nr. 24
Musik im Geschäfts-
und Berufsleben

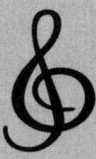

lapit, Managerin im Anchorage Hilton, der ich auf einer Reise durch Alaska begegnete, meinte: »Mit klassischer Musik kommt es mir vor, als würde ich gar nicht arbeiten.«

1. Musik zur Motivation und zur Selbstbehauptung

J.S. Bach	Cembalo-Konzerte
Beethoven	Violinkonzert D-Dur
Brahms	Violinkonzert D-Dur Klavierkonzert Nr.2
Delibes	*Coppelia Suite*
Haydn	Konzert für Trompete, Es-Dur
Mendelssohn	*Italienische Sinfonie* Violinkonzert
Mozart	*Eine kleine Nachtmusik* *Sinfonie Nr.41, C-Dur*
Rodrigo	*Concierto de Aranjuez*
Sibelius	Violinkonzert op.47 d-Moll
Wagner	*Der Ritt der Walküren*

2. Musik zum Stressabbau

Albinoni	Adagio g-Moll
J.S. Bach	Lauten-Suiten BWV 995-997 Violin-Partita in d-Moll
Corelli	Concerti grossi
Händel	Concerti grossi
Pachelbel	Canon in D-Dur
Telemann	Sonaten für Flöte
Vivaldi	Mandolinen-Konzerte Flöten-Konzerte
Wagner	*Siegfried-Idyll*

3. Musik, die Energie in Ihren Arbeitstag bringt

J.S. Bach	Violinkonzerte Orchestersuiten *Brandenburgische Konzerte*
Beethoven	Sinfonien Nr. 1,2,8
Brahms	Sinfonie Nr.2 Klavierkonzerte Nr. 1 und 2
Boccherini	Gitarren-Konzert, E-Dur
Castelnuovo- Tedesco	Gitarren-Konzert
Haydn	Sinfonien Nr. 92-104
Mendelssohn	Violinkonzert *Italienische Sinfonie*
Mozart	Sinfonien Nr.35, 39, 40, 41 Divertimenti Flötenkonzerte
Smetana	*Die Moldau*
Tschaikowsky	Klavierkonzert Nr.1
Verdi	Ouvertüre zu *Die Macht des Schicksals*
Vivaldi	*Die vier Jahreszeiten* Violinkonzerte
Wagner	Vorspiel zu *Die Meistersinger von Nürnberg*

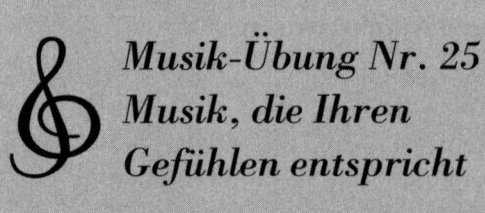

Musik-Übung Nr. 25
Musik, die Ihren
Gefühlen entspricht

1. Musik zum Alleinsein und zur Kontemplation

J.S. Bach	Wohl mir, dass ich Jesu habe Cello-Suiten *Air* aus der Suite Nr.3 D-Dur
Barber	Adagio für Streicher
Beethoven	Klavier-Sonaten Klavierkonzert Nr.5 (zweiter Satz)
Chopin	The Meditative Chopin von Roy Eaton
Canteloube	*Chants d'Auvergne*
Debussy	Claire de Lune
Franck	Sinfonie in d-Moll
Marcello	Oboen-Konzert op.1 d-Moll
Rachmaninow	Klavierkonzerte Nr.2 und 3
Vaughan Williams	*Fantasia on a Theme of Thomas Tallis*

2. Musik, die Kraft und Energie vermittelt

J.S. Bach	Toccata und Fuge, d-Moll
Beethoven	Sinfonie Nr.5
Brahms	Klavierkonzerte Nr.1 und 2
Mahler	Sinfonie Nr.8
R. Strauß	*Don Juan* *Ein Heldenleben*
Vaughan Williams	The Lark Ascending
Wagner	Vorspiel zu *Die Meistersinger*

3. Musik der Ekstase

J.S. Bach	Magnificat in D-Dur h-Moll-Messe
Beethoven	*Benedictus* aus der *Missa Solemnis*
Brahms	Deutsches Requiem
Dvorák	Sinfonie Nr.9 e-Moll, *Aus der neuen Welt* (zweiter Satz)
Gounod	*Cäcilien Messe* (Offertorium, Sanctus)
Mozart	*Vesperae Solemnes: Laudate Dominum*
Schubert	Ave Maria
Verdi	Requiem
Zamfir	*Classical Zamfir*
	Gregorianische Gesänge

4. Musik zum Meditieren

J.S. Bach	*Komm, süßer Tod*
Beethoven	Sinfonie Nr.9 (dritter Satz) Klavierkonzert Nr.3 (zweiter Satz) Violinkonzert (zweiter Satz)
Brahms	Violinkonzert (zweiter Satz)
Dvořák	*Cello-Konzert* (zweiter Satz) Sinfonie Nr.9 *Aus der neuen Welt* (zweiter Satz)
Franck	*Panis Angelicus* Violin-Sonate (erster Satz)
Hovhaness	*Mountains and Rivers without end*
Mahler	Sinfonie Nr.4 (dritter Satz) Sinfonie Nr.7 (zweiter Satz)
Massenet	*Meditation aus Thais*
Schubert	*Ave Maria*
Schumann	Träumerei
Vaughan Williams	Fantasia on a Theme of Thomas Tellis

5. Festliche Musik

Beethoven	Sinfonie Nr.9 (vierter Satz)
Clarke	*The Trumpet Voluntary*
Copland	*Billy the Kid*
Gabrieli	Canzonen für Blechbläser

Händel	*Feuerwerksmusik*
	Messias, › *Halleluja* ‹ - *Chor*
Haydn	Trompeten-Konzert
Marais	*Fanfare*
Purcell	*Tune and Air* für Trompete und Orchester
Schumann	Sinfonie Nr.1, *Die Frühlings-Sinfonie* (letzter Satz)
Verdi	Triumph-Marsch aus *Aida*
Vivaldi	Konzert in C-Dur für zwei Trompeten

6. Musik für zärtliche Stunden

Berlioz	Liebesmusik aus *Romeo und Julia*
Chopin	Étude Nr.3
	Klavierkonzerte Nr.1 und 2 (zweiter Satz)
Léhar	*Vilja-Lied* aus *Die lustige Witwe*
Liszt	*Liebestraum*
Mahler	Sinfonie Nr.5 (vierter Satz)
Mozart	Klavierkonzert Nr.21 (zweiter Satz)
Rachmaninow	Klavierkonzert Nr.2 (zweiter Satz)
	Rhapsodie op.43 (1934)
Tschaikowsky	Ouvertüre zu *Romeo und Julia*
	Sinfonie Nr.5 (zweiter Satz)

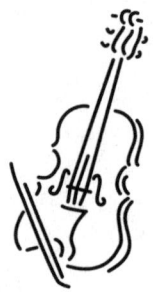

8 Musik und die Sinfonie des Gehirns

G *ott schütze vor Gedanken mich*
Die das Hirn nur barg;
Wer ein Lied für immer singt
Denkt im Knochenmark.

William Butler Yeats

Vor kurzem entschlossen sich die Japaner, ihr gesamtes Erziehungssystem neu zu überdenken, denn sie hatten das Gefühl, ihre Universitätsabgänger seien zu geklonten Wesen geworden. So fleißig und intelligent sie auch waren, ihnen fehlte die Einzigartigkeit, Kreativität und Originalität. Sie waren nicht wirklich, im wahrsten Sinne des Wortes, gut ausgebildet.

Wirkliches Lernen berührt viele Ebenen unseres Seins. Es rührt an unser Herz, bewegt unsere Seele und greift tief in unsere Psyche hinein, wo es reiche Quellen kreativer Schätze zu Tage fördert oder uns auch mit den dunklen flüchtigen Schattenbildern konfrontiert, die wir verdrängt haben. Wahres Lernen – ein Lernen in unserem Inneren, das sich nicht auf die logischen Mechanismen unseres Gehirns beschränkt – integriert alle Schichten und beide Hemisphären des Gehirns, die Ebene des Bewussten und des Unbewussten und die vielfältigen Aspekte unseres Seins, die von ihnen beeinflusst werden, also auch den Körper, die Emotionen und den Geist.

Unser Gehirn: Mehr als wir denken!

Wenn nur unsere intellektuelle Seite angesprochen wird, so limitiert uns dies, weil wir auf einen kleinen Ausschnitt unserer Kapazitäten beschränkt werden. Indem wir das Gehirn zu belehren versuchen, wie es zu funktionieren hat, anstatt im Einklang mit den natürlichen Funktionsweisen des Gehirns zu lehren, nutzen wir letztendlich nur einen Bruchteil unserer mentalen Fähigkeiten. Sobald wir damit beginnen, die Art unseres Lernens neu zu bedenken, erwecken wir brachliegende Bereiche wie die Intuition und die Imagination zu neuem Leben: Bereiche, die durch Einstellungen wie › Zurück zum Pauken der Grundlagen ‹ aus unseren Klassenzimmern weitgehend verdrängt worden sind. Wir müssen darüber nachdenken, ob wir ein offenes oder ein geschlossenes System für unsere Kinder möchten.

In seinem Buch *Openmind, Wholemind* definiert Bob Samples das pädagogische Erleben in einem offenen Schulsystem als eine flexible Erfahrung, in der der Schüler die Beziehungen zwischen den Dingen erforscht. In einem offenen System sind Phantasien, Träume und Gefühle zentrale Bestandteile des Lernprozesses. Dagegen ist ein geschlossenes System starr und begrenzt und auf die › richtige Antwort ‹ ausgerichtet. Die Beschränkung auf das rationale, bewusste Denken – eine Störung, die Samples als › rationale Neurose ‹ bezeichnet – hält uns oft davon ab, abenteuerlichere und dynamischere Wege zu finden, wie wir das Gehirn nähren und eine Liebe zum Lernen entfachen können.

Wenn wir verstehen, dass unser Gehirn und unser Denken natürlicherweise offen angelegt sind, werden wir ermutigt, Zugänge zu finden, die die ganze Person befreien und anregen und mit denen wir die Imitation hinter uns lassen und zur Innovation fortschreiten. Die beste Nahrung für

Schüler besteht aus einem verführerischen Menü, das eine Vielfalt reicher Geschmacksrichtungen, Farben und Beschaffenheiten anbietet, statt aus der immer gleichen, langweiligen, aus einem einzigen Gang bestehenden Mahlzeit, die ihnen mit dem Löffel eingetrichtert wird. Je mehr Wahlfreiheit und Vielfalt wir ihnen bieten, desto mehr werden sie zu sich nehmen, und desto leichter verdaulich ist die Nahrung.

Viele Eltern und Schüler wissen sehr wenig darüber, wie das Gehirn funktioniert und Kindern wird es noch weniger vermittelt. In der Konsequenz wurden gewisse Annahmen darüber aufgestellt, wie wir lernen, und diese Annahmen bildeten die Grundlage unserer pädagogischen Systeme.

Eine dieser Prämissen heißt: Wir lernen nur mit unserer bewussten Aufmerksamkeit. Obwohl mehr als 90 Prozent des Lernens auf Ebenen unterhalb des Bewussten stattfindet[1], nehmen wir noch immer nicht den Einfluss des Unbewussten auf das Lernen zur Kenntnis. Indem wir diese inneren Bilder und vergrabenen Erinnerungen ignorieren, belassen wir eine Schatzkiste voller kreativer und origineller Ideen und Resourcen, die eigentlich jedem einzelnen Menschen zur Verfügung steht, in ihrem Versteck. Um diesen Schatz ans Licht zu bringen, müssen wir ihn zunächst als solchen erkennen. Wir müssen ihn wahrnehmen, statt Angst zu haben, ihn anzurühren oder so zu tun, als wäre er nicht existent. Dann können wir lernen, wie wir ihn durch Musik und Imagination an die Oberfläche befördern.

Die andere Annahme, von der Erzieher ausgehen, heißt: Wir lernen nur mit der linearen, linken Gehirnhälfte, die Details am besten verarbeiten kann. Wenn wir, so wird unterstellt, eine Tatsache oder eine Fertigkeit intellektuell lernen und danach eine weitere darauf setzen, so als würden wir mit Backsteinen eine Mauer bauen, dann werden wir nach gewisser Zeit das ganze Gebäude fertig bekommen, also das ganze Konzept begreifen. So werden die meisten Menschen unterrichtet, und so versuchen wir, uns selbst etwas beizubringen – und in den meisten Fällen funktioniert es nicht. Selbst wenn wir die Information aufnehmen, neigen wir dazu, sie sehr schnell wieder zu vergessen, weil wir sie fragmentiert und isoliert aufgenommen haben. Nach einer entsprechenden Zahl solcher erfolgloser Lernerfahrungen ziehen wir den Schluss, dass wir einfach ein schlechtes Gedächtnis haben oder dass der Kurs zu schwer für uns ist.

Dabei ist es nicht unser Versagen! Unsere Misserfolge beim Lernen haben sehr wenig mit dem Grad unserer Intelligenz zu tun. Sie hängen stärker davon ab, wie wir unterrichtet wurden. Das Gehirn kann keine Information effektiv verarbeiten, die keine Bedeutung hat. Der Beitrag der rechten Hemisphäre, deren Stärke mit ihrer globalen, ganzheitlichen Sichtweise darin liegt, Muster zu erkennen, ist entscheidend, um die Details und die einzelnen Elemente zu einem bedeutungsvollen Ganzen zusammenzufügen. Wenn diese beiden Hälften des Gehirns, die unabhängig voneinander funktionieren, kooperativ und integrativ zusammenarbeiten, dann wird unser Gedächtnis auf einmal sehr viel besser arbeiten.

Musik fördert die Integration der linken und rechten Hemisphäre auf unterschiedliche Weise. Neurobiologen haben festgestellt, dass Musik den Fluss neuraler Impulse über das Corpus callosum (das fibröse Gewebe, das die beiden Hemisphären verbindet) anregt und einen harmonischen Austausch zwischen ihnen erzeugt. Da die Rhythmen Ihres Körpers sich mit dem Taktschlag der Musik, die Sie hören, synchronisieren, können Sie anstrengende geistige Arbeit erledigen und sich dennoch entspannt fühlen.

In ihren Untersuchungen über Musik und das Gehirn berichten M. Critchley und R.A. Hensen darüber, dass

Musik, weil sie in sich nonverbal ist, das limbische System, einen primitiven, prä-verbalen Teil unseres Gehirns, erreicht und so unsere emotionalen und physiologischen Reaktionen wie Puls, Blutdruck und Körpertemperatur beeinflusst. Sie kamen zu dem Ergebnis, dass Musik die Integration des gesamten Gehirns fördert, indem sie den Austausch gespeicherter Gedächtnisinhalte anregt. Diese Forscher glauben nun, dass Musik in der Lage sein könnte, Endorphine zu stimulieren, also natürliche Opiate, die von einem Teil des Gehirns ausgeschüttet werden, den man Hypothalamus nennt.[2]

Musik hilft uns auch, starre Denkmuster zu überwinden. Da sie die nonverbalen Bereiche in uns erreicht und unsere intuitiven und kreativen Anteile anregt, überwindet sie die Vorherrschaft unserer eher logischen, kritischen linken Gehirnhälfte. Geschieht dies, so können Gedanken und Gefühle an die Oberfläche kommen, die normalerweise unterdrückt werden. Lisa Summer, Mitglied und Trainerin des Institute for Music and Imagery, setzt Musik bei Kindern ein, um die Funktion der rechten Hirnhälfte zu stimulieren. Sie empfiehlt, Musik-Imagination im Verlaufe des Schultages mehrmals einzusetzen, um den Kindern dabei zu helfen, tiefsitzende Gefühle und Gedanken auszudrücken. Diese Übungen zum › Einstimmen‹ sind mit dem Stimmen eines Orchesters vergleichbar:»So wie Musiker ihre Instrumente vor dem Spielen vorbereiten, so bereitet jedes Kind seinen Geist und seinen Körper vor, die beide Instrumente beim Lernen sind. In der Klasse können sich die Kinder nun auf den Stoff konzentrieren, ohne durch Gedanken an Zuhause, durch Spannungen oder ins Unbewusste verdrängte Probleme abgelenkt zu werden.«[3]

In Kapitel 9 wird dargestellt, wie durch das Einbauen von Übungen der Musik-Imagination in den Lehrplan über das Training der rechten Hirnhälfte hinaus ein noch höheres

Ausmaß der Integration erreicht werden kann. Diese Übungen sind noch wirkungsvoller, wenn sie in ein stressfreies suggestopädisches Lernprogramm eingebettet sind. In diesem System sind viele Aspekte des Lehrens so organisiert und aufeinander abgestimmt, dass alle Teile des Gehirns und des Geistes und die gesamte Persönlichkeit an einer Erfahrung teilhaben können, die unseren natürlichen Wissensdurst weckt und anregt.

Unser Gehirn:
drei Ebenen, zwei Hälften

Unsere Aufmerksamkeit fließt nicht nur zwischen den beiden Hemisphären des Gehirns hin und her, sondern bewegt seine Konzentration zudem über drei unterschiedliche Ebenen hinauf und hinab. Die Theorie vom › Triadischen Gehirn‹, die von Paul McLean am National Institute of Health entwickelt wurde, gründet sich auf die Entwicklungsgeschichte des Gehirns.

McLean glaubt, dass wir tatsächlich über drei unterschiedlich strukturierte Gehirne verfügen. Jedes dieser Neuralsysteme reagiert unterschiedlich auf ankommende Informationen. Das Reptilienhirn ist die älteste Schicht des Gehirns und enthält reichhaltige symbolische Erfahrungen. Es ist mit dem Revier und dem › Flucht oder Kampf‹-Mechanismus befasst und verarbeitet die physikalische oder sensorische Repräsentation der Bewegung. Es reagiert auf Routine oder Ritual, etwa auf die Umrisse einer Kirche oder Königskrone. Die Musik J.S. Bachs ruft oft diese Art ursprünglicher Bilder hervor und auch die Musik-Übungen einer Suggestopädie-Klasse sprechen ganz gezielt diesen nonverbalen Teil des Gehirns an.

Die nächste Station auf der Spirale der Evolution: Als wir begannen, in Beziehung zu anderen zu treten, entwickelten wir unser Säugetierhirn, auch limbisches System genannt. Diese Schicht unseres Gehirns verarbeitet innere Bilder und Emotionen. Um diese Schicht des Gehirns anzusprechen, muss die ankommende Information gefühlsmäßig geladen sein. Da Musik nonverbal ist, kann sie durch den Teil der Großhirnrinde, der für das Hören zuständig ist, direkt zum Netzwerk des Mittelhirns weiterfließen, das von emotionalen Erfahrungen angesprochen wird. Es legt die emotionsgebundenen Eigenschaften des Denkens frei, um Erinnerungen zu aktivieren und sie mit aktuellen Erfahrungen in Zusammenhang zu bringen.

Der Neocortex oder die Großhirnrinde, die im Schädel den meisten Platz einnimmt, hat sich so weit entwickelt, dass sie die anderen Schichten in ihrer Größe weit übertrifft. Sie ist das Zentrum für intellektuelle und abstrakte geistige Aktivitäten und enthält eine linke und eine rechte Hemisphäre. Bis vor kurzem waren Wissenschaftler der Überzeugung, dass dies die einzige aktive Schicht des Gehirns sei und Pädagogen hatten ihre Anleitungen lange Zeit ausschließlich auf diese intellektuelle Ebene ausgerichtet, die von der verbalen, logischen linken Hemisphäre dominiert wird.

Die tieferen Schichten unseres Gehirns funktionieren jedoch immer noch, und sie sind für eine effektive Pädagogik entscheidend wichtig. Nur wenn diese Schichten eine Verbindung miteinander herstellen, bekommt das Material, das wir aufnehmen, Bedeutung und wird deswegen gespeichert und erinnert. Nach Joseph Chilton Pearce, einem auf die kindliche Entwicklung spezialisierten Pädagogen, »wird der sensorischen Information, die durch unser altes Gehirn Eingang findet, durch die emotionale Energie des Mittelhirns ihre sinngebende Form zugewiesen – es verbindet das physische und das denkende Hirn.«[4]

Ein natürlich gutes Gedächtnis

Margaret Mead hatte ein phantastisches Gedächtnis. Nach Jean Houston, die Margaret Mead beobachtete, als sie zu Gast in ihrem Haus war, konnte sie sich nahezu an alles, was sie jemals gelernt hatte, erinnern. Sie war als Kind dazu angehalten worden, so viele Wahrnehmungskanäle wie möglich zu gebrauchen, wenn sie sich etwas merken wollte. Alles, was sie erlebte, sah, hörte und fühlte sie, ja sie schmeckte es sogar. Wenn sie etwa ein Gedicht über das Meer lernen wollte, dann würde sie die Augen schließen und sich das Meer vor ihrem inneren Auge vorstellen. Sie würde die Brandung der Wellen am Strand hören und die Meeresluft schmecken. Gleichzeitig würde sie all die Gefühle empfinden, die mit diesem Erlebnis verbunden sind. Houston bezeichnete diese totale Anteilnahme und Präsenz als ›dem Leben Aufmerksamkeit schenken‹.

Erinnerungen werden sehr viel lebendiger, wenn bildliche Vorstellungen und Emotionen damit verbunden sind, und sie sind so leichter abrufbar, wenn Sie sie brauchen. Sie reichen dann in alle Schichten und beide Hemisphären des Gehirns. Wilder Penfield entdeckte, dass man durch die Reizung des Gehirns mit einer Elektrode eine bestimmte Erinnerung hevorrufen kann. Mit dieser Erinnerung strömen dann alle damit verbundenen Gefühle mit ein, und auch visuelle, auditive und/oder olfaktorische (also mit dem Geruchssinn verbundene) Empfindungen.[5]

Wenn Ihnen beispielsweise Ihr erster Besuch in Disneyland ungeheuer viel bedeutete, wird Ihnen das Erlebnis wahrscheinlich lebendig vor Augen stehen. Sie sehen vielleicht all die Menschen, sich selbst eingeschlossen, auf ihrer ersten Achterbahn-Fahrt. Sie können dann die Erregung spüren, das Gelächter und die Schreie hören. Vielleicht riechen Sie sogar die Hot Dogs oder schmecken die sahnige Schwere der Schokoladeneiscreme. Je mehr Emotionen und sensorische Empfindungen mit dem Lernerlebnis verbunden sind, desto tiefer wird es einverleibt sein – und desto leichter kann es später abgerufen werden.

Lozanov glaubt, dass das Gedächtnis eine naturgegebene Funktion des Gehirns und des Geistes ist, die keine Anstrengung erfordert. Er strukturiert Lernen so, dass sowohl Kindern als auch Erwachsenen ermöglicht wird, an einer Erfahrung teilzunehmen, die Spaß macht, die anregend ist und Erfolg bringt. Als kleine Kinder haben wir alle das Erleben der Welt auf diese dynamische und farbenfrohe Weise in uns aufgenommen. Als wir heranwuchsen, wurden die meisten unter uns weder von unseren Lehrern noch von unserer Kultur im Allgemeinen ermutigt, dieses Empfinden des Wunderbaren, das jedes Erlebnis in der Kindheit zu einer intensiven und strahlenden Erfahrung machte, weiter zu pflegen.

Lozanovs Methode der Suggestopädie zeigte ein völlig neues Gedächtnismuster auf, welches auf einer breiteren Einbeziehung des Gehirns und des Denkens basiert. Er entwickelte ein Programm zum Erlernen von Fremdsprachen, bei dem es möglich ist, in einem Zeitraum von 72 Stunden mehr als 1000 Wörter zu lernen, die im Kontext und in natürlichen Konversationen gebraucht werden – und bei alledem Spaß zu haben! Indem die linke Hemisphäre und das bewusste Denken mit einer großen Menge von Informationen überflutet werden, kommen Spontaneität, Intuition und kreative Fähigkeiten zum Zug. In den meisten herkömmlichen Kursen lernen die Schüler Wörter auswendig, vergessen sie danach aber sehr schnell wieder. Ohne sensorische und emotionale Stimulation wird das Material nur im Kurzzeitgedächnis gespeichert. Wenn im Gegensatz dazu Schüler, die Lozanovs Methoden der szenischen Darstellungen, der Spiele, Lieder und klassischen Musik angewendet hatten, nach dem Zeitraum von einem Jahr getestet werden, dann haben selbst diejenigen, die die Fremdsprache weder eingesetzt noch weiter geübt haben, 60 Prozent des Gelernten behalten.

Sinfonie des Gehirns

Nach Lynn Nadel von der University of Arizona in Tucson gibt es im Gehirn zwei Arten von Lernsystemen. Die erste Art, die die Ausformung von Gewohnheiten und Fertigkeiten betrifft, ist rigide, eng und nicht kontextbezogen. Menschen, die unter Amnesie leiden und die zum Beispiel Ausfälle im Erfassen von Beziehungen haben, oder die nicht in der Lage sind, aus dem Gedächtnis heraus zu zeichnen, können über dieses erste Lernsystem immer noch eine automatisierte Fertigkeit erlernen.

Das zweite Lernsystem ist sehr viel komplexer, und es schließt vielfältige Beziehungen und Verbindungen mit ein. Diese Information wird so im Gehirn gespeichert, dass sie Teil eines großen verknüpfenden Netzwerkes wird. Es ist möglich, über viele verschiedene Zugangspfade zu dieser Information zu gelangen; diese Pfade nennt man multiple Zugriffswege. Wenn wir den Reiz anbieten, der dieses verzweigte Netzwerk aktiv werden lässt, dann machen wir es möglich, dass neue Zugänge zu der Information entstehen. Anders als bei dem ersten System können wir, wenn der eine Pfad nicht zum Erfolg führt, einen anderen ausprobieren.

Neurobiologen gehen nicht mehr davon aus, dass die einzelnen Nervenzellen hochspezialisiert sind. Wir können das Gehirn nicht mit einem Computer vergleichen, da es nicht in linearer Weise arbeitet. Das Gehirn ist vielmehr sehr viel ganzheitlicher, als wir bisher geglaubt hatten. Jede Nervenzelle wird von dem gesamten System beeinflusst, und es hat den Anschein, als ob jeder Teil des Gehirns die Information des Ganzen enthält. Dieses Konzept der Holonomie basiert auf der Entdeckung, dass die Information des Ganzen in jedem der Teile vorhanden ist.

Genau wie die Quantentheorie die Welt als ein großes Puzzle sieht, in dem jedes Teil in Relation zueinander existiert und seine Bedeutung erhält, impliziert das Konzept der Holonomie, dass die Ganzheit geradewegs in unsere Struktur eingebaut ist. Wir können nicht mehr länger leugnen, dass wir aufeinander bezogen sind. Von einem subatomaren Teilchen, das mit einem anderen tanzt, bis zu zwei menschlichen Wesen, die miteinander interagieren, trägt alles im Universum die Struktur des Ganzen genauso in sich wie seine einmalige Identität.

Das Wort Holonomie geht auf den gleichen Wortstamm zurück wie das Wort Hologramm. Ein Hologramm ist die visuelle Darstellung von Interferenzmustern. Es wird hergestellt, indem man ein Objekt unter Verwendung eines Lasers fotografiert. Wenn der Film entwickelt ist, sieht es aus aus wie eine sinnlose Ansammlung von Punkten, Flecken und Spiralen. Wenn jedoch wiederum ein Laserstrahl hindurchgeschickt wird, werden die Wellenmuster freigelegt, die auf dem Film festgehalten wurden. Dies lässt ein dreidimensionales Frequenzbild entstehen, das Hologramm. Wenn man es aus unterschiedlichen Winkeln betrachtet, kann man um das Bild herum oder hinter das Bild sehen; es ist sehr viel mehr sichtbar als in einer normalen Fotografie. Aber das wirklich Erstaunliche an einem Hologramm ist die Tatsache, dass selbst das winzigste Stück das gesamte Bild enthält, wenn man es in Stücke zerlegt. Diese physikalische Umsetzung des Prinzips, dass das Ganze in den Teilen enthalten ist, hat weitgehende Konsequenzen, die weit über das Gebiet der Physik hinausgehen.

Auf dem Hologramm aufbauend, entwickelte Karl Pribram von der Stanford University ein holografisches Modell des menschlichen Gehirns, das uns verstehen hilft, wie Erinnerungen gespeichert werden und wie wir Dinge wahrnehmen. Diese Theorie erklärt, warum eine Person mit einer Hirnschädigung, die von einem Unfall oder von einer Operation stammt, den Gebrauch von Funktionen wiedererlernen kann, von denen ursprünglich angenommen wurde, dass sie in dem geschädigten Bereich lokalisiert waren. George Leonard sagt über Pribrams Theorie: »Er weist darauf hin, dass die Holographie für das Gehirn eine besonders günstige Art der Kodierung darstellt. Wie wir gesehen haben, ist es so gegen Beschädigung recht gut gefeit, da ein ganzes Bild aus sehr kleinen Teilen des Hologramms rekonstruiert werden kann. Dadurch bietet es ein höchst effizientes System der Gedächtnisspeicherung. (Hundert Millionen Bits von Informationen sind schon in einem ein Millimeter großen Fragment eines physikalischen Hologramms gespeichert worden.) Es stellt auch ein praktisches System zur Erstellung von Querverweisen und Assoziationen dar.«[6]

Systeme des Gehirns sind in hohem Maße integriert. Einst wurde davon ausgegangen, dass spezifische Bereiche des Gehirns auf bestimmte Sinnesmodalitäten des Lernens, zum Beispiel auf die visuellen, die auditorischen oder die kinästhetischen reagieren. Heute glauben Wissenschaftler, dass es im Gehirn nicht weniger als fünfzehn unterschiedliche Bereiche geben könnte, in denen visuelle Wahrnehmungen repräsentiert sind. Informationen von unterschiedlichen Sinnesmodalitäten können in einer Integration der Sinne zusammenfließen; dies wird als Synästhesie bezeichnet. Diese kombinierten Modalitäten können sich dann mit Erinnerungen zusammentun und so eine reiche Basis für Kreativität und Inspiration bilden.

In dem Film *Fantasia* reizt Walt Disney mit seiner revolutionären Verbindung von Zeichentricktechnik und klassischer Musik unsere Sinne. Mickymaus, der mit Eimer und Besen zu den Klängen des *Zauberlehrlings* erscheint und die Gestalten der Höhlenmenschen, die zu den *Klängen der Nacht auf dem kahlen Berge* schwere Steinbrocken herumschleppen, wurden für Millionen von Kinobesuchern zu unvergesslichen Erinnerungen. Dies sind Beispiele für Synästhesie, und die Art und Weise, wie sie uns in Erinnerung geblieben sind, liefert uns einen wichtigen Schlüssel zum Verständnis des Lernprozesses.

Musik ist ein wirkungsvolles Mittel, um Synästhesie zu fördern. Musikmuster werden im Gehirn in elektrische Reize übersetzt, die das gleiche Muster in unterschiedlichen Sinnesmodalitäten nachbilden können. Wenn wir ein bestimmtes musikalisches Muster hören, kann es uns an ein visuelles Bild erinnern, an eine Empfindung oder ein Gefühl. Dies regt Assoziationen verschiedener Sinne an. Erinnerungen mischen sich dann in diese Palette von Sinneseindrücken und Gefühlen, denn die Verbindung mit unseren Erfahrungen ist es ja, die die Bedeutung der Musik für uns ausmacht.

Helen Bonny entdeckte, dass es dann zu dieser Art sensorischer Verknüpfungen kommt, wenn der Körper sich in einem Zustand der Ruhe befindet, so dass die Aufnahmebereitschaft der anderen Sinne verstärkt wird. Deswegen ist körperliche Entspannung ein wichtiger Bestandteil der GIM-Methode. Eine meiner Klientinnen brachte sich den Prozess der Synästhesie, der normalerweise unbewusst abläuft, beim Hören eines GIM-Musikbandes mit dem Titel *Transitions* (Übergänge) ins Bewusstsein:

> Als der Sonnenstrahl durch den Nebel drang, berührte mich dies tief in meinem Herzen. Ich hörte und fühlte die Musik. Es war das Gefühl, das ich hörte. Wenn ich mir Blumen in einem Garten anschaute, dann konnte ich dabei die Musik in mir hören.

Es ist, als ob ich ein Teil der Musik wäre. Früher war ich von der Musik getrennt und tanzte zu ihr. Jetzt gibt es keine Trennung. Es ist, als würde ich auf eine Ausflugsreise gehen. Als wäre ich im Zentrum des Klanges: im Instrument und auch in der Absicht des Komponisten und der ausführenden Künstler.

Jede einzelne meiner Zellen steht mit dieser Musik in Verbindung. Ich kann sie schmecken, ich kann jedes Gramm davon fühlen. Ich kann die Farbe sehen, die sie erschafft.

Musik kann die Verbindungen zwischen Billionen von Nervenzellen zum Funken bringen und so ein vielfarbiges Feuerwerk der Gedanken, Erinnerungen und Erkenntnisse entzünden. Weil sie in sich selbst vieldimensional ist und von uns unmittelbar erschlossen werden kann, reagieren wir auf Musik auf umfassendere, ganzheitlichere Weise als auf andere Arten von aufgenommenen Informationen. Wenn wir nicht gerade ausgebildete Musiker sind, gewohnt, sich in objektiver Weise auf die verschiedenen Elemente der Komposition zu konzentrieren, zieht uns Musik in ihren Bann und lässt uns keine Zeit, die einzelnen Bausteine zu analysieren. Selbst wenn wir sie bewusst auseinander nehmen, beeinflussen uns ihre vielen Facetten immer noch im Unterbewusstsein.

Die geistige und spirituelle Hochstimmung, die durch all diese Vernetzungen und Assoziationen hervorgerufen wird, fördert eine Offenheit der Gedanken und Erfahrungen, die sonst in diesem Ausmaß nicht erreicht wird. Die äußerst bedeutungsreichen Bilder, die durch diese starken Assoziationen hervorgerufen werden, machen ungenutzte Talente mobil und fördern unsere mentalen Fähigkeiten. Sie regen unsere Emotionen und unsere Sinne an und öffnen der Wahrnehmung Fenster, die zuvor verschlossen waren. Indem neuronale Netzwerke durch diese Verbindungen gestärkt werden, produzieren sie mehr und mehr Ideen und Einsichten. Tief liegende Erinnerungen werden ausgegraben, und die Musik bringt uns dazu, gleichzeitig zu denken und zu fühlen, und die Gefühle beginnen, sich mit den Informationen in neuen Konstellationen zu kombinieren. Der daraus entstehende Erfindungsreichtum und die Kreativität entwickeln eine Eigendynamik, indem sie wiederum neue Verbindungen mit existierenden Materialien eingehen.

Die Musik von J.S. Bach verfügt in hohem Maß über die Fähigkeit, Quantität und Qualität des Denkens zu fördern. Während die wunderbaren Harmonien und Melodien starke Emotionen hervorrufen, reihen sich zur gleichen Zeit unsere inneren Rhythmen in die präzise barocke Struktur der Musik ein und helfen uns, konzentriert und klar zu bleiben. Wir setzen sowohl die älteren Funktionen des emotionalen Gehirns als auch die neueren intellektuellen Funktionen ein, und das Denken beginnt auf allen Ebenen gleichzeitig.

Da das Gehirn und unser Denkprozess über eine große Vielfalt von Arbeitsinstrumenten verfügt, wurden mehrere Modelle des Lernens und Denkens entwickelt, um den unterschiedlichen Bedürfnissen der Kinder gerecht zu werden. Wenn wir für das vielfältig vernetzte Gehirn die besten Voraussetzungen schaffen wollen, so müssen wir in Erwägung ziehen, ob ein Mensch am besten auf den visuellen, den auditorischen oder den kinästhetischen Zugang anspricht. Wenn er oder sie zum Beispiel am besten über Bilder lernt, können wir für dieses Individuum den angemessenen Stimulus bieten und ihm helfen, die weniger gut ausgebildeten Sinnesmodalitäten zu stärken.

Wir nehmen nicht nur Information über unterschiedliche Kanäle der Wahrnehmung auf, wir verfügen auch über unterschiedliche Formen der Intelligenz. Howard Gardner identifiziert in seinem Buch *Abschied vom IQ* sieben unterschiedliche Formen der Intelligenz. Linguistische und logisch-mathematische Intelligenzen sind, auch wenn sie als die mit Abstand wichtigsten Formen angesehen wurden, bei weitem nicht die einzigen. In der Erziehung der ganzen Person sind andere Intelligenzen, wie die räumliche, die körperlich-kinästhetische, die intra- und interpersonale oder die musikalische Intelligenz genauso wichtig. Wenn wir den Lernstil eines Menschen bestimmen, wie zum Beispiel das reflektive Beobachten oder das aktive Experimentieren, so wird dem Betreffenden das Lernen leichter gemacht. Nach Bob Samples»... steigert die Verbreiterung der Erfahrungen durch das Ansprechen unterschiedlicher Sinne, die Anerkennung größeren Nutzens durch multiple Formen der Intelligenz und die Anwendung der Vielfalt von Lerntypen die Wahrscheinlichkeit von originellen Problemlösungen und Denkresultaten.«[7]

Je besser wir erkennen, wie das Gehirn funktioniert – und es gibt vieles, was wir noch nicht wissen –, desto klarer erkennen wir, dass es auf Reize in der Außenwelt auf globale und holistische Weise reagiert. Zugleich ist es ein Instrument zur Analyse und Synthese von Information. Die bewusste, logische und lineare Aktivität läuft zeitlich parallel zur unbewussten, räumlichen und intuitiven Verarbeitung. Wir funktionieren gleichzeitig auf unterschiedlichen Ebenen des Bewusstseins: Es gibt diesbezüglich keine getrennten Phasen. Die Trennung wurde aus einem mechanistischen Weltbild heraus konstruiert, das nicht mehr gültig ist.

Der geniale Beitrag von Lozanov lag darin, eine praktische Lernmethode zu entwickeln, die es uns erlaubt, unsere unterschiedlichen Energien zu vereinen, indem sie gleichzeitig all die multiplen Aspekte unseres Gehirns und unserer Persönlichkeit aktiviert, wie in einer Sinfonie verschiedener Tonfarben, Rhythmen und Harmonien. Im suggestopädischen Unterricht werden analytisch-logische Aufgabenstellungen auf emotionale und bilderreiche Art und Weise dargeboten; dabei werden Träume, Puppen, Geschichten und ähnliche nicht-lineare Lehrmittel eingesetzt. Der Lehrer ge-

staltet seine nonverbale Kommunikation so, dass das Unbewusste des Lernenden angesprochen wird. Die Musik mobilisiert verborgene Erinnerungen, stimuliert Emotionen und
sorgt so für eine nachhaltige Lernerfahrung.

Das Innere nach außen kehren

Die Einheit des Systems Gehirn-Geist und die verschiedenen
Modelle, die uns die Funktionsweisen zu verstehen helfen,
bringen uns zu der zentralen Frage: Welche Einstellung
können wir uns als Eltern oder Lehrer aneignen, um den
Kindern die Energie zu vermitteln, die die Zahnräder ihrer
Erfindungskraft in Bewegung hält? Zunächst können wir ihnen helfen auszudrücken, was in
ihnen steckt. Um dies zu tun, müssen wir unser eigenes
Innenleben wertschätzen und anfangen, seine Geheimnisse
zu erforschen. Jüngere Kinder, deren Fähigkeit zum kritischen Denken noch nicht entwickelt ist und die zum Großteil
unbewusst reagieren, sind in der Lage, sich auf Schwingungen und auf Muster einzustellen. Sie sind im Einklang mit
ihren eigenen inneren Rhythmen. Ihre intuitiven und imaginativen Kräfte sind in hohem Maße aktiv, und ihre Gefühle
sind in ihren Gesichtern abzulesen.

Wenn sie größer werden, machen sie sich die Werte der
Gesellschaft zu Eigen. Sie übernehmen deren Fixierung auf
Objekte und materielle Dinge und lernen, dass sich die
Menschen um sie herum auf die Außenwelt als Bezugsrah-
men verlassen. Sie beginnen ihre Fähigkeit in Frage zu
stellen, auf einer ganzheitlicheren Ebene funktionieren zu
können. Ihre Innenwelt verliert damit ihren Stellenwert und
sie werden ihr zugunsten der › realeren‹ physikalischen Welt
untreu.

Joseph Chilton Pearce glaubt, dass der überhand nehmende Materialismus unserer Kultur aus Versuchen resultiert, Stress durch die Anhäufung von materiellem Besitz zu reduzieren. Er zeichnet ein deutliches Bild von den Auswirkungen dieser kulturellen Anpassung auf Kinder: »Wir sind ständig an die äußere Welt gekettet. Wir verweigern dem Kind ganz unbarmherzig den Zugang zu seiner inneren Welt, und in seiner Anspannung bindet es sich an die physikalische Welt; in seiner Angst, sie könnte ins Chaos abgleiten, ist es bemüht, diese Welt zu verteidigen. Es existiert wie ein gepanzertes Schalentier, das 24 Stunden am Tag auf der Lauer liegt, gewappnet, um die Welt seiner Sinne vor der Auflösung zu bewahren.«[8]

Wegen ihrer Anbindung an die physische Außenwelt entwickeln viele Kinder nie die Fähigkeiten, die jenseits des Physischen liegen. Sie entwickeln keine Bereitschaft zur Imagination und Intuition. In einem Alter, in dem Kinder naturbegabte Verstellungskünstler sind, drängt sie unser Erziehungssystem – zu früh – in ein abstraktes Denken, das von den Bildern und grafischen Symbolen, das es repräsentiert, weit entfernt ist. Gleichzeitig erledigt das Fernsehen für sie das Entwickeln von Bildern, so dass sie sehr selten ihre eigene Vorstellungskraft gebrauchen müssen. Wenn wir unsere Kinder ermutigen würden, lebendige Bilder von den Gegenständen oder Konzepten zu entwickeln, die sie erlernen sollen, statt Listen auswendig zu lernen, würden wir sie zu erfolgreicheren Schülern und zu ganzheitlicheren Menschen werden lassen.

Musik und Imagination können die Aufnahmefähigkeit erhöhen, weil sie die Vorstellungskraft trainieren. Durch Musik-Imagination kann die Energie, die für abstraktes Denken und hoch entwickelte verbale Fertigkeiten gebraucht wird, erst einmal nach innen gerichtet werden, wo sie mit reichen emotionalen Quellen Verbindung aufnehmen kann. Ohne die psychische Energie, die von den Gefühlen beigesteuert wird, ist ein Gedanke ausdruckslos und schnell vergessen. Damit Kinder die Fertigkeiten fortgeschrittenen abstrakten Denkens des Cortex entwickeln können, müssen sie erst einmal mehr Zeit haben, sich mit ihrem emotionalen Säugetier-Hirn zu befassen. Sie werden enorm davon profitieren, mehr Zeit in ihrem eigenen Inneren, in ihrer spielerischen Welt der Phantasie verbringen zu können. Mit Musik können wir ihnen helfen, ihren Blick nach innen zu richten.

Tagträume:
Das Geheimnis der Genies

Zwei der kreativsten und genialsten Menschen aller Zeiten verbrachten einen guten Teil ihrer Zeit mit Tagträumen, in einem Zustand also, der zwischen Träumen und Wachen liegt und den wir auch › Reverie‹ nennen. Sie ließen ihr bewusstes Denken abtauchen, versetzten sich in einen tieferen und offeneren Bewusstseinszustand und waren so in der Lage, an ihre schöpferischen Ressourcen heranzukommen. Auf diese Weise fanden sie zu Problemlösungen und zu neuen Einfällen und Perspektiven. Achten Sie auf die Art und Weise ihres Denkens; vielleicht können Sie erahnen, um welche Männer es sich handelt:

1. Die Wörter der Sprache, wie sie geschrieben oder gesprochen werden, scheinen im Mechanismus meiner Gedanken keine Rolle zu spielen. Die physischen Einheiten, die als Elemente des Denkens zu dienen scheinen, sind bestimmte Zeichen und mehr oder weniger Bilder, die › von sich aus‹ reproduziert und kombiniert werden können. Die oben erwähnten Elemente sind auf jeden Fall visueller und manchmal muskulärer Art. Herkömmliche Wörter oder andere Zeichen müssen erst in einer zweiten Phase sorgfältig gesucht werden, wenn das erwähnte assoziative Spiel ausreichend etabliert ist und nach Bedarf wiederholt werden kann.

2. Ich kann nicht umhin, ... ein neues Vehikel des Studiums zu erwähnen, und obwohl es trivial und fast lächerlich erscheinen mag, ist es doch außerordentlich nützlich, um die Kraft der Imagination im Denken zu stimulieren. Es geht so: Wenn du an eine Wand schaust, die von Flecken übersät ist, ... entdeckst du vielleicht eine Ähnlichkeit mit unterschiedlichen Landschaften, wunderschön mit Bergen, Flüssen, Felsen, Bäumen ... oder ein andermal siehst du Schlachten und Menschen in Bewegung oder seltsame Gesichter und Kleider – kurzum, eine endlose Vielfalt von Objekten, die du ganz vollständig und im Detail zeichnen könntest. Diese Bilder erscheinen auf solchen Wänden in einem bunten Durcheinander, so wie der Klang der Glocken, in deren Bimmeln du jeden Namen oder jedes Wort, das du dir vorstellen magst, entdecken kannst.

Das erste Genie, das in Bildern und nicht in Worten dachte, war Albert Einstein. Das zweite Zitat stammt von einem der vielseitigsten, talentiertesten und mit einem ganzheitlichen Gehirn ausgestatteten Genies, die die Welt je gekannt hat: Leonardo da Vinci. Anstatt sich ganz auf das rationale Denken zu verlassen, befragten sie Erfahrungen der Innenwelt, wenn sie Probleme lösen wollten und nutzten diese, um ihr Leben zu bereichern.

Diese Denkmuster demonstrieren einen Prozess, der sich sehr von dem unterscheidet, den wir als Eltern und Pädagogen unseren Kindern überstülpen. Wir erwarten von ihnen, dass sie jederzeit aktiv denken, sich von Anfang an verbal ausdrücken und sich ohne Ausweichmöglichkeiten Tests unterziehen, die für die assoziativen Spielereien, von denen Einstein und da Vinci profitierten, keine Zeit einräumen. Ohne dies zu beabsichtigen, arbeiten wir darauf hin, unsere Kinder durch unsere Erwartungen von dem natürlichen imaginativen Prozess, der Teil ihrer Entwicklung ist, abzuschneiden. Assoziatives Denken und imaginatives Spielen sind Fähigkeiten, die für innovatives Denken auf hohem Niveau gebraucht werden. Übungen der Musik-Imagination machen Spaß und bieten einen Zugang, Kinder zu ermutigen, bei ihrer natürlichen Vorliebe für das Spielen mit Bildern und Konzepten zu bleiben, so wie es Einstein und da Vinci taten. Viele kreative Menschen, darunter Künstler, Dichter und Wissenschaftler, verfügen über eine Qualität, die an Kinder erinnert, die sie weiterlernen und -wachsen lässt. Um dieses Konzept vom › Spielen beim Lernen‹ zu fördern, müssen wir als Erwachsene unsere alten Einstellungen zum Lernen überprüfen, die uns immer wieder einflüstern wollen: »Lernen tut weh. Lernen ist schwer. Lernen heißt Leiden.« Wenn wir möchten, dass Kinder spontan und mit Spaß lernen, dann ist es notwendig, daran zu glauben, dass Lernen ohne Anstrengung und mit Freude möglich ist.

Der Anthropologe Ashley Montague behauptet von sich, sein ganzes Leben lang gespielt zu haben. Er erinnert uns daran, dass viele kreative Menschen – Künstler, Dichter und Wissenschaftler – in der Lage sind, Dinge in einen Zusammenhang zu bringen, die sich andere Menschen überhaupt nicht vorstellen können, und dabei wichtige neue Erkenntnisse hervorbringen. Montague glaubt, dass wir Erwachsenen gewisse Züge eines Kindes haben und so angelegt sind, uns ein Leben lang zu diesem Kind hin zu entwickeln und zu wachsen. Zu diesen Qualitäten der › Neotonie‹ oder der Beibehaltung kindgemäßer Züge gehören die Fähigkeit zum Staunen, Kreativität und Einfallsreichtum. Lachen und Spielen sind grundlegende Bedürfnisse. Sie erhalten uns gesund und erneuern unsere Begeisterung für Veränderungen und Entdeckungen.

Joseph Chilton Pearce berichtet von einer Untersuchung, die zu dem Ergebnis kam, dass drei Prozent aller Kinder sowohl hoch intelligent als auch glücklich sind. Es fällt uns sicher nicht schwer, Beispiele von Kindern zu finden, die hoch intelligent, aber nicht glücklich sind, und wir alle kennen Kinder, die zwar glücklich, aber nicht hoch intelligent sind! Die Kombination beider Eigenschaften ist selten. Kinder mit dieser Kombination lassen in der Klasse den Blick oft ins Leere schweifen, während sie lernen und die Lehrer nehmen meistens an, dass ein Kind, das in die Luft starrt, nicht aufpasst. Aber vielleicht befindet sich dieses Kind gerade im Stadium der ›Inkubation‹, in einem aufnahmefähigen Bewusstseinszustand also, auf den wir angewiesen sind, damit die Fähigkeiten des kreativen Denkens zum Vorschein kommen können.

Während der Lehrer spricht, stellt das Gehirn eines solchen Kindes alle möglichen Verbindungen und Assoziationen her. Diese Verbindungen lassen die Worte des Lehrers in einem solchen Maß an Bedeutung gewinnen, dass sie im Langzeitgedächtnis gespeichert werden und von dort bei passender Gelegenheit leicht abrufbar sind. Während der Schüler ins Leere schaut, ruft er sich vielleicht alte Erinnerungen oder Gefühle ins Gedächtnis, die mit der neuen Information verknüpft sind. Seine Wahrnehmung kann angeregt sein, und vielleicht spürt er sogar, wie sein Körper durch Veränderung der Temperatur oder der Herzfrequenz reagiert. Obwohl es so aussieht, als würde er nicht aufpassen, stellen die Nervenzellen des Gehirns eine unendliche Zahl von Verbindungen her, die sein Denken herausfordern und stimulieren.

Je mehr Verbindungen zwischen Nervenzellen aufgebaut werden, desto stärker wird das Gehirn herausgefordert – und desto effektiver wird es funktionieren. Dieses hohe Niveau der Organisation von Nervenzellen ist es, das unsere Kreativität und Produktivität erhält. Um das zu lernen, was so wenige unserer Kinder auf ganz natürliche Art tun, müssen wir uns selbst und unseren Kindern die Erlaubnis geben, die Imagination, die Intuition, die Gefühle und den Spieltrieb zu respektieren; dies alles sind Bereiche und Fähigkeiten, die wir im Allgemeinen als unwichtig abtun. Unsere Herausforderung besteht daher darin, unsere Fixierung auf Leistung zumindest so lange aufzugeben, dass es uns möglich ist, an das anzuknüpfen, was bereits in uns vorhanden ist.

Die vier Schritte des Denkens

Seit Jahren ist uns bekannt, dass die Vernunft nur die Hälfte des Denkprozesses ausmacht. Nun können wir lernen, diese Erkenntnis in die Praxis des Unterrichtens und der Erziehung unserer Kinder zu übertragen. Der Psychologe G. Wallis kategorisierte vier Schritte, die im Denkprozess eine Rolle spielen. Der erste Schritt, die Vorbereitung (›preparation‹), ist ein bewusster Prozess der linken Hemisphäre, der das Lernen von Fakten, kognitives Wissen, verbale Fähigkeiten und das Gedächtnis beansprucht.

Der zweite Schritt, das Ausreifen (›incubation‹) ist ganzheitlicher. Es findet im Bereich des Unbewussten statt und stützt sich auf die rechte Hemisphäre des Gehirns. Daran sind Entspannung, das Wandern der Gedanken und präverbale Assoziationen beteiligt. Dies ist das Stadium, das von den Pädagogen so gut wie unbeachtet geblieben ist.

Der dritte Schritt der Erkenntnis (›illumination‹) besteht darin, dass die linke Hemisphäre sich der rechten bewusst wird, etwa durch Einsicht, Intuition und Übertragung von Bildern in Worte; die Art von Prozess also, die Einstein als ›Arbeits‹-Schritt bezeichnet, der dem intuitiven Einfall folgt. Dies ist ein vor-bewusster Prozess, erfolgt also zwischen dem Bewussten und dem Unbewussten.

Der vierte Schritt ist die Überprüfung (›verification‹), ein bewusstes Stadium in der linken Hemisphäre, das sich mit kognitiver Logik befasst, mit der Überprüfung der Theorie, mit verbaler Analyse und mit Prozessen kritischen Denkens.

Zwei dieser Stadien, die der Vorbereitung und der Erkenntnis, setzen einen geistigen Zustand der Ruhe und der Aufnahmebereitschaft voraus. Dies wird in traditionellen Lehrmethoden nicht berücksichtigt. Im Curriculum findet sich weder Zeit noch Raum, um die Aufnahmebereitschaft im Lernprozess zu fördern. Die Musik, die Kunst, das Zeichnen und Erforschen innerer Bilder werden zu Schlechtwetteraktivitäten erklärt, obwohl sie uns dabei helfen zu lernen, unsere Welt wahrzunehmen, zu ordnen und zu verstehen. In vielen Fällen sind sie jedoch ganz aus dem Lehrplan gestrichen worden. Dies ist der Hauptgrund dafür, dass viele Kinder nicht erfolgreich lernen. Ihnen fehlt beim Denken die Hälfte der Fertigkeiten, die sie brauchen: Intuition, Assoziation und Imagination. Glücklicherweise beginnen wir uns neuerdings auf ein vollständigeres Bild der geistigen Talente zu konzentrieren, die wir fördern können, um beim Lernen erfolgreich zu sein. Indem wir die ganzheitliche Natur des Gehirns und seine unbegrenzte Kapazität erkennen und das spielerische, aufgeweckte und vorstellungsbegabte Kind in uns ernst nehmen, wird der Prozess der Erziehung nach und nach mit dem natürlichen Aufbau unseres Gehirns und Denkens in Einklang kommen. Dann wird sich der holprige und mühsame Weg der Erziehung in einen ebenen Pfad verwandeln, der zur persönlichen Erfüllung führt.

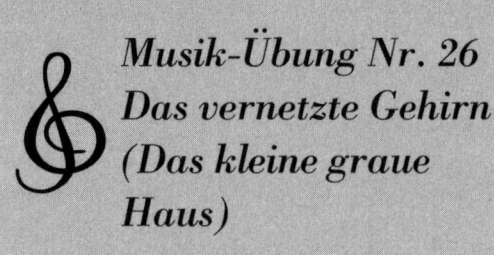

Musik-Übung Nr. 26
Das vernetzte Gehirn
(Das kleine graue
Haus)

Das kleine graue Haus ist eine metaphorische Geschichte über das Gehirn mit seinen unterschiedlichen Schichten. Die Sprache, die dabei verwendet wird, ist so gewählt, dass sie alle Sinne anregt und ins Unbewusste vordringt. Sie können diesen Text auf verschiedene Arten einsetzen:

1. Sie können die Geschichte still oder laut lesen oder sich vorlesen lassen.
2. Sie können die Geschichte zum *Brandenburgischen Konzert Nr. 2* lesen.

Das kleine graue Haus

Einst lebte in einem versteckten Tal eine wunderliche und wunderbare Familie, die aus drei Generationen bestand: Da gab es einen uralten Großvater, eine Mutter und ihre Zwillingskinder. Es fiel schwer zu glauben, dass sie alle zur gleichen Familie gehörten, so verschieden waren sie: sie sahen sich nicht ähnlich und verhielten sich auch sehr unterschiedlich.

Sie lebten alle gemeinsam in einem kleinen grauen Haus. Das Außergewöhnliche an diesem kleinen grauen Haus war, dass es mit dem fortschrittlichsten elektrischen System ausgestattet war, das überhaupt auf der Welt zu finden ist.

Der uralte Großvater hieß Tilyan, und er war wirklich sehr, sehr alt und schrumpelig, aber er hatte in der Familie immer noch viel zu sagen. Die Mutter, Mama Lala, war keine junge Frau mehr, aber sie war sehr stark und größer als der alte Tilyan. Ihre Zwillinge, Neah und Cort, waren jung und stark und wuchsen in einem enormen Tempo. Sie arbeiteten alle gemeinsam in einem Familienbetrieb, der sich mit Informationsverarbeitung befasste. Alles, was in ihrem Haus ankam, musste inspiziert und untersucht werden, bevor es von dem Speicher der Erinnerung akzeptiert wurde. Wenn zum Beispiel die Sonne zum Fenster des kleinen grauen Hauses hereinkam, dann führte der alte Tilyan ein ganz besonderes Ritual durch. Jeden Morgen um sechs erhob er seine Hände drei Mal zu einer Geste der Begrüßung. Er behandelte die Sonne mit großer Ehrfurcht und mit Respekt, denn er kannte seit tausenden von Jahren ihr Wesen und ihre Bedeutung. Nie sprach er, aber seine Anwesenheit und seine Stärke waren deutlich zu spüren.

Wenn Mama Lala zur Sonne schaute, dann sah sie mit ihrem ganzen Herzen hin. Das Gelb der Sonne wurde mit jedem Augenblick heller und strahlender. Wenn sie es berührte, konnte jeder seine Wärme auf dem Gesicht spüren, und sie fühlten die Wärme auch im Inneren. Mama Lala wurde von der Sonne nie verbrannt, denn sie verfügte über Zauberkräfte und konnte sich mit jedem anfreunden – sogar mit den eisigsten Seen oder den spitzesten Bergen.

Neah war ihrer Mutter sehr ähnlich. Sie malte wunderbare Bilder von der Sonne. Manchmal zauberte sie ein Lachen auf deren Gesicht oder brachte sie dazu, dass sie winkte.

Wenn die Sonne zu Cort kam, erledigte der seine Aufgabe immer gut. Er liebte es, über die Sonne zu sprechen. Während Neah Bilder malte, pflegte er vor ihr zu stehen und mit seinem wohlformulierten Vortrag die Aufmerksamkeit auf sich zu lenken. Und so war es dann – er erzählte seiner Mutter und seinem uralten Großvater stundenlang, warum ihre Freundin, die Sonne, sich nur tagsüber sehen ließ. Er erklärte ihnen genau, wie heiß sie ist und dass man sich verbrennen würde, wenn man ihr zu nahe käme. Er sagte ihnen auch, wie groß die Sonne im Verhältnis zur Erde sei. Jeder staunte, wie schlau Cort war. Es gab nichts, was er einem nicht über die Sonne hätte sagen können. Aber er spürte nie ihre Wärme, und er verstand auch ihre uralte Bedeutung nicht.

Nachdem jedes Familienmitglied die Sonne begrüßt und gewürdigt hatte, wurde sie eingeladen, den ganzen Tag mit ihnen zu verbringen und am nächsten Tag und an all den folgenden Tagen wiederzukommen. So freute sich jeder auf seine Art an der Sonne.

Viele Jahre lang waren sie in ihrem Unternehmen gleichberechtigte Partner, aber schließlich waren Neah und Cort so riesig geworden, dass Cort entschied, dass es das Beste für sie alle wäre, wenn er und Neah das ganze Haus für sich hätten. Der alte Tilyan und Mama Lala wurden gezwungen, unten im Keller zu leben. Sie wurden vergessen und nicht mehr beachtet und lebten so viele Jahre versteckt. Neah war darüber unglücklich, aber Cort behauptete, er käme allein mit dem Geschäft zurecht, und sie würden die beiden gar nicht vermissen.

Aber von da an war nichts mehr wie zuvor. Wenn die Sonne erschien, wurde sie in dem kleinen grauen Haus nicht gewürdigt. Keiner spürte mehr ihre Wärme, und ihr strahlendes Gelb konnte die Herzen nicht mehr aufmuntern. Cort redete wie immer über sie, aber der traurigen Sonne gefiel es nicht, an einem Ort zu sein, wo sie nicht gewürdigt wurde, wo keiner sie sah und spürte, und so ging sie fort. Das Haus blieb dunkel. Aber Cort hörte nicht auf, von der Sonne zu reden, denn das war alles, was er gelernt hatte. Er redete nur noch mit sich selbst, denn jetzt war niemand mehr da, mit dem er Verbindung aufnehmen konnte.

Und wie ging es dem alten Tilyan und Mama Lala? So gedemütigt sie auch waren, so weigerten sie sich doch, in den Tiefen des Hauses begraben zu werden, als ob es sie nicht gäbe. Stattdessen schmückte Mama Lala den Keller mit gemütlichen Sofas und farbigen Bildern aus, und frische Blumen wuchsen geradewegs aus den Bildern heraus und zauberten auf ihre zierlichen Tische die wunderbarsten Düfte. Der alte Tilyan baute sich genau unter Mama Lalas Zimmer einen eigenen Raum. Es war ein einzelnes Zimmer mit rohen, aber stabilen Möbeln, die nach der alten Handwerkskunst gezimmert waren. Und dort unten lebten sie beide und warteten geduldig auf den Tag, an dem der junge Riese Cort merken würde, wie dringend er sie brauchte.

Eines Tages vernahmen sie endlich Corts schwere Fußtritte auf der Kellertreppe. Sein Kopf war tief nach unten gebeugt, und wenn er es gekonnt hätte, hätte er sicher geweint. Die Dunkelheit hatte ihn so schrecklich einsam gemacht, und er bettelte die beiden an, doch die Sonne zurückzubringen. Er lud sie sogar ein, mit nach oben zu kommen und mit ihm und Neah zusammenzuleben, aber es gefiel ihnen in ihren eigenen Räumen. Außerdem war er so groß, dass er ihnen oben oft in die Quere gekommen wäre. Cort bat und bettelte und versprach schließlich auch, dass er von jetzt an seine Mutter und seinen uralten Großvater mit ihrer lebenswichtigen Sicht der Dinge respektieren würde.

Beide blieben in ihren eigenen Räumen und erledigten ihre spezielle Aufgabe, aber Cort baute ein Verständigungssystem, das alle Ebenen miteinander verband, so dass jeder wissen konnte, was der andere gerade tat. Wenn Cort ein Gedanke über die Sonne kam, dann funkte er ihn zum alten Tilyan hinunter, der etwas über seine tiefe Bedeutung zurückschickte. Dann schickte Mama Lala ein helles und strahlendes Bild nach oben, ganz erfüllt mit Gefühlen. Dort oben würde Neah über seine Farben reflektieren und ihre Wirkung spüren. Schon bald wurde diese Verständigung selbstverständlich und es gab ein richtiges Freudenfest. Nachdem sie begonnen hatten, in diesem Sinne miteinander zu arbeiten, schien die Sonne jeden Tag in ihr kleines graues Haus. Ihre Gesichter begannen, die Wärme und Helligkeit zu reflektieren, und bis zum heutigen Tage führen sie mit dieser Energie ein gutes Leben.

Das Lernen mit Musik und Imagination ist sehr viel wirksamer als die Darbietung abstrakten Wissens. Ein Teilnehmer einer meiner Workshops sagte dazu:»Ich bezweifle, dass ich jemals die drei Schichten des Gehirns mitsamt ihren Funktionen vergessen werde. Ich hatte schon öfter in anderen Kursen vom dreigeteilten Gehirn gehört, aber ich hatte bis zum jetzigen Zeitpunkt nie verstanden, das das Gehirn in Wirklichkeit aus drei Hirnen besteht.«

Was macht die Geschichte vom *kleinen grauen Haus* und die Konzepte, die sie vermittelt, so bemerkenswert? Sie wurde aus einer Metapher heraus entwickelt, also aus einem Bild, das ein Konzept repräsentiert. Methaphern helfen Lernenden, Verbindungen herzustellen und Muster oder Beziehungen zwischen zwei normalerweise getrennten Vorstellungen zu erkennen. Zum Beispiel ist ein Auto, das Benzin braucht, um fahren zu können, eine Metapher für eine Person, die essen muss, um zu funktionieren.

Lehrer können diese Technik mit großem Erfolg einsetzen. Um zum Beispiel das Konzept der Synonyme (sinnverwandte Wörter), der Homonyme (gleich geschriebene oder gesprochene Wörter mit unterschiedlicher Bedeutung) und der Antonyme (Wörter, die das jeweilige Gegenteil ausdrücken) zu vermitteln, erzählt eine Geschichte von einer Familie, die Schwierigkeiten in der Kommunikation miteinander hat: Papa Homo Nym, Mama Anto Nym und Baby Syno Nym scheinen alle eine unterschiedliche Sprache zu sprechen ...

Eine Mathematiklehrerin, deren Neuntklässlern es schwer fiel, einfache Gleichungen erster Ordnung zu verstehen, schrieb eine Geschichte über die Un-Bekas aus Algebraland, die die armen Variablen fesselten. Natürlich kamen die Gleichungslöser herbei und retteten sie! Ein Lehrer der fünften Klasse schrieb eine Geschichte über die Funktion der wichtigsten Nährstoffe. Das Volk im Lande der Sapiens hatte beispielhafte Wohnungen gebaut. Herr Pro (Protein) lieferte ein tragfähiges, solides Fundament, Herr Hy (Kohlenhydrate) war ein Treibstoff-Spezialist, Feti (Fett) lieferte das Maximum an Bequemlichkeit und Schutz, der Wassermann (Wasser) stellte die Verbindung zu all den anderen Ressourcen her, und Mins und Vitas (Mineralstoffe und Vitamine) sorgten für den Zusatzantrieb.

Diese Art, Stoff zu vermitteln, spricht die spielerische Seite im Kind an und außerdem das assoziative Denken, das Kindern hilft, Problemlösungsstrategien und kreative Fähigkeiten zu entwickeln. In der Geschichte vom *kleinen grauen Haus* lässt jede der Gestalten ein aussagekräftiges Bild in der Vorstellung der Zuhörer entstehen. Die Ereignisse sind emotional geladen, und so kann man sich leicht an sie zurückerinnern. Das Säugetierhirn wird dabei aktiviert.

Viele Menschen empfinden Wut oder Trauer, wenn der alte Tilyan und Mama Lala in den Keller verbannt werden. Oft rührt dies bei den Betreffenden an die Thematik von Ablehnung und Einsamkeit. Diese starken Emotionen werden dann in ihrem Denken mit der Struktur und der Funktion der drei Schichten des Gehirns verknüpft. In der Vorstellung der Zuhörer wächst Cort oft bis in ungeheure Dimensionen und sprengt dabei das Dach des kleinen Hauses. Wenn dann die Musik noch mehr Querverbindungen und Assoziationen im Gehirn schafft, wird die Information im Langzeitgedächtnis fest gespeichert. Vielleicht wird Monate später das Reptilienhirn erwähnt, und das Bild eines uralten und hutzeligen, aber heiteren Wesens taucht in ihnen auf und lässt das tief greifende Verständnis von dem stillen, aber überzeugenden Einfluss der ältesten Schicht des Gehirns wieder lebendig werden. Die Gefühle, die mit diesem Bild verbunden sind, kommen ebenfalls im Gefolge der Erinnerung zurück, so dass dieser Lernstoff Teil der Erfahrung des Lernenden wird, anstatt ein abstraktes, rein intellektuelles Konzept zu bleiben.

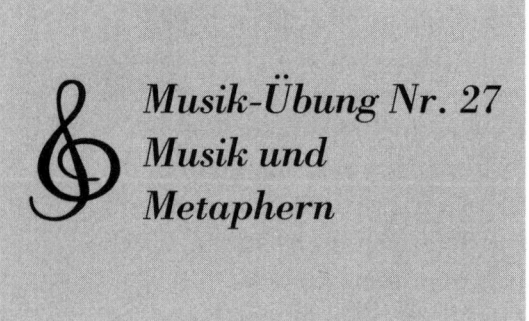

Musik-Übung Nr. 27
Musik und
Metaphern

Machen Sie Ihre eigenen, spielerischen Versuche, eine metaphorische Geschichte zu erfinden. Unterlegen Sie die Geschichte mit Musik. Gehen Sie auf folgende Weise vor:

- Entscheiden Sie sich, welches Konzept Sie gerne › in Szene setzen‹ möchten.

- Erstellen Sie eine *mind map* oder eine Liste der Merkmale des Konzepts. (Unter einer *mind map* versteht man eine visuelle, umfassende Darstellung einer Idee oder eines Gedankens.)[9]

- Spielen Sie die *Brandenburgischen Konzerte* und lassen Sie sich in freier Assoziation (Brainstorming) eine Metapher zu Ihrem Konzept einfallen.

- Finden Sie für die Metapher eine symbolische Person; zum Beispiel wird aus der linken Hemisphäre Cort, der wortreiche, junge Intellektuelle, der rasend schnell wächst.

- Geben Sie den Charakteren Namen, die den wissenschaftlichen oder technischen Namen ähnlich sind, so dass sie als Gedächtnisstütze dienen und die Verbindung zur dahinterliegenden Bedeutung herstellen helfen.

- Hören Sie sich in einem Zustand der Entspannung die Musik an, die Sie ausgewählt haben, zum Beispiel die *Kleine Nachtmusik* oder die *Brandenburgischen Konzerte*, lassen Sie sich zu Ideen für Ihre Geschichte inspirieren. Wenn die Musik zu Ende ist, spulen Sie das Band zurück, starten die gleiche Musik noch einmal und schreiben Sie dann Ihre Geschichte auf.

- Lesen Sie Ihre Geschichte zu der Musik, die Sie als Begleitung gewählt haben.

- Je mehr der folgenden Zutaten in Ihrer Geschichte vereint sind, umso besser wird sie in Erinnerung bleiben:

– Dramatik

– Spannung

– Inspiration

– Emotionalität

– Humor, so weit angemessen.

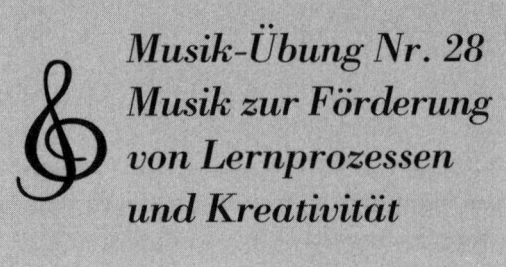

**Musik-Übung Nr. 28
Musik zur Förderung
von Lernprozessen
und Kreativität**

Falls Sie noch keinerlei Hörerfahrung mit klassischer Musik haben, dann machen Sie sich daran, sie kennen zu lernen. Eine Therapeutin, die vor kurzem für ihre Zulassungsprüfung lernte, erwähnte mir gegenüber, dass sie öfter über ihren Bücher einschläft. Ich schlug ihr vor, beim Lernen die *Brandenburgischen Konzerte* zu hören. Eine Woche später rief sie mich an und war ganz euphorisch: Die Musik, so erzählte sie, hielt sie wach und aufmerksam und gab ihr Energie für stundenlanges Lernen.

Um einen noch größeren Effekt zu erzielen, fassen Sie den Stoff, an dem Sie arbeiten, zusammen und ordnen Sie ihn in kurze, melodische Sätze, so dass die rechte Gehirnhälfte einen Bezug finden kann.

Wenn Sie genug Zeit aufbringen können und kreativ sein möchten, schreiben Sie eine kurze metaphorische Geschichte, die die Hauptbegriffe des Lernstoffs sowie deren Beziehung untereinander beinhaltet. Dann lesen Sie entweder die Geschichte oder die Zusammenfassung zu einem Musikstück aus der Barockzeit. Sie können das Ganze auch mit einem Kassettenrecorder aufnehmen und sich noch einmal vorspielen, und zwar entweder kurz vor dem Einschlafen oder morgens gleich nach dem Aufwachen. Dies sind die beiden besten Zeitpunkte, um Informationen aufzunehmen, da Ihr bewusstes Denken noch nicht oder nicht mehr die Kontrolle hat und Ihr Unbewusstes dafür umso aktiver ist. Bringen Sie dieses Vorgehen auch Ihren Kindern bei. Es könnte sich herausstellen, dass ihre Noten und ihre Motivation davon profitieren.

Die Musikstücke in den folgenden Listen haben sich im Allgemeinen beim Lernen, bei geistigen Arbeiten und für die Kreativität als wirksam erwiesen. Die erste Aufstellung wurde von Georgi Lozanov getestet und für das Lernen als förderlich befunden. Sie wurde für Fremdsprachenkurse zusammengestellt.

Lozanovs Musik zum Lernen:

J.S. Bach	Orgelfantasie in G-Dur Fantasie in c-Moll Präludium und Fuge in G-Dur Fuge für die Orgel in Es-Dur
Beethoven	Klavierkonzert Nr.5 in Es-Dur Violinkonzert in D-Dur
Brahms	Violinkonzert in D-Dur
Corelli	Concerti Grossi, Op.6, Nr. 2,4,5,8,9,10,11 und 12
Couperin	*Le parnesse et l'astree* Cembalosonaten
Händel	Orgelkonzert in B-Dur *Wassermusik*
Haydn	Violinkonzert Nr.1 in C-Dur Violinkonzert Nr.2 in G-Dur Sinfonie Nr.101 in C-Dur Sinfonie Nr.94 in G-Dur

Mozart	Violinkonzert Nr.5 in A-Dur
	Sinfonie in A-Dur
	Sinfonie Nr.40 in g-Moll
	Klavierkonzert Nr.18
	Klavierkonzert Nr. 23
	Sinfonie in D-Dur
Rameau	Pièces de Clavecin Nr.1 und 5
Tschaikowsky	Klavierkonzert Nr.1 in b-Moll
	Violinkonzert in D-Dur
Vivaldi	Fünf Konzerte für Flöte
	Die vier Jahreszeiten

Weitere Musik, die sich zum Studium und zur Konzentration eignet:

Boccherini	Gitarren-Quintette
Dvorák	*Das amerikanische Quartett*
Händel	Harfenkonzert
Haydn	Klavierkonzert in D-Dur
Mendelssohn	Oktett

9 Expeditionen ins Unbewusste

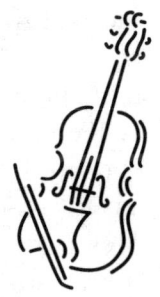

*D*ie Welt der Imagination wird unterdrückt und die Seele bleibt weinend zurück.

Marion Woodman

Viele unserer Talente liegen unentdeckt im Reich des Unbewussten. Das Unbewusste, dieser fast grenzenlose Bereich versteckter Wünsche und Begierden, unterdrückter Gefühle, tiefsitzender Erinnerungen, Einsichten und Inspirationen, ist von den Pädagogen weitgehend übersehen worden. Da wir all diese Bereiche nicht intellektualisieren, messen oder kontrollieren können, neigen wir dazu, sie gering zu schätzen. Aber gerade im Unbewussten liegen die Wurzeln unserer Kreativität.

C.G. Jung hielt an der Aussage fest, dass eine gesunde persönliche und spirituelle Reifung davon abhängig ist, dass wir die bewussten und unbewussten Prozesse integrieren. Ohne diese Integration sind wir von einem Teil unseres Ich entfremdet. Auf der anderen Seite können wir das Unbewusste – wenn wir es annehmen – nutzen, um unser Leben zu bereichern.

Jedes Mal, wenn wir kommunizieren, bringen wir alle Teile unserer Person in ihrer Ganzheit zum Ausdruck und nicht einfach nur den Teil, dessen wir uns bewusst sind. Wir verständigen uns mit unseren Kindern auf zwei Ebenen gleichzeitig: bewusst und unbewusst; und so erziehen wir sie auch auf zwei Ebenen. Von ihrer Seite ausgedrückt, nehmen sie gleichzeitig Informationen auf beiden, voneinander unabhängigen Ebenen auf.

Wenn wir uns als Lehrer und Eltern bewusst sind, welche Ebenen der Kommunikation das Unbewusste direkt beeinflussen – also zum Beispiel unsere Körpersprache, unsere Gesten, der Ausdruck der Stimme und die Mimik –, dann können wir den kindlichen Lernprozess positiv beeinflussen. Zur gleichen Zeit können wir unseren Kindern dadurch gerecht werden, wenn wir begreifen, dass sie bereits über Ressourcen verfügen, die sich auf erlebte Erfahrungen und gewisse Denkmuster, die in ihren Gehirnen und in ihrem Denken bereits gespeichert sind, stützen. Die Reichweite dieser Ressourcen ist unbegrenzt, während das bewusste Denken nur eine begrenzte Menge an Information aufnehmen und behalten kann.

Die Macht des Unbewussten

Unser Unbewusstes erinnert sich an Dinge, die wir in unserem bewussten Denken längst vergessen oder vielleicht nie wahrgenommen haben. Wenn Sie zum Beispiel eine Treppe hinaufgegangen sind, dann können Sie wahrscheinlich nicht sagen, wie viele Stufen sie überwunden haben; unter Hypnose hätten Sie aber mit ziemlicher Sicherheit Zugang zu dieser Information. Der Geruch einer bestimmten Blume kann Erinnerungen an einen Garten der Kindheit zurückbringen, und möglicherweise überkommen Sie auf einmal nostalgische Gefühle, ohne dass Sie sich erklären können, woher. Später wird vielleicht eine Erinnerung wach, die mit dem Geruch verbunden ist. Wenn wir nur auf einer Ebene kommunizieren, dann sind wir wie ein Jongleur, der eine einzige Keule in die Luft wirft und wieder auffängt – und der dabei doch in der Lage wäre, mit acht Keulen gleichzeitig zu jonglieren.

Die unbewusste Erinnerung ist so mächtig, dass der Psychologe Stanislav Grof ein ganzes ›holotropes‹ System entwickelt hat. Darin stellt er die Theorie auf, dass Erinnerungen der Kindheit, der Geburt und sogar aus der Zeit vor der Geburt durch Klänge, Musik und Bewegungen wachgerufen werden. Im frühen zwanzigsten Jahrhundert hatte Nandor Fodor, ein Pionier der Psychoanalyse, mit mehreren Patienten zu tun, die sich im Verlauf der Therapie an ihre Geburt erinnerten; als diese Erinnerungen bearbeitet worden waren, verbesserte sich ihr Zustand deutlich. Diese Erinnerungen hatten Auswirkungen für die Betroffenen, die nicht zu leugnen waren: Ein Mann, der am 4. Juli (dem amerikanischen Nationalfeiertag, an dem Feuerwerke und Böllerschüsse üblich sind, Anm.d.Ü.) geboren worden war, hatte Angst vor Feuerwerkskörpern entwickelt, ein anderer Patient, der darunter litt, dass er ständig fror, war unter sehr frostigen Witterungsbedingungen geboren worden.[1]

Unser Unterbewusstsein nimmt diese Information auf und speichert sie, auch wenn wir uns dessen nicht bewusst sind und dieses Material unserem bewussten Denken nicht zugänglich ist. Es scheint nicht übertrieben, von einem Drittklässler präzise und detaillierte Erinnerungen zu erwarten, wenn schon ein Neugeborenes dazu in der Lage ist. Das Problem liegt nicht in der Kapazität unseres Gehirns, sondern in den Methoden, dieses Gehirn zu verstehen und pädagogisch mit ihm umzugehen.

Der Mechanismus unseres Gehirn-Geist-Systems und des mehrspurigen Zugangs zu den Informationen setzt ein Lernen auf unterschiedlichen Ebenen voraus. Wenn wir zu Hause oder im Unterricht nicht effektiv kommunizieren, dann liegt es wahrscheinlich daran, dass wir es versäumen, uns auf mehr als einer Ebene verständlich zu machen.

Kunst ist eine ausgezeichnete Lehrmeisterin, und zwar genau deswegen, weil sie auf vielen Ebenen gleichzeitig kommuniziert. Sie kann Werte vermitteln, Emotionen ausdrücken und Gleichgewicht vermitteln – und all dies gleichzeitig. Die Wirkung der Musik geht sogar noch weiter, weil sie ihre Botschaft indirekt und unbewusst vermittelt. Da Musik die Reflexion des eigenen Bewusstseins übernimmt, schafft sie eine Verbindung zwischen dem Bewussten und Unbewussten. Sie überwindet die Abspaltung dieser beiden Seiten unseres Geistes, die so oft auseinander dividiert werden, und bringt sie in eine Beziehung Harmonie und Balance. Das Gefühl der Ganzheit, das Menschen beim Hören von Musik empfinden, entsteht aus der Integration gegensätzlicher Aspekte des menschlichen Geistes.

Die Archetypen oder universellen Symbole, die die Musik aus tieferen Bereichen zu Tage fördert, helfen uns, eine gewaltige Energiequelle anzuzapfen. In symbolischer Form können Ängste zugelassen werden und ihren Ausdruck finden, so wie es zum Beispiel in Märchen geschieht. Dadurch werden Energien, die vorher blockiert waren, für konstruktives Lernen und persönliches Wachstum freigesetzt. Archetypen können ebenfalls eine innere Stärke und Weisheit mobilisieren, von der Sie vielleicht selbst gar nichts wussten. Musik dehnt Ihre Wahrnehmung aus und erweitert Ihr Bewusstsein, so dass Prozesse zum Zug kommen können, denen wir normalerweise wenig trauen – zum Beispiel Spontaneität oder Intuition.

Da die Erinnerung weitgehend auf das Unbewusste angewiesen ist, kann sie durch Musik angeregt werden; denn Musik kann in die nonverbalen Bereiche eindringen, wo die gespeicherten Gedächtnisinhalte normalerweise dem Auffinden durch das bewusste Denken entzogen sind. Vergessene Ideen, die im Bereich des Unterschwelligen vergraben sind, also außerhalb der Abrufbarkeit, können durch Musik aufgefunden werden. Zum Beispiel gab es einmal einen Musikwissenschaftler, der das gesamte Manuskript verlor, das er geschrieben hatte. Monate später hörte er eine ganz bestimmte Melodie, und dabei kam ihm der Inhalt des Manuskripts ins Gedächtnis zurück, so dass er in der Lage war, es zu rekonstruieren.[2] Musik gibt uns Zeit zu assoziieren, so dass Erinnerungen wachgerufen werden können. Milton Erickson, ein Fachmann für Hypnose, behauptet, dass das menschliche Gehirn nach einer entsprechenden Anfrage eine erschöpfende Suche durch das gesamte Gedächtnissystem auf der Ebene des Unbewussten weiterlaufen lässt, auch wenn es die Antwort auf der bewussten Ebene bereits gefunden hat. Dabei ist mit einer Zeitverzögerung zu rechnen, wenn Material aus dem Unbewussten in das Bewusstsein einfließt. Wenn wir Schüler direkt nach der Wissensvermittlung testen oder wenn wir ihnen einmalige Aufgaben vorsetzen, dann haben wir keine exakte Messung ihres Lernerfolgs, weil wir nicht genug Zeit für Einsichten und ›Aha-Erlebnisse‹ einplanen.

Nach Lozanov »sind es Stress und Spannung, die das Lernen verhindern«.[3] Anspannung entsteht, wenn wir nicht genug an unsere eigene Fähigkeit glauben, die angebotene Information verstehen, speichern und nutzen zu können. Wir können diese Zuversicht zurückgewinnen, wenn wir nur lernen, unserer Intuition und Imagination zu vertrauen. Ein Zustand entspannter Konzentration und Aufnahmebereitschaft, der von der Musik herbeigeführt wird, verlangsamt die Frequenz der Hirnstromwellen und lässt das Gehirn aufmerksam und konzentrationsbereit werden. Kritische Gedanken und Ablenkungen treten in den Hintergrund. In dieser geistigen Verfassung wird das, was uns die Musik suggeriert, schnell, direkt, automatisch und intuitiv aufgenommen – auch wenn wir uns dessen gar nicht bewusst sind.

Wenn eine Geschichte oder eine szenische Darstellung zu Musik gelesen wird, dann findet in unserer Vorstellung und unserem Denken ein komplizierter Prozess statt. Der offene und dennoch konzentrierte Zustand, in den uns die Musik versetzt, ermöglicht die Aufnahme von Informationen in einem enormen Umfang, und zwar genau deswegen, weil die Aufmerksamkeit des Hörenden nicht eng auf die Aufgabe gerichtet ist. Da Sie auf die Musik hin ausgerichtet sind, wird die Information in der Peripherie Ihrer Aufmerksamkeit aufgenommen. Die Wirkung wird dadurch nur intensiviert, genau wie der dramatische Effekt eines Kinofilms durch die Hintergrundmusik intensiviert wird. (Wer kann leugnen, wie sehr die *Lone Ranger* - Filme, Radioprogramme und Fernsehshows durch ihr berühmtes musikalisches Motto – die *Ouvertüre zu Wilhelm Tell* von Rossini – an Spannung gewannen. Und wer kann heutzutage schon diese Musik hören, ohne sie mit dem › Mann mit der Maske‹ zu assoziieren?

Als ich in einer Kureinrichtung in Mexiko einen Vortrag hielt, kam die Schauspielerin Cecily Tyson am Ende sehr aufgeregt auf mich zu. Sie erzählte mir, dass sie sich seit zwei Jahren angewöhnt hatte, ihre Rollen mit Hilfe klassischer Musik auswendig zu lernen. »Es funktioniert!«, sagte sie, »und jetzt verstehe ich auch, wieso!«

Eine ganze Reihe großer Künstler hat für sich Wege gefunden, einen Zustand entspannter Konzentration zu erreichen. Mozart musste die Geschäftigkeit seiner linken Gehirnhälfte ausschalten, um sich ungestört auf die Musik einlassen zu können, die schon in seinem Kopf war und nur darauf wartete, niedergeschrieben zu werden. Zu solchen Zeiten ließ er seine Frau vorlesen, um sein bewusstes Denken zu beschäftigen. Einige meiner besten eigenen Ideen sind mir im Laufe langer Spaziergänge gekommen. Andere Menschen kommen zu Einsichten, während sie mit dem Flugzeug unterwegs sind oder mit dem Zug fahren. Musik schafft genau diese offene, entspannte Konzentration, und sie hebt dabei noch unsere Stimmung und lässt uns gleichzeitig zu unserem Gleichgewicht finden.

Wenn wir die Kanäle zwischen der Innen- und der Außenwelt offen halten, räumen wir damit Hindernisse aus dem Weg, die einen freien Übergang von dem einen Bewusstseinszustand in den anderen hemmen. Eigentlich entspricht es unserer natürlichen Neigung, uns zwischen der äußeren und der inneren Welt hin und her zu bewegen. Nur verlernen wir diese natürliche Begabung.

Musik stellt sie wieder her. Durch Musik und Musik-Imagination können wir lernen, unsere Aufmerksamkeit zwischen einem Punkt, auf den wir uns konzentrieren, und der Peripherie hin und her wandern zu lassen, so wie es kleine Kinder auf ganz natürliche Weise tun. Musik ermöglicht einen Zustand des ›Fließens‹ – ein Zustand, der wirklich erfinderisches, originelles Denken in Gang setzt. Der fortlaufende Fluss der Musik, ihr Vorwärtsdrängen und ihre sich immer wieder verändernden Muster erhöhen unsere eigene Flexibilität schon beim Hören. Indem Musik uns hilft, sowohl die bewusste als auch die unbewusste Welt zu verstehen, kann sie uns auch dabei helfen, unsere Spaltung zu überwinden, damit wir uns auf eine Ganzheitlichkeit zubewegen können.

Intuition: Die spontane Gewissheit

Eine unserer wertvollsten, aber oft unterentwickelten Fähigkeiten ist die der Intuition. Da es sich bei der Intuition um einen unbewussten Prozess handelt, kann sie schon dadurch in Gang gebracht werden, dass wir Barrieren aus dem Weg räumen, wie etwa die übertriebene Analyse und unseren übereifrigen inneren Kritiker. Nach C.G. Jung ist die Intuition zusammen mit dem Denken, Fühlen und Wahrnehmen eine normale Funktion der menschlichen Psyche. Friedrich Nietzsche verglich einmal den Verstand und die Intuition mit zwei Bergsteigern, die am Ufer eines Wildbaches stehen. Der eine überwindet ihn, indem er von Fels zu Fels springt. Der andere errichtet eine Brücke und überquert diese mit schwerem, vorsichtigem Schritt.

Ich möchte damit nicht unterstellen, dass die Analyse und der intellektuelle Ansatz keinen Platz im Denkprozess hätten. Ein harmonisches Zusammenspiel von Intuition und Intellekt kann einen Rhythmus in Gang bringen, der die › kreativen Säfte‹ des Gehirn-Geist-Systems anregt. Erfolgreiches Lernen, wie wir es bei Einstein und da Vinci bewundern, beinhaltet die Mitwirkung der Intuition sowie deren Verständnis und Interpretation, die letztendlich darin gipfelt, dass das Ganze mit dem bestehenden Wissen verknüpft wird. Musik fördert die Intuition. Da sie unmittelbar wirkt und sich jederzeit bewegt und verändert, macht sie uns Mut, Inhalte intuitiv zu begreifen, ohne Begründung und Analyse.

Bilder: Die Sprache des Unbewussten

Bilder sind die Ausdrucksform des Unbewussten. Im aufnahmebereiten Zustand der entspannten Konzentration sind Ihr Denken und Ihre Vorstellung mit Bildern erfüllt. Worte beginnen in den Hintergrund zu driften und Bilder treten dafür in den Mittelpunkt. Diese bringen, ganz anders als die Worte, eine reiche Fülle und eine Unmittelbarkeit mit sich. In diesem Zustand eines erweiterten Bewusstseins ist Ihre Aufnahmebereitschaft erhöht und Ihr Gehirn kann sehr viel mehr Ideen und Erfahrungen verarbeiten als normal, denn Bilder können große Informationsmengen gleichzeitig darstellen.

Bilder präsentieren sich auf einer räumlichen Ebene, nicht linear und in zeitlicher Abfolge, wie es bei Wörtern der Fall ist. Daher übermitteln Bilder im Bruchteil einer Sekunde etwas, für dessen Beschreibung viele Wörter nötig wären. Wörter trennen das Subjekt vom Objekt, während Bilder die beiden verschmelzen lassen. Durch Imagination sind Sie in der Lage, sich direkt in Ihre innere Welt zu begeben und diese zu erfahren. Worte abstrahieren oder reduzieren die Realität; Bilder stellen dagegen eine direkte Verbindung zu ihr her.

Bilder repräsentieren unsere innere Realität und sind daher nicht an Raum oder Zeit gebunden. Sie verfügen über eine psychische Energie, die transformativ wirken, das heißt, Einstellungen und Verhalten verändern kann. Gerade wegen der ihr inneliegenden Kraft wurde die Imagination einst als ein heiliger Prozess verehrt. »Die bilderzeugende Fähigkeit, die man Imagination oder › phantasia‹ nannte«, so beobachtet Robert Johnson, ein Psychologe der Jung'schen Schule, »stellte man sich als ein Organ vor, das Botschaften aus der spirituellen und ästhetischen Welt empfängt und sie in innere Bilder umformt, welche dann im Gedächtnis bewahrt und zum Thema des Denkens und der Reflexion gemacht werden können.«[4] Diese gespeicherten Bilder bilden die Grundlage neuer, kreativer Ideen, die sich auf Wahrnehmungen und Erlebnisse in der Vergangenheit beziehen.

Bilder helfen uns beim Lernen. Sie ermöglichen es, dass wir uns selbst ganz unmittelbar erleben. Sie bringen uns mit einem ursprünglichen Wissen in Verbindung, welches uralte Reaktionsweisen in unserem Gehirn zum Leben erweckt. In den Bildern liegt eine vielfache Bedeutung: versteckte Aspekte unserer eigenen Psyche und unserer Bestrebungen;

anpassungsfähige Objekte, die zum Spielen und Experimentieren einladen, denen wir neue Farben und Formen geben können, die auseinander genommen und neu zusammengesetzt oder mit anderen Bildern kombiniert werden können.

Musik ist wie ein Magnet, der in die stille Welt der Bilder hineinreicht und diese an die Oberfläche emporzieht. Wenn sie dann in unserem Bewusstsein ankommen, können wir sie dazu nutzen, etwas darüber zu erfahren und zu entdecken, was wir über uns selbst und die Welt, in der wir leben, wissen sollten. Wenn Sie sich ganz fest vornehmen, die Musik aufzufordern oder zu bitten, Ihnen Bilder zu bringen, und wenn Sie sich selbst die Freiheit nehmen, diese wahrzunehmen und genau zu betrachten, dann werden die Bilder dadurch in Ihr Bewusstsein gebracht. Dadurch können Sie Ihre eigenen verborgenen Sehnsüchte und Ihre unbegrenzte Fähigkeit zum persönlichem Wachstum entdecken.

Wie Sie mit Musik Ihre eigene Lernerfahrung gestalten können

Seit ich mit Musik und Imagination arbeite, habe ich eine ganze Reihe von Menschen getroffen, die mir erzählten, dass sie schon immer mit Musik gelernt haben, und die ihre guten Noten und ihr dauerhaft erworbenes Wissen auf diesen Umstand zurückführen. Vielleicht haben sie schon immer, ohne es zu wissen, ihr › mehrstöckiges‹ Gehirn genutzt. › Lernen‹ ist ein sehr weiter Begriff, der Aspekte wie kreatives Denken, Gedächtnisleistungen, Verständnis oder auch den Erwerb einer Fertigkeit umfasst.

Während ich hier sitze und meine Gedanken schweifen lasse, um Beispiele für unterschiedliche Lernaufgaben zu finden, die durch den Einsatz von Musik unterstützt und mobilisiert werden, lassen Vivaldis Flötenkonzerte mit ihrer ansteckenden Energie die Bilder in meiner Vorstellung in Bewegung geraten. Hier sind einige konkrete Aktivitäten, die durch Musik unterstützt werden:

1. Die Organisation eines Projekts
2. Die Abfassung eines Arbeitspapiers oder eines Artikels
3. Die Vorbereitung auf eine Prüfung oder die Unterstützung Ihres Kindes beim Lernen
4. Das Lesen eines Romans oder eines Lehrbuchs
5. Die Planung eines Vortrags oder eines Seminars
6. Kreatives Schreiben
7. Yoga- und T'ai Chi-Übungen oder andere Meditationsübungen
8. ›Brainstorming‹, also assoziatives Sammeln von Ideen zu einem Gruppenprojekt
9. Das Auswendiglernen einer Rede oder einer Schauspielrolle
10. Das Erstellen eines neuen Computerprogramms

Vielleicht kann Ihnen Ihre Lieblingsmusik für solche assoziativen Aufgaben oder das so genannte Brainstorming helfen, noch ein paar andere Einsatzgebiete zu finden, wo Musik Ihnen beim Lernen und Denken helfen kann. Allgemein gesagt wird Barockmusik mit ihrer Bewegtheit und ihrer rhythmischen Energie Ihr Gehirn in Bewegung halten und Ihren Gedanken zur Klarheit verhelfen. Viele entsprechende Musikstücke finden Sie am Ende des vorhergehenden Kapitels aufgelistet.

Wie wir in den vorausgegangenen Kapiteln gesehen haben, kann Musik das Lernen enorm unterstützen. Viele Menschen, die mit Techniken des › Superlearning‹ arbeiten, setzen von den Kompositionen nur langsame oder › largo‹-

251

Sätze ein, weil deren Tempo von etwa 60 Schlägen pro Minute die Frequenz unserer Hirnströme und unseres Herzschlags bis zur tieferen Entspannung verlangsamt. Lozanov hält dagegen, dass mehrere langsame Sätze in Folge die Schüler in eine zu tiefe Entspannung gleiten lassen. Der Einsatz der ganzen Komposition aus dem Barock mit den drei Sätzen in unterschiedlichen Tempi führt Sie dagegen in eine tiefe Entspannung hinein, lässt Sie aber auch wieder aus dieser Entspannung herauskommen, so dass Sie sich ein Gefühl der konzentrierten Wahrnehmung erhalten werden.

Barockmusik ist auch deswegen bei der Organisation eines Projektes so hilfreich, weil sie selbst in hohem Maße organisiert und geordnet ist. Beim Hören überträgt sich diese Qualität. Die Musik J.S. Bachs, etwa seine Cembalokonzerte oder seine Inventionen, wird von Menschen als hilfreich empfunden, die mit Computern oder mit mathematischen Systemen arbeiten. Einmal spielte ich in einem Workshop ein Konzert von Bach und bat die Teilnehmer, die Eindrücke, die die Musik in ihnen hervorrief, zu notieren. Als ich einen jungen Programmierer fragte, ob er von seinen Eindrücken berichten wolle, sagte er: »Psst ... Ich entwickle gerade ein neues Computerprogramm!« Die Musik hatte ihm geholfen, eine Idee auf den Punkt zu bringen, von der er vorher nicht genau gewusst hatte, wie er sie anpacken sollte.

Das kreative Schreiben zur Musik bringt oft tief gehende Einsichten und Gedanken hervor. Es kann einen Strom kreativer Energien ins Fließen bringen, der für den Hörer selbst als freudige Überraschung kommt. Im Unterricht erleben Lehrer, dass Kinder mit Musik nicht nur produktiver sind, sondern dass auch sehr viel tiefsinnigere und kreativere Texte entstehen. Sonderschullehrer haben festgestellt, dass Kinder, die ursprünglich nicht in der Lage sind, vollständige

Sätze zu schreiben, dies lernen können, wenn sie zu Musik schreiben.

Ein Schüler der fünften Klasse, der in Englisch (also seiner Muttersprache, Anm.d.Ü.) auf Vier stand, begann in einem völlig anderen Stil zu schreiben, als sein neuer Lehrer im Unterricht Barockmusik einsetzte. Er schrieb einen einfachen, spontanen und aus dem Herzen kommenden Aufsatz und gewann damit einen nationalen Wettbewerb! Und selbst wenn Musik keine Auswirkung auf die Leistung hätte, wäre sie immer noch wertvoll für den Unterricht, weil Kinder einfach gerne schreiben, wenn es zu Musik geschieht. Etliche Kinder in einem Schulbezirk, in dem ich beratend tätig bin, fragten ihre Lehrer, ob sie sich eine Tonbandkassette oder eine CD ausleihen könnten, um sie zu Hause bei den Schularbeiten zu spielen. Sie bitten dann oft ihre Mütter, ihnen die entsprechende Musik zu kaufen, um sie daheim hören zu können.

Die Auswahl der Musik für den Einsatz beim kreativen Schreiben hängt davon ab, welche Wirkung Sie erzielen wollen. Ich setze oft das *Brandenburgische Konzert Nr. 5* (zweiter Satz) ein, wenn ich Seminarteilnehmer ermutigen möchte, sich tief in ihr Innerstes hineinzuwagen und zu erkunden, welche Gedanken oder Gefühle sie dort entdecken können.

Diese Musik versetzt sie in eine Geisteshaltung tiefer Introspektion. Sie gibt ihnen Zeit, sich unterschiedlicher Aspekte der eigenen Person bewusst zu werden, die sie vielleicht bisher verdrängt haben oder mit denen sie erst kürzlich konfrontiert wurden. Wenn wir in der Gruppe über das Geschriebene sprechen, zeigen sich die meisten davon überrascht, wie anders als gewöhnlich ihr Schreibstil ausgefallen ist. Die Gedanken und Ideen scheinen von einem ganz anderen Ort als normal zu stammen, von einem Ort, wo Vorbedacht, Analyse und Logik keine Rolle spielen. Der folgende Text ist ein Beispiel; verfasst hat ihn eine Frau, die gewöhnlich nicht in einem poetischen Stil schreibt. Sie berichtete, es sei nur so aus ihr herausgeflossen:

> Bergsee, so winzig klein ... Granitfelsen bewahren ihre Geheimnisse unter der Oberfläche des spiegelnden Wassers, auf dem das Sonnenlicht tanzt und das junge Gras neckt. Immergrün wächst leise vor sich hin, flüstert zum höheren Ich, auf dessen Suche ich mich gerade befinde – so, wie ich auf dem Rücken liege und die uralte Geschichte der Felsbrocken spüre. Wie passe ich zu alledem? Vielleicht tu ich es einfach ...

Wenn Sie zu Hause oder im Unterricht kreatives Schreiben mit Musik ausprobieren möchten, dann lassen Sie die Teilnehmer erst einmal die Musik hören, nachdem sie sich entspannt haben und bitten Sie sie, auf Empfindungen und Bilder zu achten. Wenn die Musik zu Ende ist, fordern Sie sie auf, ihre Eindrücke aufzuschreiben. Ich lasse dann gewöhnlich die gleiche Musik noch einmal spielen.

Sie können klassische und romantische Musik einsetzen, wenn Sie ein lebendigeres kreatives Schreiben anstreben, wenn Sie neue Ideen anstoßen oder den Funken kreativer Energien entzünden wollen. Auch hierbei ist es wichtig, zunächst entspannt zuzuhören und die inneren Bilder wahrzunehmen. Einige der Musikstücke, die ich für diese Aktivität als wirksam erlebt habe, sind Beethovens *Sinfonie Nr. 6* (zweiter Satz), Mozarts *Kleine Nachtmusik*, Beethovens *Klavierkonzert Nr. 5* (›Emperor‹) und Dvoráks *Sinfonie aus der neuen Welt* (zweiter Satz).

Für jüngere Kinder eignen sich Grofés *Grand Canyon Suite* und *Die Moldau* von Smetana sehr für kreatives Schreiben. Probieren Sie unterschiedliche Musikstücke für eher besinnliche und eher überschwängliche Kreativität aus. Notiere Sie in Ihrem Notizbuch, welche Wirkung jedes der fünf Musikstücke aus der in Kapitel 1 beschriebenen Grundauswahl hat. Sie werden überrascht sein, wenn Sie ein Jahr später feststellen, wie sehr Ihre Kreativität und die eigene Einsicht in Ihre inneren Prozesse zugenommen haben.

Linda Keiser, GIM-Trainerin und Verfasserin der Liste von Musikstücken zur Förderung der Kreativität, die Sie am Ende dieses Kapitels finden, schlägt vor, dreißig Minuten konzentriert Musik zu hören, bevor man sich an ein schriftliches Projekt macht, vor dem man sich vielleicht etwas drückt. Dieser ausgedehnte Zeitraum erlaubt Ihnen, die Bilder in aller Ruhe zu studieren und neue Verbindungen herzustellen. Oft tauchen plötzlich neue Wortkombinationen auf.

Um zu einer Auswahl der Musik zu gelangen, die kreatives Schreiben am wirkungsvollsten unterstützt, zog Keiser die Instrumentierung, die rhythmische Struktur und die Stilrichtung der Musik in Betracht. Sie kam zu dem Ergebnis, dass die Musik, die sie letztendlich auswählte, das Schreiben fördert, neue Einsichten und Perspektiven entstehen lässt, zu Experimenten ermutigt und die Schreiber dahin bringt, dass sie eine positivere Einstellung zu den Schreibprojekten entwickeln, die von ihnen gefordert werden. Sie konnte auch viele therapeutische Nebenwirkungen feststellen, zum Beispiel ein verbessertes Selbstbild und ein gesteigertes Energieniveau.

Bei der Auswahl und dem Einsatz von Musik zur Anregung innerer Bilder werden Sie folgende Erfahrung machen: In vielen Fällen wird das, was Sie selbst anregt und in Gang bringt, bei einer anderen Person nicht gleich viele Assoziationen auslösen. Darin besteht die Herausforderung beim Lernen und Reifen mit Musik. Probieren Sie immer wieder neue Möglichkeiten aus und notieren Sie sich, welche Musik meistens wirkt. Wenn es Ihnen gelingt, die Kreativität in Fluss zu bringen, dann werden Sie mit neuen Begabungen und Talenten belohnt.

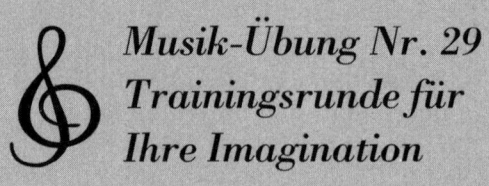

Musik-Übung Nr. 29
Trainingsrunde für
Ihre Imagination

- Suchen Sie sich einen bequemen Platz, wo Sie sitzen oder liegen können.

- Bevor Sie mit der Musik beginnen, konzentrieren Sie sich auf Ihre Absicht: Sie wollen die Bilder wahrnehmen, die die Musik in Ihnen entstehen lässt, und auch damit verknüpfte Assoziationen.

- Achten Sie auf alle Gefühle, die mit den Bildern einhergehen.

- Versetzen Sie sich an Ihren Lieblingsplatz in der freien Natur.

- Spielen Sie Ravels *Introduction* und *Allegro*, wenn verfügbar, oder *Prélude à l'après-midi d'un faune*. Lassen Sie sich von der Musik davontragen.

- Notieren Sie in Ihrem Notizbuch all die Bilder, Assoziationen und Emotionen, die in Ihnen wach geworden sind. Schreiben Sie diese so schnell wie möglich auf, ohne darüber nachzudenken.

- Um Ihre tiefer liegenden, mehr nach innen gerichteten kreativen Impulse zu erreichen, hören Sie das *Brandenburgische Konzert Nr.5* (zweiter Satz)

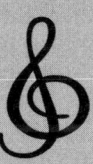

Musik-Übung Nr. 30
Kreatives Schreiben
zur Musik

- Halten Sie einen Stift und ein unlinifertes Blatt Papier bereit.

- Finden Sie zum Zuhören eine entspannte Position, nachdem Sie tief durchgeatmet und ihre Muskeln gut ausgestreckt haben.

- Wenn Sie mit der Musik beginnen, versetzen Sie sich in Gedanken auf einen Pfad. Nehmen Sie wahr, wie dieser Pfad aussieht und wie er sich unter Ihren Füßen anfühlt. Achten Sie darauf, was Sie im Umfeld sehen. Lassen Sie sich dann von der Musik zeigen, wohin dieser Weg Sie führt.

- Wenn die Musik verstummt, lassen Sie sie noch einmal von vorne spielen.

- Während Sie die Musik hören, beschreiben sie einfach, wohin sie der Weg führt.

Ein Workshop, den ich leitete, fand im Sun Valley, einer großartigen Landschaft in Idaho, statt. Zwei der Teilnehmer ließen sich von der Schönheit der Umgebung inspirieren und in einen tiefen Zustand der Stille versetzen. In dieser Stille beschrieben Sie die folgenden Phantasiereisen:

Wir durchqueren eine unendlich weite weiße Landschaft der nördlichen Eiskappe. Meine Hunde traben mit Leichtigkeit über den überraschend freundlichen weißen Teppich dahin. Ein Eisbär kreuzt unseren Pfad, ohne dass er sich umdreht und von uns Notiz nimmt. Wir kommen an Löchern im Eis vorbei, wo Seehunde spielerisch im Wasser umherschwimmen; über dem Wasser bildet sich eine dünne Eisschicht. Als wäre es ein Traum sehe ich mehrere Flaggen, die nahe beieinander stehen, Zeichen von Polarforschern der Vergangenheit, die ihre Anwesenheit markieren wollten. Als wir uns ganz entspannt über die Weite fortbewegen, wird mir klar, dass die Hunde laufen, ohne sich im Geringsten anzustrengen. Bald sind die Hunde nicht mehr als solche zu erkennen, sondern scheinen fast von der gleichen Art zu sein wie ich.

Ich stand inmitten einer Lichtung und erlebte die lautlose Pracht des ersten Schnees. Die Bäume, die die Wiese säumten, waren von zartem Schnee bedeckt, der sie sanft und weniger ernst aussehen ließ. Die glasklare Luft zupft an meinem Gesicht und flüstert etwas von der Ankunft des Winters. Als ich mich umdrehe, rieselt der feine Schnee von einem Busch; ein Kaninchen springt aus seinem sicheren Unterschlupf hervor und hinterlässt seine Spuren auf dem perfekten weißen Teppich. Plötzlich spüre ich, dass all die Stille und das Leben eins sind.

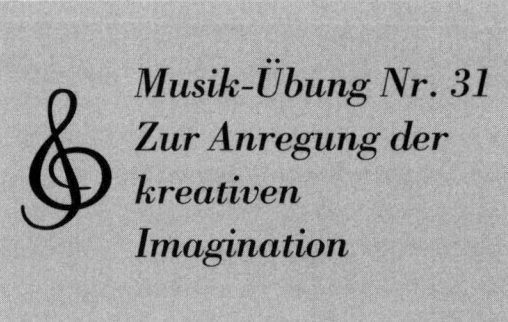

Musik-Übung Nr. 31
Zur Anregung der
kreativen
Imagination

Musik zum Stimulieren der Imagination:[5]

Beethoven	Sinfonie Nr. 6, die › *Pastorale* ‹
Berlioz	*Harold in Italien*
Bloch	*Schelomo*

Britten	*Four Sea Interludes* aus *Peter Grimes*
Copland	*Lincoln Portrait* *Quiet City* *Appalachian Spring*
Delius	*Florida Suite*
Dvorák	*Slawische Tänze*
Haydn	*Die Schöpfung*
Hovhaness	*Mountains and Rivers without End*
Ravel	*Daphnis et Chloe*, Suite Nr.2 *Ma mère l'oye*
Sibelius	*Der Barde*
Smetana	*Vysehrad-Motiv* aus *Die Moldau*

Musik zur Förderung der Kreativität[6]

Delius	*Koanga: › La Calinda‹*
Fauré	Pavane
D'Indy	Sinfonie Nr. 1 › *Sur un chant montagnard français‹* (*1. Satz*)
Kalinnikow	Sinfonie Nr.2 in A-Dur (zweiter Satz)
Yamada	*Aka Tombo*
Mendelssohn	*Schottische Sinfonie* Nr.3 (zweiter Satz)
Ravel	*Daphnis et Chloe*, Suite Nr.2, Ausschnitt
Sibelius	Sinfonie Nr.2 (erster Satz)
Vaughn Williams	*In the Fen Country* *Norfolk Rhapsody Nr.1*

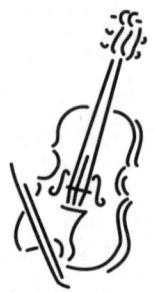

10 Lebendiges Lernen

In der Erziehung der Zukunft wird die Musik für ebenso wichtig gehalten werden, wie man es heute vom Lesen und Schreiben annimmt, denn man wird deutlich erkennen, dass Musik eine höchst wirkungsvolle Möglichkeit ist, Leben, Gesundheit und Kraft zu erlangen.

Prentice Mulford

Es ist ein Uhr mittags. Zweihundert Vorschulkinder haben sich in der Aula einer Grundschule in San Diego versammelt. Sie erleben die Einführung in eine neue Einheit ihres Curriculums: Es geht um das Wachstum und den Anbau der Pflanzen.

Ihre Augen sind weit geöffnet und wie hypnotisiert auf die Bühne gerichtet, wo vier als sprechende Blumen verkleidete Erzieherinnen mit dramatischer Stimme davon erzählen, was sie zum Wachsen brauchen: Wasser, Erde und die Sonne. Eine fünfte Erzieherin mit einem Hütchen und einem Blumenkorb in der Hand spielt die Rolle von › Mary, Mary, Quite Contrary‹. Sie lässt die Kinder in ein Lied über die Teile einer Pflanze und über die Stadien des Wachstums einstimmen.

Die Kinder, die fasziniert sind von der Verwandlung ihrer Erzieherinnen, nehmen ohne jede Anstrengung die wichtigsten Begriffe und Zusammenhänge in sich auf, die sie in den nächsten Wochen brauchen und besprechen werden. Die schauspielernden Erzieherinnen sind von unzähligen Töpfen und Vasen mit schönen Pflanzen und Blumen umgeben, deren Farben und Formen das Auge erfreuen und deren Duft den Raum erfüllt. Berühmte Blumen-Stillleben verschönern die Wände. Ein Videofilm mit farbenprächtigen Blumen wird den Kindern gezeigt; er ist mit klassischer Musik unterlegt. Dann bewegen sich die Kinder in einer Weise, die sie das, was sie gelernt haben, in ihrem Körper spüren lässt, und dazu singen sie ein Lied mit dem Titel › Wie weiß ich, dass der Frühling kommt?‹ ; in diesem Lied finden sich viele der neu eingeführten Wörter wieder.

Bei einem Besuch im Unterricht der vierten Klasse kommt es zu einer Begegnung mit › Sonnenschein‹ , der an der Hand des Lehrers zum Leben erwacht und eine Stunde über das Wetter und die Jahreszeiten einleitet. Sonnenschein erzählt von seinen Abenteuern zu verschiedenen Jahreszeiten und in unterschiedlichen Landesteilen der USA. Er berichtet den Kindern von seinen Erlebnissen mit einem Tornado in Kansas, einem Schneesturm in Chicago, und davon, wie er durch die brennend heiße Wüste des Death Valley in Kalifornien gekrochen ist. Seine Erzählungen sind spannend, aufregend und lustig. Die Kinder nehmen jedes Wort in sich auf, das Sonnenschein von sich gibt, einfach weil es von ihm kommt. Sie befinden sich in einem Zustand entspannter Konzentration. Sie strengen sich nicht an, etwas zu lernen. Dieser Lernprozess geschieht einfach – ohne Anstrengung.

In Unterricht einer sechsten Klasse sind die Jalousien heruntergelassen. Die einzige Lichtquelle ist eine große Taschenlampe, die eine Sammlung galaktischer Poster beleuchtet. Diese sind im Raum verteilt, ein paar hängen sogar von der Decke herab. Als die Kinder hereinkommen, ist der erste Satz von *Also sprach Zarathustra* zu hören und verbreitet die passende Stimmung. Die Kinder werden ermutigt, umherzuwandern und die Poster auf sich wirken zu lassen. Als die Musik zu Ende geht, versammeln sich die Schüler, um über die Gefühle und Vorstellungen zu sprechen, die die Musik und die Plakate in ihnen ausgelöst haben.

Theaterstücke, Lieder und Spiele für Lehrer und Eltern

Dies sind nur ein paar Beispiele dafür, welche Mittel suggestopädisch arbeitende Lehrer einsetzen, um Unterrichtsstoff in der Klasse einzuführen. Durch szenische Darbietungen, mit Handpuppen, Dias und künstlerischen Darstellungen werden die zentralen Konzepte und Begriffe einer Lerneinheit › nebenbei‹ vermittelt. Auch Lieder und Spiele werden eingesetzt. Diese sind so gestaltet, dass sie das Lernen unterstützen, aber auch Spaß machen, und sie beinhalten eine große Menge an Informationen, die sich die Kinder leicht aneignen.

Bis vor zehn Jahren hatte ich nie in meinem Leben ein Lied selbst geschrieben. Inzwischen ist mir das Schreiben kurzer Melodien mit Texten zur Grammatik oder zu Vokabeln in Fleisch und Blut übergegangen. Die Lehrer und Eltern, mit denen ich arbeite, sind erstaunt, dass auch sie in der Lage sind, Lieder zu schreiben. Und was wichtiger ist – sie genießen es! Sie freuen sich, ihre eigenen kreativen Fähigkeiten zu entdecken und zur gleichen Zeit zu erleben, wie schnell die Kinder durch Lieder lernen.

Das folgende Lied, das ebenso wie das Vorschul-Lied zum Thema: › Zyklus der Pflanzen‹ geschrieben wurde, wird bei Drittklässlern eingesetzt. Es kann zu jeder einfachen Melodie gesungen werden, oder Sie können auch Ihre eigene Melodie dazu erfinden:

Ich bin ein kleiner Samen
In einer *Samenhülle*
Einer Samenhülle
Einer Samenhülle.
Ich speichere Nahrung
in einer Samenhülle
Die macht mich groß und stark.
Und – schwups – bin ich ein *Sämling*.

Ich lebe in der dunklen braunen *Erde*
In dunkler brauner Erde
In dunkler brauner Erde.
Wasser und *Sonnenstrahlen*
nähren mich
damit ich *keimen* kann.
Und – schwups – bin ich ein *Pflänzchen*.

Ich streck mich hin zur Sonne
Mein *Stängel* wächst gerade und schlank
Meine *Wurzeln* gehen tief und sind stark
Meine *Blätter* sind zart und grün.

Jetzt bin ich bereit zum *Blühen*
Zum Blühen
Zum Blühen.
Ich bin so sehr gewachsen
Ich kann jetzt selber Samen bilden
und – schwups – bin ich eine *Blume*.

Die wichtigsten Begriffe werden hervorgehoben und
beim Singen speziell betont. Es können Spiele eingeführt
werden, bei denen die Kinder zu den kursiv gesetzten Wörtern in die Hände klatschen oder hüpfen. Sie können Bewegung einbauen, indem die Kinder so tun, als wären sie ein
Samenkorn, ein Stängel oder die Wurzeln einer Pflanze.

Hier ist ein Lied, das von Beverly Garb, Lehrerin einer
sechsten Klasse in Seattle, zur Melodie *When Johnny Comes
Marching Home* geschrieben wurde. Das Lied macht es den
Kindern leicht, sich alle Planeten und ihre Reihenfolge in
Bezug auf den Abstand zur Sonne zu merken. Die Schüler

laufen in einem großen Kreis und drehen sich um einen
Schüler in der Mitte, der die Sonne darstellt:

The planets revolve around the sun,
Hooray, Hooray
The planets revolve around the sun,
Hooray, Hooray
The planets revolve around the sun
And spin on their axes everyone
And they all go spinning
Around and around they go.

Mercury, Venus, Earth and Mars,
Hooray, hooray,
Mercury, Venus, Earth and Mars,
All whirling and twirling among the stars,
And they all go spinning,
Around and around they go.

Jupiter and Saturn are next in line,
Hooray, hooray
Jupiter and Saturn are next in line,
Uranus, Neptune and Pluto make nine,
And they all go spinning,
Around and around they go.[1]

Musik-Imagination im Unterricht

Musik-Imagination gibt Kindern die Erlaubnis, ihre phantasievollen Gedanken zuzulassen und mit ihnen zu experimentieren. Vor ein paar Jahren besuchte ich verschiedene Schulen, um Musik-Imaginationen auszuprobieren, die speziell
dazu konzipiert waren, Kindern zu helfen, bestimmte Konzepte zu internalisieren, auf die sie zunächst mit Verständ-
nisschwierigkeiten reagiert hatten. Als ich eine zweite Klasse
zum zweiten Mal besuchte, kam eines der Kinder nach der
Stunde zu mir gerannt und fragte ganz aufgeregt: »Wann

kommst du wieder? Ich kann's nicht abwarten wieder zu
sehen, was hinter meinen Augen ist!« Dieses kleine Mädchen
hatte direkt hinter seinen Augen eine verzauberte Welt entdeckt. Es war vielleicht das erste Mal, dass ein Erwachsener
ihre Imagination ernst genommen hatte.

Die meisten der Unterrichtsstoffe, mit denen sich die
Kinder schwer taten, hatten mit der Muttersprache oder
mit Fremdsprachen zu tun. Eine Klasse hatte Schwierigkeiten, das Konzept der Synonyme zu verstehen, eine weitere
tat sich mit den Regeln für Anführungszeichen schwer und
wieder eine andere mit der Frage, wann und wie die Satzzeichen zu verwenden sind. Die folgenden Musik-Imaginations-Übungen geben Ihnen ein paar Beispiele dafür, wie
diese Methode in den entsprechenden Bereichen eingesetzt
werden kann.

Dritte Klasse: Satzzeichen

Zielsetzung: Die Verwendung von Punkt, Komma, Fragezeichen und Ausrufezeichen.

Umsetzung in Bewegung: Stehe auf, roll dich zu einem Ball
zusammen, als ob du ein Punkt wärst. Wie würdest du als
Komma aussehen? Und jetzt tu so, als wärst du ein Fragezeichen. Wie würdest du als Ausrufezeichen aussehen?

Fokus für die Imagination: Stell dir vor, du könntest im Land
Punktasia herumreisen, wo alle Punkte, Kommata, Fragezeichen und Ausrufezeichen leben. Tu so, als wären sie lebendig und könnten alles tun, was du von ihnen willst. Schau
genau hin, wie jedes aussieht und welche Farbe es hat. Was
tun sie, wenn sie auf Worte treffen? Lade die Musik ein, mit
dir nach Punktasia zu reisen und lass dir von ihr zeigen, wie
es in diesem Zauberland aussieht.

Musik: Tschaikowsky, Sinfonie Nr.4, Scherzo

Kreative Umsetzung: Lassen Sie die Schüler die Geschichte mit Wachsmalstiften oder Ölkreiden auf ein großes Blatt Zeichenpapier malen.

Ergebnisse: Die Kinder liebten diese Übung. Punktierungszeichen wurden für sie auf einmal lebendig. Nachdem sie das Ganze in einem phantasievollen und lebendigen Licht sehen konnten, machte es Spaß, und wurde nicht als Paukerei erlebt. Überall tauchten plötzlich Kommas auf. Es gab personifizierte Ausrufezeichen. Einige Kinder malten Bäume, in denen sich Fragezeichen versteckt hatten. Andere malten die Formen von Satzzeichen in die Räder von Autos und Zügen hinein, in Blumen und in Menschen. Jemand sah Wolken in der Form von Fragezeichen. Zwei kleine Mädchen zeichneten tanzende Fragezeichen in unterschiedlichen Farben.

Das Musikstück passte mit seinem leichten, staccatohaften Klang zur Stimmung des Phantasievollen und Wunderlichen. Lernbarrieren wurden durchbrochen, und die Kinder begannen danach, Satzzeichen freier zu benutzen; ihre verbesserten Fähigkeiten zeigten sich auch in den Aufsätzen, die sie schrieben.

Die Faszination des Geschichtenerzählens

Genauso wie Sie versuchen können, zum Beispiel durch das Schreiben von Liedern der Kreativität neue Bereiche zu öffnen, können Sie auch lernen, langweilige, emotionslose Arbeitsmaterialien aufzumöbeln, indem Sie diese in eine Geschichte umwandeln. Tun Sie dies für sich selbst und auch für Ihre Kinder. Geschichten erhöhen auf wunderbare Weise die Aufmerksamkeit. Sie machen Ihren Geist für neue Erfahrungen und neue Begriffe offen. Eine Geschichte zieht die Zuhörer vor allem dann in ihren Bann, wenn sie mit einer Stimme vorgetragen wird, die einerseits Spannung vermittelt, andererseits beruhigend ist. Sie fühlen als Zuhörer mit, und Ihre Imagination wird freigesetzt. Musik fördert diesen Prozess ganz enorm, wenn der Ton der Stimme den emotionalen Inhalt der Musik mit dem emotionalen Inhalt der Worte verknüpft.

Die Musik der Stimme

In unserer Kultur unterschätzen wir den Einfluss, den der Klang unserer Stimme auf andere Menschen hat, ganz gewaltig. Abstufungen in der Intonation der Stimme geben Ihren Worten eine Brise Faszination, Spannung und Emotionalität. Der richtige Ton in der Stimme kann uns bei Anspannung besänftigen und beruhigen. Der Klang einer Stimme spricht die älteren Teile des Gehirns an und erreicht so auch das tiefer liegende Gedächtnis. Die Stimme ist auch das größte Musikinstrument überhaupt und wird als Ausdrucksmittel für den Zustand der Seele zur einflussreichen kreativen Kraft.

Ein eindrucksvolles Beispiel dafür, wie sehr eine Stimme Energie ausstrahlen und vermitteln kann, gibt uns Martin Luther King. Im folgenden Bericht beschreibt George Leonard seine unvergessliche Erfahrung mit Martin Luther King:

»Aus seinen leicht orientalischen Augen schimmerte uralte Weisheit, und er sprach von der menschlichen Bestimmung mit der Vehemenz und Majestät von Musik. (...)

Die Predigt endete, das Gebet, die Segnung. Da sie nicht aufgezeichnet wurde, ist mir der genaue Wortlaut entfallen, aber das Erlebnis ist mir noch gegenwärtig. Kings Stimme hatte mich in jedem Muskel, jeder Zelle berührt, und ich sollte danach nie mehr ganz derselbe sein. Denn was in mich einströmte, waren nicht bloß Worte, sondern ein majestätischer Rhythmus; die unbezwingbare, ewig überraschende Musik des Universums selbst.«[2]

Offensichtlich sprach Martin Luther King aus der Tiefe seines Wesens heraus. Wenn wir lernen können, wir selbst zu sein, indem wir unsere Gefühle wahrnehmen und sie mit unserer Stimme ausdrücken, dann wird trockene Materie mit Leben erfüllt, und die Kinder werden sich an unsere Worte erinnern.

Je mehr Übung Sie im Vorlesen zur Musik bekommen, umso natürlicher und wirkungsvoller wird Ihr Vortrag werden. Sie werden auch entdecken, dass dies eine wunderbare Möglichkeit ist, zur Musik zu entspannen und sich gleichzeitig kreativ ausdrücken zu können. Wenn Sie verschiedene Musikstücke ausprobieren, können Sie sich mit der Musik vertraut machen und Stress abbauen. Bald werden Sie intuitiv wissen, welches Werk für eine bestimmte Geschichte oder einen bestimmten Dialog passen könnte. Einige von Lehrern erprobte Kombinationen von Geschichten und Musik, die sich bewährt haben, sind in der folgenden Liste zusammengestellt:

Römische Geschichte, griechische und römische Götter und Göttinnen	Respighi: *Pini di Roma, Pini di Janiculum*
Sonnensystem, Weltraum, kosmische Themen	R. Strauss: *Also sprach Zarathustra*; Holst: *Die Planeten*
Eroberung Amerikas durch Spanien	Rodrigo: *Concierto de Aranjuez*

Mathematische Themen	Vivaldi: Flötenkonzert in a-Moll (erster Satz)
Wetter und die Jahreszeiten	Vivaldi: *Die vier Jahreszeiten*
Geschichtliche Ereignisse	Dvořák: *Sinfonie aus der Neuen Welt*
Ordnungssysteme der Tierwelt	Saint-Saëns: *Karneval der Tiere*
Flüsse, Meere, Seen etc.	Smetana: *Die Moldau*
US-amerikanische Geschichte	Copland: *Appalachian Spring;* Grofé: *Grand Canyon Suite*
Wachstumszyklus der Pflanzen	Grieg: *Peer Gynt Suite,* › Morgenstimmung‹
Christopher Kolumbus	Tschaikowsky: *Schwanensee*
Entdecker, Abenteurer	R. Strauss: *Ein Heldenleben*

Musikalische Gutenachtgeschichten

Sie brauchen kein Lehrer zu sein, um Geschichten zu Musik vorzulesen. Viele Eltern kleiner Kinder setzen mittlerweile Musik großer Meister zur Begleitung ihrer Gutenachtgeschichten ein. Eine Mutter und Lehrerin berichtete mir in einem Brief:

Musik steuert nach meiner Erfahrung eine wunderbare und beruhigende Note zu den Gutenachtgeschichten bei. Ich habe auch begonnen, die Musik weiterlaufen zu lassen, während den Kindern die Augen zufielen. Ich bemerkte, dass die Kinder die Geschichten leichter nacherzählen konnten, als wenn ich sie ohne Musik erzählt hatte – auch wenn sie hierfür die Musik nicht unbedingt brauchten.

Ich spreche für die Kinder oft Geschichten auf Kassette, damit sie sich später darüber freuen können (zum Beispiel bei der Mittagsruhe oder wenn Mama mit dem Kochen beschäftigt ist); ich begann schließlich, die Geschichten mit klassischer Musik im Hintergrund aufzunehmen. Das Ergebnis war phantastisch! Zunächst einmal ließ mich die Musik mein Lesetempo verringern und Pausen wirksam nutzen. Die Pausen erlaubten mir, tief durchzuatmen, was die Kinder nachahmten; und so praktizierten wir alle Entspannung durch Atmung, ohne dass wir eine große Sache daraus gemacht hätten.

Ich bemerke mittlerweile, dass ich sowohl beim Lesen als auch beim Sprechen sehr wirksam Pausen setze. Meine Sprache beim Lesen und Sprechen ist angenehmer geworden. Außerdem ist uns allen bewusster geworden, welchen Effekt die Musik auf unsere Gefühle ausübt. Ich wähle jetzt Musik aus, die besser zu der jeweiligen Geschichte passt, und sogar die Kinder machen von sich aus Vorschläge. Unseren größten Erfolg hatten wir bis jetzt mit der Geschichte *Tatsinda* von Elizabeth Enright zur Musik von Tschaikowsky.

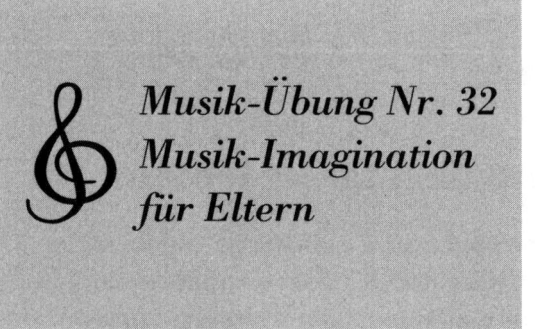

Musik-Übung Nr. 32
Musik-Imagination
für Eltern

Sie können zu Hause mit Ihren Kindern mit Musik-Imaginations-Übungen arbeiten, wenn diese bei bestimmten Stoffgebieten Schwierigkeiten haben oder wenn sie sich mit ihren Hausaufgaben schwer tun, weil sie unter Stress oder Spannung stehen. Musik-Imagination kann ihnen helfen, sich einen abstrakten Lernstoff zu Eigen zu machen, indem sie eine persönliche Beziehung zwischen sich und dem Konzept herstellen. Dies kann zu einem tieferen, auch gefühlsmäßigen Verständnis dessen führen, was sie lernen.

Und so können Sie Musik-Imagination zu Hause ausprobieren:

- Sprechen Sie mit Ihrem Kind darüber und wählen Sie einen bestimmten Stoff, eine Fertigkeit oder eine Einstellung, an dem Sie oder an der es gerne arbeiten würde.

- Schaffen Sie einen Fokus, eine Zielrichtung für die Imagination, zum Beispiel eine Geschichte oder ein Szenario, das Sie mit den Worten einleiten: › Stell dir vor ...‹

- Wählen Sie ein Musikstück, das sich als Katalysator für diese Erkundungsreise eignet. Hören Sie sich ruhig ein paar verschiedene Möglichkeiten an, bevor Sie dasjenige aussuchen, das Ihnen am meisten zusagt. Um diese Auswahl zu erleichtern, sollten Sie das Szenario oder die Geschichte mit geschlossenen Augen in Ihrer Vorstellung durchspielen und darauf achten, was die Musik in Ihnen auslöst.

- Überlegen Sie sich auch eine Aktivität, die mit Bewegung verbunden ist, damit das Lernen auch über den Körper erfahren wird; diese Aktivität soll zu dem Imaginations-Fokus passen und körperliche Entspannung und Stressabbau ermöglichen.

- Halten Sie für Ihr Kind und sich selbst Zeichenpapier, Wachsmalstifte oder Pastellkreide oder auch unliniertes Papier und einen Stift bereit. Sie können auch andere Materialien benutzen, zum Beispiel Ton, Bastelmaterial oder Fingerfarben.

- Führen Sie die Musik-Imaginations-Übung mit Ihrem Kind zusammen durch, und sprechen Sie gemeinsam über Ergebnisse Ihrer Kreativität.

Achten Sie auf die Auswirkung, die die Übung auf das Verständnis und die Einstellung Ihres Kindes hat. Hinweise liefern Ihnen das Verhalten, entsprechende Aussagen, die Art und Weise, wie es ähnliche Hausaufgaben erledigt, oder die Schulnoten.

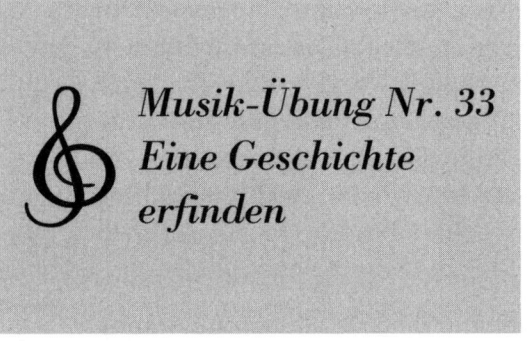

Musik-Übung Nr. 33
Eine Geschichte
erfinden

Um eine metaphorische Geschichte zu schreiben, wählen Sie sich zunächst ein Thema aus, an dem Sie arbeiten möchten. Lassen Sie Musik spielen und sammeln Sie Einfälle für eine Metapher, ein bildliches Symbol für das Thema. Schreiben Sie als Nächstes eine interessante und spannende Geschichte, die diese Metapher weiterentwickelt. Wählen Sie dann die Musik, und genießen Sie es, die Geschichte dazu zu lesen.

Wenn Sie eine Geschichte oder einen Dialog zur Musik lesen, dann sollten Sie folgende Empfehlungen beachten:

- Lassen Sie Ihre Stimme zu einem zusätzlichen Musikinstrument werden. Wenn die Musik sanft und poetisch ist, dann passen Sie Ihre Stimme dieser Stimmung an. Wenn die Musik zunimmt, dann lassen Sie Ihre Stimme voller werden.

- Verwenden Sie kurze, melodische Sprachmuster mit häufigen Pausen. Die Musik wird Ihnen sagen, wann Sie pausieren sollten.

- Lesen Sie etwas langsamer als normal, und achten Sie auf eine klare Aussprache.

- Folgen Sie den musikalischen Linien, wenn Sie lesen. Sie müssen nicht alle Nuancen der Musik kennen; spüren Sie einfach in sich selbst den Fluss der Musik.

- Lesen Sie so, als würden Sie eine Autorenlesung oder ein Konzert gestalten. Lassen Sie durch Ihre Ernsthaftigkeit und Ihre Unmittelbarkeit die Gewichtigkeit der Worte deutlich werden.

- Machen Sie den Versuch, aus irgendeinem Geschichtenbuch Ihres Kindes zu Musik zu lesen.

Musik-Übung Nr. 34
Märchen lesen

- Die folgende Liste gibt Ihnen Hinweise, welche Musik Sie zu solchen Geschichten wie Rumpelstilzchen, Aschenputtel, Hänsel und Gretel oder Rotkäppchen einsetzen können. Sie können die vorgeschlagenen Musikstücke verwenden oder eigene Stücke suchen.

Musik für Geschichten und Märchen:

Dukas	*Der Zauberlehrling*
Humperdinck	*Hänsel und Gretel*
Kodály	*Hary Jonas Suite*, Intermezzo
Mendelssohn	Sinfonie Nr.4, *Die Italienische*
Menotti	*Sebastian* (1944, Ballet-Suite) Tanzmusik *aus Amahl und die nächtlichen Besucher*
Leopold Mozart	*Kindersinfonie* C-Dur
Mozart	Sinfonie Nr.25 (erster Satz) Violinkonzert Nr.5, A-Dur *Eine kleine Nachtmusik*
Ponchielli	*Dance of the Hours*
Rimskij-Korssakow	*Sheherazade*
Rossini	*Fantastic Toy Shop*
Tschaikowsky	*Dornröschen* *Nussknacker-Suite* *Schwanensee*

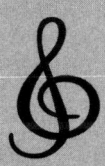

Musik-Übung Nr. 35
Musik zum Vorlesen
von Geschichten

Besinnliche oder philosophische Geschichten:

Albinoni	Adagio
J.S.Bach	Air aus der Suite Nr. 3 D-Dur *Brandenburgische Konzerte* Konzert für zwei Violinen d-Moll
Debussy	*Prélude à l'après-midi d'un faune*
Grieg	*Peer Gynt-Suite*
Händel	*Wassermusik*
Pachelbel	*Canon in D-Dur*

Abenteuergeschichten:

Beethoven	Klavierkonzert Nr.5, ›*Emperor*‹ Sinfonie Nr.6 (erster Satz) Violinkonzerte
Chopin	Walzer
Dvorák	Sinfonie Nr.9, *Aus der neuen Welt*
Leopold Mozart	*Kindersinfonie* C-Dur
Holst	*Die Planeten*

Mozart	Klavierkonzert Nr.21
Mendelssohn	*Italienische Sinfonie* *Schottische Sinfonie*
Rodrigo	*Concierto de Aranjuez*
Smetana	*Die Moldau*
Tschaikowsky	*Die Nussknacker-Suite*

Wasser-Themen:

Debussy	*La mer*

Friede und Ruhe:

Chopin	*Nocturnes*

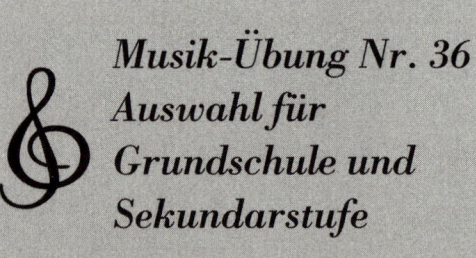

***Musik-Übung Nr. 36
Auswahl für
Grundschule und
Sekundarstufe***

Albinoni	Adagio
J. S. Bach	*Die Brandenburgischen Konzerte* Air aus der Suite Nr.3 D-Dur

Beethoven	Klavierkonzert Nr.5, ›Emperor‹ Sinfonie Nr.6, ›Pastorale‹ Sinfonie Nr.7
Brahms	Violinkonzert Klavierkonzert Nr.2
Copland	*Appalachian Spring*
Corelli	Concerti Grossi
Debussy	*Prélude à l'après-midi d'un faune* *La Mer* *Danses sacree et profanes*
Grofé	*Grand Canyon Suite*
Händel	*Wassermusik*
Haydn	Sinfonie Nr.82 in C-Dur Sinfonie Nr.101 in D-Dur, ›*Die Uhr*‹ Violinkonzert Nr.1
Humperdinck	*Abendsegen* aus *Hänsel und Gretel*
Mendelssohn	*Ein Mitsommernachtstraum*
Mozart	*Eine kleine Nachtmusik* Violinkonzert Nr.5 in A-Dur Konzert für Flöte und Harfe Sinfonie Nr.35 Klavierkonzert Nr.23 in A-Dur
Pachelbel	*Canon in D-Dur*
Respighi	*Pini di Roma* *Die Vögel*
Rodrigo	*Concierto di Aranjuez*
Saint-Saëns	*Karneval der Tiere*

Tschaikowsky	Violinkonzert in D-Dur Walzer aus *Dornröschen* *Nussknacker-Suite*
Telemann	Flötenkonzerte Konzert für drei Violinen und Orchester
Vaughan Williams	*Greensleeves* *The Lark Ascending*
Vivaldi	*Die vier Jahreszeiten* Flötenkonzerte

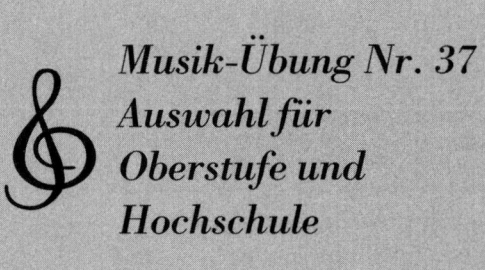

Musik-Übung Nr. 37
Auswahl für
Oberstufe und
Hochschule

Albinoni	Adagio
J.S. Bach	*Brandenburgische Konzerte* Orchestersuite Nr.3 Flötensonaten
Beethoven	Violinkonzert Klavierkonzert Nr.5 ›*Emperor*‹ Sinfonie Nr.6, ›*Pastorale*‹

Brahms	Klavierkonzert Nr.2
	Violinkonzert
Dvořák	Sinfonie Nr.9 › *Aus der neuen Welt* ‹
Händel	*Wassermusik*
	Feuerwerksmusik
Haydn	Trompetenkonzert in Es-Dur
	Sinfonie in G-Dur
Holst	*Die Planeten*
Mendelssohn	*Italienische Sinfonie*
Mozart	Sinfonie Nr.40, g-Moll
	Sinfonie Nr.41, C-Dur, › *Jupiter* ‹
	Violinkonzert Nr.5, A-Dur
Pachelbel	*Canon in D-Dur*
Rodrigo	*Concierto de Aranjuez*
Smetana	*Die Moldau*
R. Strauss	*Also sprach Zarathustra*
	Ein Heldenleben
Vivaldi	Die vier Jahreszeiten
	Flötenkonzerte
	Violinkonzerte
Wagner	*Ritt der Walküren*

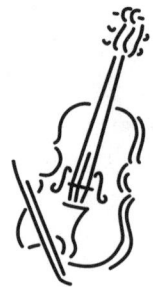

11 Die Entfernung
der Maske

*S tell dir das Universum als ein riesiges Puzzle vor. Jeder von uns
ist ein einzigartiges und wichtiges Teil in diesem Puzzle.*

Anne Wilson Schaef

Der Verlust der persönlichen Identität ist eine der bedenklichsten Krisen in unserer Zeit. Seit Jahren haben Frauen ihr eigenes Ich an ihre Kinder und an die Hausarbeit verloren. Kinder verlieren ihre Identität durch das Bedürfnis, von den Gleichaltrigen und den Eltern akzeptiert zu werden. Selbst sehr erfolgreiche Geschäftsmänner leiden unter ihrem Erfolg und sind depressiv, weil sie das Gefühl haben, sich selbst untreu geworden zu sein, indem sie ihre Liebe und Integrität verkauft haben.

Wir alle sind nur allzu oft bereit, uns selbst für materielle Vorteile und Vergnügungen emotional und körperlich zu ruinieren. Wenn wir unsere zentralen Wertvorstellungen verraten, dann bringen wir unser Leben total aus dem Gleichgewicht. Nur wenn wir ebenso viel Energie in das Bemühen um unsere Ausgeglichenheit stecken wie in das Streben nach Erfolg, geben wir unserem Empfinden für die eigene Identität eine Chance.

Zu Identitätskrisen kommt es häufig dann, wenn wir uns so unfähig fühlen, dass wir uns davor fürchten, den Anderen unser wirkliches Ich zu zeigen. Aber welchen Preis müssen wir für das Privileg, wir selbst zu sein, bezahlen? Selbst wenn wir den Mut haben, damit zu leben, dass wir ausgelacht oder verspottet werden, wenn wir unser wahres Ich zeigen, kann es darüber hinaus noch einen enormen, ganz praktischen Preis geben. Die Schülerin, die in der Schule schlechte Noten bekommt, weil sie es wagt, für sich selbst zu denken oder die Aussagen des Lehrers in Frage zu stellen, könnte die Gleiche sein, die als Erwachsene ihre Stelle verliert, weil sie originelle und abweichende Ideen einbringt. Sie ist eine Außenseiterin, eine Spinnerin. Dieses merkwürdige System bestraft oft Menschen dafür, dass sie anders und originell sind; im Gegensatz dazu belohnt es sie dafür, dass sie die gleiche Uniform wie alle anderen tragen, egal ob ihnen diese passt oder nicht.

Die Entdeckung unserer wahren Identität

Gefangen hinter unseren schlechtsitzenden Masken, reagieren wir oft mit Selbsthass, mit Gefühlen der Wertlosigkeit, der Angst oder der Resignation gegenüber dem, was uns das Leben so austeilt – gerade so, als ob wir bei unserem Schicksal selbst nichts mitzureden hätten. Von Jahr zu Jahr wird die Angst größer, die Uniform abzulegen und unseren nackten Kern zu zeigen. Am erschreckendsten aber ist die Vorstellung, dass da vielleicht gar nichts ist!

Ich hatte einmal einen Klienten, der sich hinter seinem beeindruckend guten Aussehen versteckte. Er setzte es entsprechend ein, um all die Belohnungen einzustreichen, die eine attraktive Person in unserer Welt bekommen kann. Aber dies brachte ihn nie so weit, dass er sich selbst hätte mögen können; ihn plagte die Angst, dass unter der Oberfläche nichts Substantielles zu finden wäre – kein Charakter, keine

Integrität, kein fester Kern. Deshalb hatte er es bisher nicht gewagt, sich auf die Suche nach sich selbst zu machen. Durch eine Serie persönlicher GIM-Sitzungen entdeckte er schließlich einen Teil seiner selbst, der › aus Fleisch und Blut‹ war und sein eigenes Ziel verfolgte, so wie es seinen Überzeugungen entsprach. Dieser Teil war überhaupt nicht abhängig von Anerkennung und Zustimmung durch die Außenwelt. Er begann, sich selbst mehr zu mögen und war bereit, das Risiko einzugehen und zu schauen, was er sonst noch hinter der Fassade seines guten Aussehens entdecken könnte.

Als ich Spanisch unterrichtete und dabei Musik, Spiele, Lieder und szenische Stücke einsetzte, war unter meinen Schülern ein Vertreter für Swimmingpools. George war geradeheraus, polternd herzlich und ein ausgesprochener Macho. Eine der wirksamsten Strategien des Lozanov'schen Systems besteht darin, dass die Schüler sich alle neue Namen zulegen und diese Identität für die Zeit des Kurses beibehalten. Es erlaubt ihnen, sich von den Masken zu befreien, in denen sie gefangen sind und neue Möglichkeiten zu erkunden. Geschäftsleute entscheiden sich oft für den Beruf des Akrobaten oder Wissenschaftlers; Menschen, die in ihrem eigenen Beruf sehr gestresst sind, werden oft zu Nomaden, die frei sind, dahin zu ziehen, wo sie möchten und unter den Sternen zu schlafen. George, der Swimmingpool-Vertreter, entschied sich dafür, ein Musiker zu sein.

Auch mit einem Lehrer und einem Umfeld, das viel Unterstützung bietet, kann der erste Unterrichtstag für die Schüler überwältigend sein, denn sie tauchen vollständig in eine Sprache ein, die ihnen fremd ist. George hatte das Gefühl, dass ihm seine Identität – die einzige Identität, um die er wusste – weggenommen war und diese Erfahrung verunsicherte ihn total. Als George war er die Verkörperung eines Vertreters; als Musiker Rafael tauchte sein wahres Ich erst langsam auf.

Unter der harten, aggressiven Oberfläche befand sich ein schüchterner kleiner Junge, der vor Angst zitterte und sich zu Tode fürchtete, einen Fehler zu machen. Seine Hände und seine Stimme zitterten, sein Unterkiefer war fest eingerastet. Er wusste nicht, wie er sich ohne seine Fassade verhalten sollte. Eine ganze Menge liebevoller Unterstützung und klassischer Musik war nötig (sie wurde eingespielt, während die spanischen Wörter in Form eines Rollenspiels aufgenommen wurden), um ihn auf den Weg zu bringen; er konnte aber auch unbewusst den Glauben annehmen, den ich in ihn und seine Fähigkeit, er selbst zu sein, setzte. Sobald er sich mit seinem eigenen Ich, das so lange gelähmt gewesen war, wohl zu fühlen begann, lernte er eine Menge Spanisch. Noch wichtiger aber war, dass er etwas über sich selbst herausfand: Er war nicht wirklich die Person, als die er sich bisher gesehen hatte. Dadurch, dass er für eine kurze Zeit jemand anders sein konnte, entdeckte er seine wahre Identität.

Auch Kinder brauchen Hilfe

Kinder sollten nicht warten müssen, bis sie erwachsen sind, um die unterschiedlichen Aspekte ihrer Persönlichkeit zu erfahren und mit deren Integration zu beginnen. Ihre Kindheitserlebnisse brauchen auch nicht von einem Gefühl der Unzulänglichkeit geprägt sein, das daher rührt, dass sie nur die (›negativen‹) Teile ihrer selbst sehen, die andere enttäuscht haben.

Wenn sie früh in ihrem Leben Musik-Imagination erleben, dann können sie sich dadurch von Anfang an selbst positiv erfahren. Im Gegensatz zu gezielten, eher im Bewusstsein wirkenden Übungen zur Entwicklung des Selbstwertgefühls, die zu Hause und an manchen Schulen praktiziert werden, bekommt durch die Musik-Imagination niemand ein Selbstbewusstsein verordnet. Vielmehr erlaubt die Methode, dass reiches Material aus dem Unbewussten an die Oberfläche kommt – Material, das bei jedem einzelnen Menschen einzigartig ist und ihm seine verborgenen Stärken und Möglichkeiten aufzeigt. Wenn er dann in seinem Leben mit schwierigen Problemen fertig werden muss, kann er ein ganz bestimmtes Bild zur Hilfe heranziehen, das ihn unterstützt, ihm Stärke vermittelt und Mut macht. Er wird wissen, dass er diese positive Energie und Unterstützung in sich selbst trägt – dass sie also nicht von außen kommen muss.

Musik-Imagination, die auf die Entwicklung des Selbstwertgefühls ausgerichtet ist, können Sie zu Hause als eine angenehme, entspannende und dabei lehrreiche Aktivität zusammen mit Ihren Kindern durchführen. Im Unterricht kann Musik-Imagination den Kindern ermöglichen, eine bestimmte Information körperlich auf einer tieferen Ebene zu erspüren und gleichzeitig sich selbst auf neue Weise zu erleben.

Vor einiger Zeit besuchte ich im Zusammenhang mit meiner beratenden Tätigkeit den Unterricht einer dritten Klasse. Es war in einem Stadtteil von Los Angeles, Willowbrook (einem für seine Rassenspannungen berüchtigten Viertel, Anm.d.Ü.), und ich schlug während einer Übung vor, die Kinder sollten sich vorstellen, sie würden Martin Luther King begegnen. Lakeesha, ein ruhiges und ziemlich scheues Kind, das sich bis zu diesem Zeitpunkt nur wenig beteiligt hatte, stellte sich vor, sie hätte seine Hand geschüttelt und er hätte ihr ein Medaillon überreicht.

Dann, so erzählte sie der Klasse, hatte sie Harriet Tubman getroffen, die ehemalige schwarze Sklavin, die unter Einsatz ihres eigenen Lebens viele Sklaven über die › Underground Railroad‹ in den Norden in die Freiheit geführt hatte. Tubman hatte ihr ein Paar Schuhe mit Zauberkraft gegeben. Und schließlich hatte Janet Jackson ein Lied ganz speziell für sie gesungen und ihr ein Bild mit einem Autogramm geschenkt!

Lakeesha fühlte sich jetzt richtig gut. Sie spürte, dass es etwas Besonderes an ihr geben musste, um ein Medaillon und die Zauberschuhe zu verdienen. In Märchen und Mythen sind dies Gegenstände, die dabei helfen können, Prüfungen und Schicksalsschläge zu bestehen und Versuchungen zu überwinden. Welche Unterstützung kann es für dieses Mädchen sein, wenn sie das nächste Mal in einer schwierigen Situation steckt und sich dann in ihren roten Schuhen sehen kann! Dies ist ganz besonders hilfreich, weil diese Bilder spontan von ihrem eigenen Unterbewusstsein hervorgebracht wurden. Lakeesha hatte sich sehr gewundert, als Harriett Tubman erschienen war. Sie war in der Fokussierung zu Beginn der Übung überhaupt nicht erwähnt worden. Diese starke, schwarze Frau hielt dem Mädchen sozusagen einen Spiegel vor, in dem sie etwas von ihrer eigenen Lebendigkeit und Kraft sehen konnte, deren sie sich vorher nicht bewusst gewesen war.

Das positive Selbstbild eines Kindes wird in seinen Zeichnungen oft durch farbenprächtige, wunderbare Bilder reflektiert – aber es sind nicht immer schöne, positive Bilder, die in den Kindern wach werden.

Immer wieder gibt es Zeichnungen oder Geschichten, die ein sehr negatives Selbstbild offen legen. Dann ist es wichtig, dass wir wahrnehmen, wie schlecht sich diese Kinder fühlen und ihr Signal, dass sie vielleicht zusätzliche Hilfe und Aufmerksamkeit durch die Lehrerin oder eine Beraterin oder Schulpsychologin brauchen, verstehen. Wenn ein Kind sich ständig in Szenen der Gewalttätigkeit sieht, wo es verletzt wird oder selbst anderen Menschen oder Kreaturen Verletzungen zufügt, dann kann es sich anbieten, mit ihm alleine zu sprechen, um besser zu verstehen, in welcher Umgebung und Familiensituation es lebt.

Veränderte Selbstwahrnehmung

Erwachsene können ebenfalls die Musik und ihre eigene Imagination nutzen, um ihr Selbstwertgefühl zu verändern. Ich empfinde oft demütiges Staunen, wenn ich miterlebe, wie sie in ihrem Unterbewussten wunderbare Szenarien schaffen und sich diese dann, während die Musik spielt, zu Bewusstsein bringen.

Eine Frau namens Nan kam zu einer Serie von GIM-Sitzungen zu mir. Sie war fünfunddreißig, unverheiratet und arbeitete als Buchhalterin; sie trug unvorteilhafte Kleider in gedeckten Farben und sprach so leise, dass ihre Stimme manchmal nicht zu hören war. Das Wenige, das sie über sich sagte, war negativ; sie war eine Frau, die sich selbst als sehr minderwertig wahrnahm.

Als sie eines der GIM-Bänder hörte, das ich ihr vorspielte, fühlte sie sich plötzlich in den Gemüsegarten ihrer Großmutter versetzt, den sie als Kind gepflegt hatte. Sie hatte ihn als verwildert in Erinnerung: Die Tomatenpflanzen brauchten Wasser, und in dem Garten wäre viel zu tun gewesen. Unter ihrer Pflege wurde er nie zu dem Bilderbuch-Garten, den sie sich vorgestellt hatte. Sie erinnerte sich an das Gefühl, nicht hart genug gearbeitet zu haben, um einen schönen Garten aus ihm zu machen. Sie war oft nahe daran aufzugeben.

Aber jetzt, da sie in ihrer Vorstellung in diesem keineswegs perfekten Garten stand und ihre Gefühle zuließ, während die Musik sie in einen tieferen Bewusstseinszustand versetzte, begann sie zu spüren, wie viel Spaß ihr der Garten tatsächlich gemacht hatte. Nein, er hatte keinem Schönheitsideal entsprochen, und er war nie frei von Unkraut gewesen. Aber sie hatte ihn gegossen und sich, so gut sie es mit ihren kindlichen Fähigkeiten konnte, um ihn gekümmert – und es hatte ihr Freude bereitet.

»Es war nicht schlimm, dass ich ihn nie perfekt hinge-
kriegt habe«, sagte sie mir. »Er gehörte mir, er machte mir
Spaß und er machte mich glücklich.« Sie sah jetzt den Gemüsegarten als Bild ihres eigenen Selbstwertgefühls: Nicht
perfekt – es gibt einiges daran zu tun –, dafür sehr fruchtbar.
Sie konnte nun damit aufhören, alles eigene Tun und Lassen
zu beurteilen beziehungsweise zu verurteilen. Ihre Zuversicht nahm langsam zu, sie wirkte entspannter und sprach
mit mehr Überzeugung.

Als sie kurz vor einer Sitzung eine ihrer Kontaktlinsen
verlor, kam sie mit einer Brille mit ganz dicken Gläsern in
meine Praxis. Einige Tage später trug sie diese noch immer
und ich fragte sie, ob sie denn ihre neuen Kontaktlinsen
noch nicht bekommen habe. Sie lachte, zuckte mit den
Schultern und sagte: »Doch, aber die Brille ist so viel beque-
mer. Und wissen Sie was? Es ist so ein gutes Gefühl, sich nichts
daraus zu machen, was jemand anders über mein Aussehen
denkt!«

Positive Erfahrungen durch innere Bilder können auch
als Testlauf für das wirkliche Leben dienen. Dabei geht es oft
auch darum, mit einem verborgenen Aspekt der eigenen
Persönlichkeit, der abgespalten wurde, wieder in Verbindung zu kommen. Janice war dreiundvierzig, eine hübsche
Frau, die mit einem Chirurgen verheiratet war und in einem
Vorort wohnte; sie war übermäßig damit beschäftigt, was
andere Menschen von ihr dachten und trug aus ihrem ver-
gangenen Leben schwere Lasten. Als ich das GIM-Band
spielte, berichtete sie mir, was sie sah:

Ich bin in der Aula einer High School. Menschen sitzen auf der
Zuschauertribüne und hören auf die Musik. Sie tragen Roben für die
Entlassfeier. Es ist irgendwie bedrückend. Andere laufen im Kreis herum;
sie laufen ohne Ziel. Ich werde mit ihnen marschieren. Ich trage aber
keine blaue Robe. Ich trage ein rotes Kleid. Ich flattere hin und her wie
ein Vogel. Ich laufe nicht wie alle anderen auf dem Pfad. Ich will sie ärgern

– ihnen zeigen, dass ich das nicht mitmache, was sie da treiben. Ich möchte unausstehlich sein. Ich zwicke jemand in die Nase. Sie sind ausdruckslos; sie lassen sich durch nichts, was ich tue, aus der Fassung bringen.

Ich setze mich auf ihre wertvollen akademischen Hüte. Sie merken es noch nicht einmal. Ich werde versuchen, einen von ihnen umzustoßen. Sie sind nicht zu bewegen, obwohl sie sich auf ihrer eigenen kleinen Bahn vorwärts bewegen.

Ich ziehe einen von ihnen heraus. Ich helfe ihm dabei, die Robe auszuziehen. Es ist ein kleines Kind. Jetzt sind wir auf der Bühne und tanzen den Can-Can. Wir geben an. Ich bin froh, dass der kleine Kerl entkommen ist. Er ist kleiner als ich, hat braunes Haar und runde, leere Augen. Er trägt ein kleines blaues Hemd, kurze schwarze Hosen und große Mickymaus-Schuhe. Seine kleinen dünnen Beine tanzen. Er ist glücklich. Seine Augen werden jetzt normal. Seine großen braunen Augen schauen mich an; sie haben goldene Pünktchen. Ich bin in sie eingehüllt. Er will sich jetzt ausruhen: ich habe ihn müde gemacht.

Die anderen marschieren noch immer im Kreis. Sie werden das wahrscheinlich für immer tun. Wir verlassen die Aula. Diese große schwere Tür schlägt zu und wir lassen all das hinter uns.

Diese Frau, die sich selbst als sehr angepasst gesehen hatte, als Person, die es versucht, allen recht zu machen, experimentiert hier mit einem Wesenszug des Kindes, das in ihrem Inneren weiterlebt; sie hatte den Kontakt mit diesem Teil ihrer selbst – der provokativen Abenteurerin, die den Spaß liebt, die es wagt, anders zu sein und sogar die ersten Akademiker mit ihren Streichen aufzieht – verloren gehabt. Ihre Eskapaden mit dem › kleinen Kerl ‹, den sie aus der Reihe herauszieht und mit dem sie wegrennt und das Gefühl, ganz in die gold-gepunkteten Augen eingehüllt zu sein, erscheinen wie eine weitere Integration ihres spontanen, innewohnenden Kindes.

Kurz danach spiegelte sich in ihrem Leben diese Integration wider. Sie war nun in der Lage, Entscheidungen zu treffen, von denen sie wusste, dass sie bei ihrer Familie und ihrem Bekanntenkreis nicht auf Zustimmung stoßen würden. Sie konnte besser zu ihren eigenen Überzeugungen stehen und nutzte ihren natürlichen Spieltrieb und die Verbindung zu ihrem ›inneren Kind‹, um dem gesellschaftlichen Druck standzuhalten.

In der Musik-Imagination und in GIM-Sitzungen kommt geringes Selbstvertrauen oft in der Art der Umgebung zum Ausdruck, in der sich die ›Reisende‹ wieder findet. Sie ist vielleicht auf einem schleimigen, rutschigen oder unebenen Pfad, der von klebrigem Teer bedeckt ist, voller Schlamm oder mit Unkraut bewachsen. Sie findet sich selbst in dunklen, undurchsichtigen Gewässern oder in einem blaugrünen Boot auf einem blaugrünen Meer, so dass sie von dem Hintergrund nicht zu unterscheiden ist.

Im Laufe der Arbeit mit GIM verwandeln sich diese Bilder in blühende Gärten oder in frequentierte Wege, die das Gefühl von Sicherheit vermitteln und leicht zu begehen sind. Eine Reisende, die sich zu Beginn von dickflüssigem Öl eingehüllt sah, das zwar schützend wirkte, aber auch schwer auf ihr lastete, fand sich vierzehn Sitzungen später in einem heiligen Raum voller Kristalle mit reflektierendem Licht wieder. Es war ein › Ort der Wärme, der Liebe, der Dankbarkeit; ein Ort des guten Willens; ein Ort der Werte‹.

Unterstützung, liebevolle Zuwendung und Ermutigung sind für das Selbstwertgefühl die besten Starthilfen. Viele von uns erhalten – aus welchen Gründen auch immer – von außen nicht die Unterstützung, die wir brauchen. Trotzdem können wir sie in unserem Inneren finden. Viele Frauen entdecken auf einmal sehr viel Kraft in sich, wenn sie beginnen, ihren ›Animus‹, also ihre maskuline Energie, zu integrieren. Diese Begegnung mit einem starken, durchsetzungsfähigen und unterstützenden Aspekt ihrer selbst geschieht oft symbolhaft im Bild eines männlichen Tänzers:

Ich sehe mich selbst als Balletttänzerin; ich weiß, dass ich die beste Tänzerin bin. Ich stehe da mit meinem männlichen Partner und beobachte die anderen Künstler. Sie gehören zu einer Ballettgruppe. Sie sind gut, aber wir sind die Besten. Wir sind nicht stolz oder sonst etwas; wir sind die Besten. Wir unterstützen die anderen Tänzer. Wir machen Vorschläge, wie sie sich verbessern können. Es ist ein sehr gutes Gefühl. Mein Tanzpartner unterstützt mich wirklich. Er will, dass ich der Star bin. Er bewundert, was ich tue. Ich möchte ihm danken, dass er hier ist.

Männer können andererseits enorme spirituelle Inspiration aus einer Begegnung mit ihrer femininen Seite, der › Anima‹ schöpfen. Die so freigesetzte Energie kann sie mit ihrer eigenen Unbegrenztheit in Kontakt bringen:

Eine Sängerin schwebt in einem durchscheinenden Kleid über dem Publikum. Sie hat langes blondes Haar. Sie trägt Smaragdohrringe und eine Halskette aus Diamanten. Das Dach der Rundhalle öffnet sich wie eine Blume. Alle schweben hinaus.

Die Frau ermutigt mich, ihr zu folgen. Sie steigt zu einem hellen Licht empor. Die Frau ist das Symbol für eine spirituelle Berufung. Der Rattenfänger von Hameln und all die anderen Leute sind leere Hüllen – ohne Inhalt. Sie können ihr nicht folgen. Aber ich bin lebendig. Fleisch und Blut.

Sie hält meine Hand und wir fliegen. Da ist ein Garten mit Statuen, Teichen und Brunnen. Wir erreichen eine riesige rosafarbene Membrane: die Grenze dieser Dimension. Wir fliegen geradewegs hindurch. Sie zeigt mir verschiedene Möglichkeiten. Ich kann alles erschaffen, was ich will. Sie macht mir Mut, an mich zu glauben; Vertrauen in meine Fähigkeiten zu haben. So wie wir durch die Membrane geflogen sind. Sie erscheint fest, aber man geht einfach durch sie hindurch. Ich frage sie, ob das mit meiner Karriere und der Arbeit und mit meinem ganzen Leben zu tun hat.

Meine Selbstbeschränkung und meine Ängste halten mich zurück. Ich brauche Mut, um vorwärts zu gehen. Es ist, als wären meine Flügel zusammengefaltet, als wäre ich in einem Kokon. Ich öffne langsam meine Flügel, die ich um mich selbst herumgewickelt habe. Es ist unbequem. Alles ist zusammengefaltet und ich stehe auf einem einzigen winzigen Fleck ...

Ich sehe, dass meine Flügel funktionieren. Ich tauche von meinem Ast in die Tiefe und segle. Ich kann ein weit entferntes Sonnensystem sehen. Ich fliege darauf zu. Ich durchquere ein helles Licht und komme am anderen Ende wieder heraus. Ein Gefühl, als wäre ich ein Meteor!

Wenn diese Art von Energie einmal freigesetzt ist, dann fühlen Sie sich in der Lage, es mit den Herausforderungen des Lebens aufzunehmen und aus sich selbst das zu machen, was Ihnen gemäß ist. Die Energie in Archetypen – oder universellen Symbolen –, wie etwa in der wunderschönen Frau mit langem, fließendem Haar und weißem Gewand, ist besonders mächtig, weil sie aus dem kollektiven Unbewussten stammt und auf der tiefsten Ebene unseres Wesens empfunden wird, auf der wir alle verbunden sind.

Die oben zitierten Erfahrungen stammen aus GIM-Einzelsitzungen, aber selbst in einer kurzen einzigen Gruppensitzung mit Musik-Imagination können Sie sich selbst in Situationen und bei Aktivitäten wiederfinden, die Ihnen normalerweise fremd sind: Sie tanzen graziös auf einer Wiese, singen ein Lied mit kräftiger Stimme in die Welt hinaus oder spielen ein Instrument, das Sie noch nie zuvor in Ihrem Leben gespielt haben. Wenn Sie einmal diese Dinge mit Hilfe der Imagination erlebt haben, dann wird die Wahrscheinlichkeit größer, dass Sie für sich selbst neue Möglichkeiten erkunden.

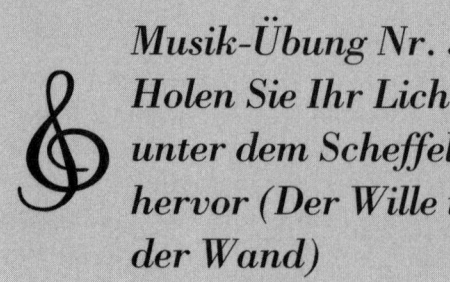

Musik-Übung Nr. 38
Holen Sie Ihr Licht
unter dem Scheffel
hervor (Der Wille in
der Wand)

Machen Sie es sich gemütlich und halten Sie Papier und Farbstifte sowie Ihr Notizbuch bereit.

Der Wille in der Wand ist die letzte metaphorische Geschichte in diesem Buch. Die Sprache, die dabei verwendet wird, ist wiederum so gewählt, dass sie alle Sinne anregt und ins Unbewusste vordringt. Sie können diesen Text auf verschiedene Arten einsetzen:

1. Sie können die Geschichte still oder laut lesen oder sich vorlesen lassen.
2. Sie können die Geschichte zu Bachs Air aus der Suite Nr. 3 D-Dur lesen.

Der Wille in der Wand

Vor nicht allzu langer Zeit lebte eine freundliche und liebevolle Frau mit Namen Nona. Sie verbrachte ihre Tage im Dienst für andere, obwohl die sie oft gar nicht bemerkten, denn sie trug immer ein grau-braunes Gewand aus schwerer Wolle, das sie von Kopf bis Fuß bedeckte. Wo sie auch war, sie passte sich dem Hintergrund an, wurde fast ein Teil davon, und ihre Augen waren immer zu Boden gerichtet.

Eines Abends lehnte sie sich an die gräulich-braune Wand ihres Hauses, denn sie fühlte sich erschöpft von den Mühen und Aufgaben des Tages; da begann die Wand hinter ihr zu beben. Sie vernahm eine merkwürdige hohle Stimme, deren Echo aus den Hohlräumen drang und in ihren Ohren widerhallte. Es war der Wille in der Wand. »Nona«, sagte er, »du bist niemand und du warst nie frei. Du kannst genauso gut in meine Welt kommen und ein Teil von mir werden.« Und mit diesen Worten begann er, sie in seine flache und farblose Welt aufzusaugen, genauso wie Wasser von einem Schwamm aufgesogen wird. Und dort wurde Nona vom Willen in der Wand als Gefangene gehalten. Und das Allertraurigste daran war, dass niemand bemerkte, dass sie verschwunden war.

Die Welt in der Wand war einigermaßen erfreulich. Nona sah niemanden, denn es handelte sich um eine Welt der geheimnisvollen Klänge und Stimmen. Außer der dröhnenden Stimme vom Willen in der Wand, die sie jeden Tag hörte, gab es auch andere, sanftere Stimmen. Einmal hörte sie ein zartes Tapsen und wunderte sich, was das sein könnte. Nona fühlte sich wohl dabei, den Willen zu bedienen, wenn er seine Wünsche herauspolterte. Aber Nonas Kopf war unter der grau-braunen Kapuze tief gebeugt und alles, was ihre Augen sehen konnten, war die Erde unter ihren Füßen. Heimlich wünschte sie sich, sie könnte in die Höhe blicken und ihre blauen Augen mit dem unendlichen Blau des Himmels füllen.

Eines Nachts, als sie in tiefem Schlaf lag, war in der Wand ein Tapp, Tapp, Tapp zu hören und plötzlich erschienen die zehn winzigen Frauen aus dem Balken. Jede war ein Spiegelbild von Nona, mit dem Unterschied, dass sie alle herzförmige Ohren hatten und Augen, die in vielen Farben schimmerten und rot aufglühten, wenn sich die Frauen ärgerten. Ihre scharfen und spitzen Nasen begannen dann zu jucken, während ihre hohen Stimmen ärgerlich schrien. Sie hüpften auf Nonas Bauch auf und ab, aber sie waren so leicht, dass sie sich nicht rührte.

In ihrem Ärger begannen sie an ihrer bräunlich-grauen Kleidung zu zerren. Sie zogen und zerrten, bis die ganze Kleidung in Fetzen auf dem Boden lag. Da wurden sie plötzlich ganz still. Zehn schimmernde Augenpaare starrten wie magnetisiert auf Nona: Da lag sie in einem Gewand aus purem Gold, das den ganzen Raum ausleuchtete. Ihre Haut schimmerte wie Perlen und ihr Haar glänzte wie poliertes Ebenholz. »Nona, Nona«, riefen sie, »wach auf!« Aber Nona rührte sich nicht. Würde sie nicht, wenn sie jetzt aufwachte, von ihrem eigenen Glanz völlig geblendet werden? Da nähten sie schnell den alten Umhang wieder zusammen, zogen ihn über das goldene Gewand – und fort waren sie.

Als Nona erwachte, merkte sie gar nichts; sie spürte allerdings ein Ziehen und Sehnen in ihrem Herzen, aber sie tat so, als wäre das nicht da. Die winzigen Frauen aus den Balken kamen jetzt jede Nacht, nur um sie in ihrem Glanz zu sehen, und jedes Mal bedeckten sie sie wieder, bevor der Morgen kam. Dann wurden sie eines Nachts unvorsichtig. Sie spielten und hatten so viel Spaß, dass sie die Zeit vergaßen und einfach davonliefen, als sie die Sonne sahen – denn sie wollten nicht entdeckt werden. Nona ließen sie so in ihrem glänzenden Gewand liegen.

Als sie erwachte, öffnete sie ihre Augen, schaute wie immer zu Boden – und wurde von ihrem eigenen Glanz geblendet. Als der Wille in der Wand sie sah, war auch er geblendet und fiel zu Boden. Er versank in eine Ohnmacht, die tausend Jahre dauern sollte. Blind und ohne Ahnung, wo sie hinging, stolperte Nona aus der Wand heraus; ihr ganzer Körper zitterte vor Angst. Die zehn winzigen Frauen, die sie aus einem verborgenen Ort in dem Balken beobachteten, gaben ihrer eigenen Bitte ein zehnfaches Echo, sie machten Nona zehnmal Mut, aufzuschauen – dann würde sie auch wieder sehen können. Langsam wandte Nona ihr Gesicht dem Himmel entgegen. Sehr zögernd öffnete sie die Augen, und da sah sie das unendliche Blau des Himmels und die zierlichen Äste großer Weidenbäume, die sich zum Himmel streckten. Und sie merkte, dass sie zum allerersten Mal wirklich sehen konnte.

Als sie so dastand und die endlose Weite um sich herum anschaute, begann sie all das in ihren ganzen Körper hinein zu atmen. Schon bald wurden ihre Beine leicht, als hätten sie kein Gewicht. Die Leichtigkeit begann, alle Teile ihres Körpers zu füllen, wie der Wind die Segel, und sie hob sich von der Erde. Nona begann zu schweben. Sie ließ sich höher und höher tragen. Ihr goldenes Gewand zog eine Gruppe kleiner runder Wolken an. Diese weichen und federleichten Freunde nahmen sie in ihre Mitte und brachten ihr alles über das Schweben bei. Nona ließ sich sieben Tage lang mit ihnen treiben, aber dann vermisste sie langsam das Gefühl der Erde unter ihren Füßen. Und so kehrte sie nach Hause zurück; sie war zuversichtlich, dass sie jederzeit wieder schweben können würde, wenn sie Lust dazu hätte.

Von diesem Tag an blieb Nona zwar zu den anderen so freundlich und liebevoll, wie sie es immer gewesen war, aber jetzt zeigte sich ein Glanz in ihrem Gesicht und etwas Majestätisches lag in ihrem ganzen Wesen. Ihr glänzendes Gewand zog die gütigsten Seelen an, und auch wenn sie Kleider aus lila, rotem oder gelben Stoff darüber trug, wusste sie selbst immer, dass darunter das goldene Gewand war, auch wenn niemand es sehen konnte.

Wie Sie mit Ihren Bildern arbeiten können

Notieren Sie die Bilder, die beim Lesen der Geschichte spontan in Ihnen entstanden sind, in Ihr Notizbuch oder auf ein Blatt Papier. Schreiben Sie dann Ihre Antworten oder Reaktionen auf die folgenden Fragen auf:

- Was ist Nona für ein Mensch? Machen Sie eine Zeichnung von ihr. Malen Sie die Nona, die Ihnen am Anfang der Geschichte begegnet ist. Danach malen Sie sie, nachdem sie aus der Wand aufgetaucht ist.

- Haben Sie sich jemals wie Nona gefühlt? Wie reagieren Sie, wenn Sie keine Anerkennung erhalten? Werden Sie wütend? Lassen Sie es an anderen aus? Setzen Sie sich damit auseinander oder ignorieren Sie es?

- Können Sie sich an Zeiten in Ihrem Leben erinnern, in denen Sie ein Gefühl hatten, als seien Sie Teil einer Wand? Kommt dies häufig vor? Oder nur hin und wieder? Nur bei einem Familienmitglied? Nur mit einem Freund oder einer Freundin oder mit mehreren? Was geht dem gewöhnlich voraus? Was für ein Gefühl ist es?

- Hatten Sie jemals das Gefühl, Sie hätten Ihren Willen an jemand anderen abgetreten? Hat Sie das im Nachhinein geärgert? Wie haben Sie sich danach gefühlt? Welche Gefühle hatten Sie in Bezug auf die andere Person? Was hätten Sie anders machen können?

- Wofür stehen in Ihren Augen die zehn winzigen Frauen aus den Balken?

- Verspüren Sie jemals den Wunsch, die Hülle Ihres alltäglichen Daseins abzulegen und die Einzigartigkeit, die sich darunter verbirgt, freizulegen? Welches Ich würden Sie unter dem Umhang finden? Denken Sie an Zeiten in Ihrem Leben zurück, in denen Sie tatsächlich die Hülle abgelegt hatten. Wann war das? Wie ging es Ihnen dabei? Was ist es für ein Gefühl, so etwas zu tun? Wie sieht die Person darunter aus? Malen Sie sich selbst mit abgelegtem Umhang.

- Beschreiben Sie die Merkmale dieser Person.

- Wieweit sind Sie in der Lage, diese Person als einen gültigen Teil Ihrer selbst zu akzeptieren? Was hält Sie davon ab, sich mit diesem Ich zu identifizieren? Schreiben Sie ein paar Dinge auf, die Sie bisher davon abgehalten haben, diese Qualitäten in Ihr alltägliches Leben zu integrieren.

- Was könnten Sie tun, um diese Person öfter auftauchen zu lassen?

- Wenn Sie Ihre eigene Einzigartigkeit und Ihre Stärken entdecken: Wie könnten Sie diese nutzen, um Ihre Position zu stärken, zum Beispiel in beruflicher Hinsicht oder in einer Liebesbeziehung?

- Diese Macht, die Nona in sich selbst entdeckte, kann Angst machen. Wie können Sie die Kluft zwischen dem Wunsch, sich frei auszudrücken, und dem Wunsch, von anderen in ganz bestimmter Weise wahrgenommen zu werden, überbrücken?

- Haben Sie eine Vorstellung, wie Ihr Selbstbewusstsein Ihre emotionale Stärke so weit ausbauen und stabilisieren könnte, dass Ihre Energie in Zukunft nicht mehr von anderen angezapft werden kann?

- Stellen Sie sich vor, wie Ihre Stärken Ihren Körper und Ihren Geist erfüllen und Sie vor lähmenden negativen Gedanken und Beziehungen schützen.

Erfahrungen

Viele Frauen reagieren auf Nonas Geschichte mit sehr starken Gefühlen. Therapeuten haben sie als sehr hilfreich erlebt für Frauen, die daran arbeiten, zu ihrer eigenen Stärke zu finden. Wenn ich diese Geschichte in Seminaren vorlese, dann bringt sie häufig tiefen Kummer, Wut, Angst, aber auch Hoffnung hervor.

Viele Frauen sind voller Ärger über die Männer in ihrem Leben, die sie verlassen haben, und über eine Gesellschaft, die sie unterschwellig, aber unaufhörlich behandelt, als seien sie nicht wichtig. Diese Frauen setzen sich nur selten mit ihrer Wut auseinander und sind sich in vielen Fällen dieser Gefühle nicht einmal bewusst, bis eine solche Erfahrung sie ans Tageslicht bringt. Interessanterweise kamen, als ich diese Geschichte zum ersten Mal in einer Männergruppe einsetzte, kaum emotionale Reaktionen. Unabhängig von der Tatsache, dass es für Männer schwerer ist, ihre Gefühle auszudrücken, scheint es, als hätten viele von ihnen diese Erfahrung, die eigene Identität an jemand anderen zu verlieren, einfach nicht gemacht. Nachdem die Geschichte zu Ende war, saßen sie mit unbewegten Gesichtern da, als wollten sie sagen: › Und was soll ich jetzt damit? ‹ Auf der anderen Seite habe ich die Erfahrung gemacht, dass Männer, die ihre feminine Seite in ihr Leben integriert haben, sich ebenso wie die Frauen mit Nonas Gefühlen der Machtlosigkeit identifizieren.

Aus den Diskussionen, die durch diese Geschichte ausgelöst wurden, habe ich gelernt, dass sich viele Frauen in dem Maß wertschätzen, wie sie von dem Mann oder den Männern in ihrem Leben geschätzt werden. Ihr eigenes Gespür für sich ist oft verzerrt und bei weitem unterentwickelt. Wenn ein Mann sie verlassen oder schlecht behandelt hat, oder wenn sie das Gefühl für ihre eigene Identität durch ihre

Familie oder ernsthafte Erkrankungen verloren haben, dann betrachten sie sich vielleicht im Unterbewusstsein als wertlos. Nonas Geschichte erinnert sie daran, dass tief drinnen ihre Einzigartigkeit strahlt und darauf wartet, enthüllt zu werden.

Eine der Frauen, mit denen ich arbeitete, war eine begabte Künstlerin. Sie hatte in Italien Kunst studiert und ihre Arbeit wurde sehr geschätzt. Nachdem sie geheiratet und Kinder zur Welt gebracht hatte, setze sie mit ihrer Karriere aus, um sich ganz der Familie zu widmen und nur sporadisch künstlerisch zu arbeiten. Wenige Jahre später entwickelte sich eine chronische Krankheit. Sie hüllte sich in diese Krankheit, gerade so wie Nona sich in ihren grauen Umhang gehüllt hatte. Ihre Angst, für den Rest ihres Lebens verkrüppelt zu sein, unterband ihre Kreativität vollständig.

Als sie Nonas Geschichte hörte, füllten sich ihre Augen mit Tränen. »Aber ich bin Nona!«, rief sie aus. Im weiteren Verlauf der Geschichte, als Nona ihre eigene Identität entdeckte, begann diese Frau ihre eigene kreative Kraft durch Nona neu zu erfahren. Drei Jahre nach diesem Erlebnis schrieb sie:

Als ich die Geschichte zum ersten Mal hörte, war ich sehr krank, sehr depressiv. Sie hat mich so tief bewegt. Die Visualisierung war gewaltig – ich konnte all die Farben sehen und jedes kleine Detail war mir bewusst. Ich steckte sofort mitten in dieser Person. Ich erkannte, wie viel ich zu geben habe – wo ich doch vorher gedacht hatte, mit dieser Krankheit hätte ich kaum etwas zu geben. Die Geschichte machte mir klar, dass ich wirklich jemand bin – ich bin Nona im Gewand. Ich erkannte, dass ich wieder gesund werden würde. Genau wie Nona schweben kann, wann immer sie das will, so kann ich kreativ sein, wann immer mir danach ist.

Erinnern Sie sich, wie Nona von ihrem eigenen Glanz geblendet wird? Manchmal geht es mir so. Ich mache etwas Gutes, und für ein paar Sekunden bin ich so stolz auf mich. Ich schwebe dann über allem.

Die Geschichte half mir zu verstehen, dass ich nicht leben kann, ohne kreativ zu sein. Wie wunderbar ist es, sich selbst kennen zu dürfen und der Welt etwas von der eigenen Kreativität zu geben!

Diese Geschichte half der talentierten Künstlerin dabei, sich all dies bewusst zu machen. Sie hat sich von ihrer Krankheit erholt und arbeitet an einigen aufregenden Projekten. Wenn sie eine Erinnerung an ihren eigenen Glanz braucht, dann hört sie sich auch heute noch das Tonband an. Der Glanz und die Großartigkeit von uns allen ist, wie Nonas Gewand, nur knapp unter der Oberfläche versteckt. Das versteckte Ich freizulegen ist das Lohnendste, was jemand tun kann.

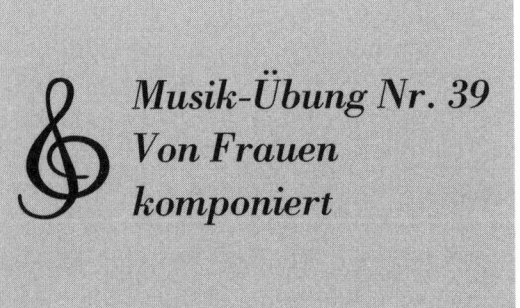

Musik-Übung Nr. 39
Von Frauen
komponiert

Viele Frauen, die große Leistungen vollbracht haben, sind nicht anerkannt worden, besonders in Bereichen, die traditionell von Männern beherrscht werden. In den letzten 300 Jahren hat es ausgezeichnete Komponistinnen gegeben. Im Folgenden finden Sie einige der bekannteren Kompositionen von Frauen:

Amy Beach	Messe Es-Dur
	Klaviermusik
	Präludium aus der *Suite for Two Pianos* op.104
	Konzert für Klavier und Orchester op.45 cis-Moll

Lili Boulanger	*Clavieres dans le Ciel* (Liederzyklus)
Cécile Chaminade	*Pas des echarpes* *Serenade Espagnole* für Violine und Klavier Concertino für Flöte und Orchester Sonata in c-Moll
Fanny Mendelssohn	Klaviermusik *Romances sans paroles* Lieder
Clara Schumann	Klaviermusik: Präludien und Fugen Romanzen für Violine und Klavier Klavier-Trio in g-Moll
Ellen Taaffe Zwillich	*Celebration* Sinfonie Nr.1

Die Musik dieser Komponistinnen ist nicht in jedem Musikgeschäft erhältlich, aber Sie können sie wahrscheinlich in Musikbibliotheken finden oder an entsprechende Aufnahmen gelangen, wenn Sie an die Plattenfirmen schreiben, die im Schwann-Katalog aufgelistet sind; der Schwann-Katalog ist ein Quellenverzeichnis für Musikaufnahmen, den Sie in Ihrem Musikgeschäft einsehen können.

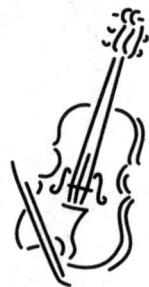

12 Innere Musik

Das Ziel und der letzte Grund aller Musik sollte nichts anderes sein als die Verehrung Gottes und die Recreation des Gemüths.

J.S. Bach

Ob wir es wollen oder nicht – wir sind alle Schöpfer und fortlaufend mit unserer eigenen Erschaffung befasst. Einige beteiligen sich aktiver an diesem Prozess, andere weniger. Aber auch diejenigen, die ihre wahre Natur leugnen oder verdrängen, treffen Tag für Tag Entscheidungen, durch welche diese Mitgift entweder tiefer begraben wird oder aber ein Prozess einsetzt, der ihre Reichtümer an den Tag bringt.

Wenn Sie einmal begonnen haben, Ihre inneren Erlebnisse zum Ausdruck zu bringen, verändert sich Ihr Selbstbewusstsein. Wenn Sie sich mit der › Nona‹ in Ihrem eigenen Inneren befassen, also mit dem Teil Ihrer selbst, der nicht anerkannt ist und der sich grau und unansehnlich fühlt – oder wenn Sie es zulassen können, über eine Zurückweisung Trauer zu empfinden, statt sie zu leugnen, dann kann in Ihrem Bewusstsein eine Veränderung in Gang kommen. Sie erlauben einem Selbstbild, das leichter und farbenfroher ist, durch die Luke zu spähen und Ihre bewusste Wahrnehmung zu erhellen. Die Menschen um sie herum werden diese Leichtigkeit spüren, und Sie werden sich angenommen und respektiert fühlen. Ironischerweise ist es so: Wenn Sie sich selbst akzeptieren, spiegeln die Menschen um Sie herum Ihnen dies zurück.

Sobald Sie den Wert Ihrer eigenen Person, den Sie sich nicht erst verdienen müssen, und das Wunder Ihres Seins annehmen, wächst Ihnen Kraft zu. Sie beginnen, Rat und Weisung im eigenen Inneren zu suchen. Ihre Fähigkeit, zu tief greifenden Einsichten zu kommen, nimmt zu. Während unterdrückte Emotionen frei werden, füllt sich Ihr ganzes Wesen mit Freude, Verständnis und Kreativität. Dieser Prozess der individuellen Menschwerdung, den Jung Individuation nennt, führt Sie aus der begrenzten Ecke Ihres Ego heraus und öffnet Ihnen eine Palette von Möglichkeiten. Mit diesem erweiterten Bewusstsein sind Sie in der Lage, mit einem Aspekt Ihres Seins in Berührung zu kommen, der ohne Anstrengung zu lernen und zu wachsen scheint.

Der Ausdruck des Göttlichen

Eine geschärfte Wahrnehmung der eigenen Person kann Ihnen helfen, über sich selbst und Ihre eigenen Probleme hinauszuwachsen und mit der ganzen Menschheit eine Verbindung herzustellen. Viele Menschen beginnen, sich auf Ihre Spiritualität zu besinnen, die unter ihren äußerlichen Masken verborgen lag. Sie werden sich ihrer tiefen Sehnsucht nach einer Verbindung mit dem göttlichen Ursprung aller Dinge bewusst. Die Schönheit und Tiefe der Musik schenkt ihnen die Gewissheit, dass ihnen ständig eine höhere Macht zur Seite steht und ihnen Stärke und Unterstützung zukommen lässt, wenn sie diese brauchen. Wenn Sie einmal diese göttliche Gegenwart durch die Musik erlebt haben, sehnen Sie sich danach, daran teilzuhaben.

Wenn Komponisten in der Lage sind, durch ihre Musik ein Gefühl für die göttliche Gegenwart zu vermitteln, dann transzendieren sie ihr persönliches, individuelles Bewusstsein und geben der kollektiven Psyche Ausdruck. Damit gelingt es ihnen, die Kluft zwischen der sichtbaren, materiellen und der inneren, spirituellen Welt zu überwinden. Ihre Musik wird zu einer Brücke zwischen Gott und der Menschheit. Wenn wir diese Musik hören, können wir die Trennung ebenfalls überwinden.

In der Kreativität liegen das Menschliche und das Göttliche nahe beieinander. Viele große Komponisten sahen sich selbst lediglich als Medium, dazu bestimmt, durch ihre Kunst der Menschheit das Pulsieren der Schöpfung zu vermitteln. Wie manche Komponisten in der Lage waren, wunderbare Musik weiterzugeben, während in ihrem eigenen Leben Chaos herrschte und auch ihr Charakter nicht gerade untadelig war, wird ein Geheimnis bleiben.

Die klassische Musik der westlichen Welt begann mit den gregorianischen Chorälen und wurde mit der Zeit zunehmend humanistischer und weltlicher geprägt. Viele Komponisten konnten ihr tiefes Empfinden für das Spirituelle und Kosmische vermitteln, auch wenn sie noch so neurotisch oder narzisstisch waren. Obwohl Beethoven viele Charaktermängel hatte, war sein Geist für die Musik der göttlichen Sphären offen. Er sah Gott als die Quelle seiner Inspiration und glaubte, dass »Musik der eine körperlose Zugang zur höheren Welt ist«. Es ist offensichtlich, dass er sich seiner Lebensaufgabe bewusst war. Er bemerkte, dass Musik den Menschen zu neuen schöpferischen Prozessen inspiriert und bezeichnete sich selbst als den »Bacchus, der den Wein auspresst, welcher den Menschen im Geist trunken macht«.

Es hat den Anschein, als ob Mozart beim Schreiben der *Zauberflöte* und des *Requiems* ebenfalls zu Energiequellen Zugang hatte, die weit über sein persönliches Bewusstsein hinausreichten. Es wird erzählt, er habe auf die Frage, wie er denn komponiere, geantwortet: »Gott spricht und ich schreibe.« Mit seinem intuitiven Geist konnte er die ganze Struktur jedes Musikstückes unmittelbar erkennen.

Obwohl diese großen Komponisten musikalische Genies von ungeheurer Schaffenskraft waren, taugen sie nicht notwendigerweise zum Vorbild. In einem Vortrag im Jahr 1987 bemerkte der Psychologe Rollo May, dass kreative Menschen in sehr viel größerem Ausmaß sozial unangepasst sind als der Durchschnitt – er sprach von einer 12-fach erhöhten Wahrscheinlichkeit. Dies ist hauptsächlich deshalb der Fall, weil unsere Gesellschaft wenig Ehrfurcht vor dem Spirituellen oder dem Philosophischen aufbringt. Die persönlichen Probleme von Beethoven und Mozart waren vielleicht letztendlich sogar › von Vorteil ‹, weil ihre Unzufriedenheit mit dem alltäglichen Leben sie in der kreativen Welt des Geistes Zuflucht nehmen ließ.

Viele große Komponisten widmeten Gott ihr Leben und ihr Werk. Ihre Musik ist erfüllt von großer Liebe, von einem Geist des Dienens und dem Wunsch, die Seele zu erbauen. Ihre Fähigkeit, sich einer höheren Macht zu überantworten, ließ sie zu Kanälen werden, die für Eingebungen offen waren, so dass die Werke › durch sie hindurch ‹ fließen konnten. J.S. Bach beispielsweise war viel mehr als nur ein einzelnes Individuum. Er war eine universelle Persönlichkeit und verstand seine Musik als Synthese menschlicher und himmlischer Harmonien. Er bezeichnete die Struktur seiner Musik als die einer neuen und wunderbaren sozialen Gemeinschaft, ein Ausdruck der Sehnsucht im Herzen der Menschen nach Brüderlichkeit. Die kosmische Qualität seiner Musik legt universelle Gesetze offen und erhebt den Hörer in einen Zustand, in dem er die Einheit allen Lebens spüren und alles Trennende überwinden kann.

Brahms berichtete davon, welch wunderbare und ehr-furchtsgebietende Erfahrung es war, mit Gott in Berührung zu sein. Er schrieb:

> Sehr wenige Menschen kommen je zu dieser Offenbarung, und des-halb gibt es so wenige große Komponisten ... Ich bedenke immer erst all dieses, bevor ich mit dem Komponieren beginne ... Dann spüre ich sofort Schwingungen, die durch mein ganzes Wesen gehen. In diesem erhabe-nen Zustand sehe ich klar, was in meiner gewöhnlichen Stimmung ver-deckt ist.

Es wird berichtet, dass Schumann spürte, wann die Engel über ihm schwebten, um ihm die schönsten Offenbarungen zu bringen, die er in seiner Musik zum Ausdruck brachte. Man sagt auch, dass Händel glaubte, die Musik für den Messias käme direkt von Gott. »Gott hat sie geschrieben«, sagte er, »nicht ich«. Die spirituelle Reinheit dieser Musik ist mächtig genug, ganze Gemeinschaften zusammenzuführen. Wenn Menschen Musik hören, verbindet deren universelle Botschaft ihre Herzen und Sinne, lässt ihre Aggressionen und ihre Feindseligkeiten und Begrenzungen schwinden und ruft Mitgefühl hervor.

Dvořák, der sich von dem Spiritual *Going Home* zum zwei-ten Satz der *Sinfonie aus der neuen Welt* inspirieren ließ, hatte das Empfinden, dass in seiner Seele eine bleibende Verän-derung eingetreten sei, ausgelöst durch den Kontakt zur Kultur der Schwarzen. Diese Musik hat eine tief gehende Wirkung auf den Geist.

Die genannten Komponisten und mit ihnen viele weitere ließen den Kern ihres Wesens in ihre Musik einfließen. Und weil sie in Verbindung mit dem Ursprung allen Seins stan-den, konnten sie ihrer Musik – und damit uns – den tiefsten Ausdruck ihrer einzigartigen Individualität geben. Wenn dieser Kern beziehungsweise diese Energie in uns Widerhall findet, dann können wir sie als Sprungbrett für unsere eigenen schöpferischen Unternehmungen nutzen. Maurice Sendak, der berühmte Kinderbuchautor, hat zum Beispiel nach eigenen Aussagen bei der Arbeit an den Illustrationen zu *Als Papa fort war* ausschließlich Musik von Mozart gehört. Die Musik inspirierte ihn so sehr, dass er zum Dank eine Illustration zeichnete, in der eine seiner Gestalten durch den Wald wandert. »Im Hintergrund ist ein kleines Haus zu sehen und die Silhouette einer Person im Inneren, die eifrig schreibt und komponiert. Es ist Mozart, der an der Zauberflöte arbeitet!«[1]

Musik und die Eine Welt

Musik stärkt unser Selbst-Bild; sie ermutigt uns dazu, authentisch zu sein, eröffnet uns einen direkten Zugang zum Erbe der Kreativität, das wir von Geburt an mitbekommen und verändert darüber hinaus unsere Sicht der Welt. Wenn wir einmal mit Hilfe von Musik und Imagination unsere tiefe Verbundenheit mit allen anderen Menschen verinnerlicht haben, dann erkennen wir, dass Trennung und Spaltung bloße Illusionen sind und wir beginnen, die Menschheit als eine organische Einheit zu begreifen. Wenn wir in unserer Imagination erfahren haben, wie die Herzen und Sinne eins werden können, dann wird unser Blick die ganze Welt einschließen. Mitgefühl wird sich in Hinwendung verwandeln, und Hinwendung wird zu Erbarmen. Letztendlich sehen wir uns alle als eine Seele in einem Leib, dazu geschaffen, gesund und glücklich zu leben.

Wenn sich nur eine Person nicht in einem Zustand des Gleichgewichts befindet, so sind wir alle davon betroffen. Das Empfinden von Langeweile und Gleichgültigkeit dem Leben

gegenüber führt in die Flucht, in Drogenkonsum, Alkohol-
missbrauch, zu einer Lebensgestaltung mit chaotischer Mu-
sik, geistlosen Fernsehsendungen und entsprechender Wer-
bung. Auf diese Art verleugnen große Teile unserer
Gesellschaft ihre Spiritualität. Musik führt uns zurück zum
Bewusstsein unserer Ganzheit und zeigt uns, wie sehr unser
Fortschritt als menschliche Rasse auf gegenseitige Liebe und
Solidarität angewiesen ist.

Diese Neuorientierung des Bewusstseins, die Entwicklung eines › globalen Denkens‹ ist nach dem Autor Peter
Russell der größte Schritt in der Evolution seit der Entstehung des Lebens aus der unbelebten Natur. Genauso wie
einst einzelne Zellen zusammenfanden und neue Organis-
men bildeten, so werden individuelle Menschen zusammen-
kommen, um ein globales Bewusstsein zu formen. Er gibt uns
zu denken, dass wir »alle wesenhaft in das Gewebe des Universums hineingeflochten und in gewisser Hinsicht aufeinander bezogen sind, auch wenn wir physikalisch getrennt zu
sein scheinen.« Russell hat die Vision einer weltweiten Transformation der gesamten Gesellschaft.[2]

Bevor es zu einer Transformation des allgemeinen Charakters der Menschheit kommt, geht oft eine Erschütterung
der bestehenden Verhältnisse voraus. Der Prophet und weise
Mann des 19. Jahrhunderts Baha'u'llah stellte die Behauptung auf, dass »das Gleichgewicht der Welt durch die Auswirkungen dieser großartigen neuen Weltordnung erschüttert
wurde. Das geordnete Leben der Menschheit ist durch das
Wirken dieses einzigartigen, wundersamen Systems – desglei-
chen sterbliche Augen nie zuvor erblickt haben – revolutio-
niert worden.«[3] Er bezieht sich auf eine zukünftige globale
Renaissance, eine Gesellschaft, in der alle Nationen, Rassen
und Religionen zusammenfinden und alle Männer und
Frauen in gleichberechtigter Partnerschaft zusammenleben
werden.

Musik verändert Schwingungen und kann Gleichgewicht wiederherstellen. Das schwere Gewicht unseres Intellekts kann von den leichteren spirituellen Energien, die wir durch Musik aufnehmen können, ausgeglichen werden. Das Modell der Herrschaft durch Wettbewerb, Aggression und Macht, das Riane Eisler in ihrem Buch *Kelch und Schwert* beschreibt, ist dann überwindbar, wenn die partnerschaftlichen Werte von Sensibilität, Intuition und Kooperation angenommen werden. Vor allem die Musik von J.S. Bach ruft diese Qualitäten wach.

Wenn wir auf die Frequenzen und melodischen Muster der Musik reagieren und uns auf synchrone Schwingungen mit der Quelle des Lebens, die uns verbindet, einstellen, dann werden wir ganz von selbst die Klänge der Harmonie und der Heilung wählen wollen. Die Muster, die entsprechende Energie enthalten und uns verändern können, sind diejenigen, die uns in archetypische Bereiche führen, wo wir diesen universellen Symbolen Heilung zukommen lassen können – Heilung nicht nur unserer persönlichen Wunden, sondern auch der Wunden der gesamten menschlichen Rasse. Roberto Assagioli beschreibt diese Heilung in musikalischen Begriffen: »Wir vertrauen darauf, dass der Zauber des Klanges, wenn er wissenschaftlich angewendet wird, in zunehmendem Ausmaß zur Linderung menschlichen Leidens, zu einer höheren Entwicklung und zu einer umfassenderen Integration der menschlichen Persönlichkeit, zur harmonischen Synthese aller menschlichen ›Noten‹, der Akkorde und Melodien aller Gruppen beitragen wird – bis es zu einer großen Sinfonie der einen Menschheit kommt.«[4]

Indem wir uns an die Musik wenden, damit sie uns in unser Inneres führt und uns mit unserer spirituellen Zukunft vertraut macht, wird unser Leben beginnen, die kosmische Liebe und Erfüllung widerzuspiegeln, die unerkannt im Zentrum unserer Seele liegt.

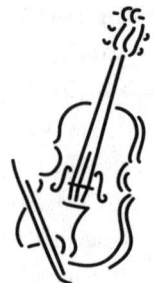

Anhang

Imaginationsübungen mit Musik für Kinder

Zweite Klasse: Dinosaurier

Zielsetzung: Ein vertieftes Verständnis für die Größe, die Wesensart und die Lebensgewohnheiten der Dinosaurier.

Einleitende Bewegungsübung: Setz dich auf den Boden. Und jetzt stell dir vor, du wärst ein Dinosaurier. Atme tief ein und steh dann langsam auf. Spüre, wie schwer dein ganzer Körper ist, bis hin zum langen Saurierschwanz. (Der Lehrer führt die langwierige und mühsame Prozedur des Aufstehens vor und untermalt das Ganze mit den entsprechenden Grunz-Geräuschen!) Fange an, wie ein Dinosaurier herumzulaufen. Du bist sehr groß. Pass auf die Äste der Bäume auf! Nimm deine Hände zu Hilfe, um dein Gleichgewicht zu halten. Probier aus, zuerst langsam zu laufen und dann schnell. Bücke dich zum Boden, um Wasser zu trinken, und achte darauf, wie sich das anfühlt. Nun geh zurück zu deinem Platz, setz dich hin, lege deinen Kopf auf den Tisch und schließe die Augen.

Anregung der Imagination: Zuerst setzen wir alle miteinander unsere Phantasie-Zauberhüte auf. Jetzt stellt euch vor, ihr wärt in einer magischen Zeitmaschine und könntet in die Zeit zurückkreisen, in der die Dinosaurier die Welt beherrschten. Ihr steigt aus der Zeitkapsel aus und schaut euch erst einmal um. Wie sieht die Erde um euch herum aus: Gibt es

310

irgendwo Bäume oder Wasser? Und jetzt nehmen wir einmal an, dass genau vor dir ein freundlicher Dinosaurier steht. Schau ihn dir an, wie groß er ist und welche Farbe seine Haut hat. Stell dir vor, dass dieser Dinosaurier mit dir reden kann und dass er dir erzählt und zeigt, wie sein Alltag aussieht.

Musik: Gustav Holst, *Die Planeten: Uranus.*

Kreative Umsetzung: Lassen Sie die Schüler ein Bild von ihrem Dinosaurier und der Begegnung mit ihm malen. Lassen Sie danach diejenigen Schüler, die dies möchten, ihre Zeichnungen in der Klasse vorstellen. Statt zu malen, können die Kinder ihren Phantasie-Saurier auch in Ton formen.

Erfahrungen: In dem Teil der Übung, in dem sie sich selbst bewegen konnten, hatten die Kinder einen Heidenspaß daran, Dinosaurier sein zu dürfen. Manchen fiel es schwer, die Augen während der Musik geschlossen zu halten. Es schien, als ob sie sich dabei nicht wohl fühlten, im Unterricht ihre Phantasie zu gebrauchen. Vielleicht fühlten sie sich nicht sicher genug, um sich in das Reich der Imagination zu wagen.

Als die Kinder in der Klasse von ihren Abenteuern berichteten, fiel mir auf, dass viele der gezeichneten Dinosaurier reine Nachbildungen der Saurierarten darstellten, die sie im Unterricht durchgenommen hatten. Sie waren stärker darum bemüht, eine genau Kopie zu liefern, als in ihrer Phantasie mit eigenen, originellen Dinosauriern zu experimentieren. Dabei hatte ich aber das Gefühl, dass die Kinder ihre Vorstellung von den unterschiedlichen Arten der Dinosaurier festigten. Die meisten Kinder konnten ihre Erfahrungen nicht sehr gut in Worte fassen, sei es aus Schüchternheit oder wegen mangelnder sprachlicher Fähigkeiten. Aus ihrer Begeisterung und ihrer Beteiligung zu schließen, hatte ihnen die Übung sehr viel Spaß gemacht. Bei mir blieb dabei der Eindruck zurück, dass sie öfter üben müssten, ihre Phantasie zu nutzen und sich frei auszudrücken. Da die Musik ein Gefühl des Gigantischen und Gewaltigen vermittelt, half sie sehr gut mit, Vorstellungen von Dinosauriern lebendig werden zu lassen.

Zweite Klasse: Gemeinschaft

Zielsetzung: Sich das Verständnis zu Eigen zu machen, in der Gemeinschaft ein Mitarbeiter zu sein, der seinen eigenen Beitrag einbringt.

Einleitende Bewegungsübung: Setz dich im Schneidersitz auf den Boden und leg deine Arme auf die Beine. Lass deinen Kopf nach unten hängen. Stell dir vor, du schläfst tief und fest.

Rrrrrrr.... da läutet auf einmal dein Wecker! – Es ist Zeit zum Aufstehen. Lehn dich auf deinen linken Arm und strecke deinen rechten Arm in die Höhe, so weit wie es geht. Nun reck dich und streck deine Muskeln richtig aus, dann leg den Arm wieder auf das Bein zurück. Lehne dich nun zur rechten Seite und strecke deinen linken Arm in die Höhe. Nun mach das gleiche noch mal, erst mit dem rechten Arm, dann mit dem linken. Überkreuze deine Arme und hebe sie in die Höhe; mach während du einatmest einen großen Kreis mit ihnen. Während du wieder ausatmest, lässt du deinen rechten Arm auf deinem rechten Bein ausruhen und den linken Arm auf dem linken Bein.

Forme noch einmal den Kreis und lasse dieses Mal die Arme hinter dir herunterkommen, bis die Hände den Boden berühren. Lass aus deinem Rücken eine Brücke werden und strecke dein Kinn zur Decke hoch; du kannst dabei dein Gewicht in deinen Händen spüren. Atme ein und fühle, wie die Spannung durch deinen ganzen Körper geht. Atme nun wieder aus und setze dich wieder hin; deine Hände bleiben hinter dir. Verlagere dein Gewicht auf deine rechte Hand und dein rechtes Bein. Roll dich auf dein rechtes Knie hinüber und stelle deinen linken Fuß so auf den Boden, dass er im 90°-Winkel nach rechts zeigt. Nun stehe auf. Geh zurück zu deinem Platz mit dem Gefühl, dass du bereit bist für einen neuen Tag.

Anregung der Imagination: Stell dir vor, dass du gerade dabei bist, in den neuen Tag zu starten – du holst tief Luft –, und plötzlich passiert etwas sehr Merkwürdiges: Du wirst auf einmal größer und größer und immer noch größer. Du wächst ganz, ganz schnell. Und plötzlich – bist du erwachsen! Stell dir vor, du könntest sein, was du dir wünschst: ein Polizist, ein Postbote, eine Krankenschwester, eine Bibliothekarin, ein Arzt ... Tu so, als ob du in den Spiegel schauen und dich betrachten könntest. Wie sieht dein Gesicht aus, was für eine Haarfarbe hast du? Stell dir vor, wie du angezogen bist; vielleicht trägst du auch etwas auf dem Kopf. Lass dir von der Musik erzählen, wie ein Tag in deinem Leben, wie deine Arbeit in der Gemeinde aussehen könnte. Lass dich von der Musik zu einem ganz besonderen Abenteuer einladen.

Musik: Copland, *Appalachian Spring*

Kreative Umsetzung: Lassen Sie die Schüler malen, was sie in ihrer Phantasie erlebt haben und sprechen Sie in der Klasse darüber.

Erfahrungen: Kinder finden es sehr spannend, sich in die Rolle von Erwachsenen zu versetzen, die ihren Teil zum Funktionieren der Gemeinschaft beitragen. Beim Austausch in der Gruppe ist oft zu spüren, wie stolz sie auf sich sind, wenn sie davon erzählen, wie sie als Krankenschwester oder als Automechaniker aussehen und welche Abenteuer sie im Laufe des Tages zu bestehen haben. Sie haben ein besonders gutes Gefühl dabei, anderen helfen zu können. Es fördert ihr Selbstbewusstsein ganz enorm, wenn sie sich ihren produktiven und positiven Beitrag zur Gemeinschaft vorstellen.

Vielleicht vermittelt es ihnen auch eine hoffnungsvolle Perspektive für die Zukunft.

Mit Hilfe der Imagination durch Musik wird in dieser Unterrichtseinheit aus der Gemeinschaftskunde nicht mehr einfach nur von › Anderen‹ gesprochen (andere Leute sind Ärzte, Sozialarbeiter oder Feuerwehrleute – aber was hat das mit mir zu tun?); jedes Kind kann vielmehr eine gefühlsmäßige Verbindung zu seinen ganz eigenen Träumen und Zukunftsplänen herstellen, es kann diese Träume erkunden und als realistische und umsetzbare Ziele erleben. Die Musik ruft eine Menge von Bildern hervor und vermittelt ein Gefühl für die Betriebsamkeit eines Arbeitstages.

Dritte Klasse: Synonyme

Zielsetzung: Die Erfassung des Konzeptes der › Synonyme‹.

Einleitende Bewegungsübung: Such dir einen Partner und stellt euch gegenüber. Wenn du deinen Partner anschaust, dann stell dir vor, du würdest in einen Spiegel schauen. Entscheidet, wer zuerst der Führer sein will. Wenn du der Führer bist, dann muss dein Partner dir alles nachmachen, als ob er dein Spiegelbild wäre. Nun wirst du gleich deinen Gesichtsausdruck ändern, um deine Gefühle zu zeigen. Atme ein- oder zweimal tief durch, bevor du deinen Gesichtsausdruck veränderst. Mach jetzt ein ärgerliches oder wütendes Gesicht. Dein Partner muss dein Gesicht nachmachen. Nun schau lustig oder fröhlich. Und dann traurig oder unzufrieden. Jetzt schaue ängstlich oder erschrocken. Tauscht nun die Rollen, sodass dein Partner der Führer ist.

Ausrichtung der Imagination: Die Lehrerin führt mit zwei identischen Handpuppen die folgende Szene vor, bei der Tricky sich hinter dem Rücken von Mickey anschleicht:

Hallo, Kumpel!
Hallo, Freund!
Hab ich dich erschreckt?
Nein, du hast mir keine Angst gemacht.
Dann bist du nicht sauer?
Nein! Ich bin nicht wütend.
Gut. Ich habe ein Mitbringsel für dich.
Ein Geschenk für mich?
Ja. Es ist ein Hut.
Oh! Es ist...

Mickey fällt kein anderes Wort für Hut ein. Die Lehrerin fragt dann die Kinder, ob sie ihm nicht helfen möchten, einen anderen Ausdruck zu finden. Sie erzählt ihnen, dass sie das Wort vielleicht an einem ganz besonderen Ort finden könnten, der sich › Wörterland‹ nennt; dort gibt es nämlich ein wundersames Gerät, die sogenannte Syno-Maschine:

Stell dir vor, du könntest diese Maschine finden. Schau dir genau an, wie sie aussieht und welche Farben sie hat. Fasse sie an und probiere aus, wie sie sich anfühlt. Kannst du dir vorstellen, dass in dieser Maschine alle Wörter enthalten sind, die es in unserer Sprache gibt? Du brauchst nur ein bestimmtes Wort in diese Syno-Maschine zu stecken, und schon kommt ein anderes Wort heraus, das die gleiche Bedeutung hat! Stell dir vor, du könntest mit dieser Maschine herumexperimentieren. Lass dir von der Musik bei deiner Entscheidung helfen, was du hineintun willst und was dann herauskommt.

Musik: J.S. Bach, *Kleine Fuge in G*

Kreative Umsetzung: Lassen Sie die Kinder ihre Vorstellungen malen. Weisen Sie darauf hin, dass sie auf die Zeichnung selbst oder auf die Rückseite auch etwas schreiben können, wenn sie dies möchten.

Erfahrungen: Kinder sind oft sehr empfänglich für diese Übung und leicht von ihr zu begeistern. Ab der dritten Klasse malen viele Kinder nur noch sehr selten im Unterricht und können sich auch häufig nicht mehr so ungezwungen beteiligen und ausdrücken; sie lassen sich daher oft begeistert auf diese Übung ein.

Die Syno-Maschine sieht in jeder Zeichnung ganz unterschiedlich aus. Jede Maschine hat ihre eigene Farbe, Größe und Form. Es ist faszinierend, die einzigartige Sicht der Welt bei jedem Kind zu erleben. Oft malen die Kinder, wie das Wort › Hut‹ in die Maschine kommt und zum Beispiel das Wort › Mütze‹ herauskommt. Lehrer sind erstaunt, wenn Kinder, die zuvor das Konzept der Synonyme nicht verstanden hatten, nun auf einmal in der Lage sind, es zu begreifen. In einer Klasse, die zweisprachig unterrichtet wird, ist es wichtig darauf hinzuweisen, dass beide Wörter aus der gleichen Sprache kommen müssen, da die Kinder sonst leicht die Übung missverstehen und den Wörtern ihre entsprechende Übersetzung gegenüberstellen könnten, zum Beispiel › Hut‹ und das englische › hat‹.

Nach dieser Übung entwickeln die meisten Kinder einen emotionalen Bezug zur Vorstellung der Synonyme, und dies verhilft ihnen zu einem besseren Verständnis, wie diese zu gebrauchen sind. Um dieses Verständnis noch weiter zu festigen, können Sie im Unterricht ein Gespräch anregen, bei der Sie mit den Kindern auf indirekte, vergnügliche Art weitere Synonyme erkunden.

Die Musik ist sehr wirkungsvoll: der präzise barocke Rhythmus vermittelt den Kindern den Eindruck einer Maschine, er hilft ihnen, klar zu denken und sich zu konzentrieren, und regt dabei gleichzeitig ihre Phantasie an.

Sechste Klasse: Der Gebrauch von Anführungszeichen

Zielsetzung: Verständnis dafür entwickeln, wann Anführungszeichen verwendet werden.

Einleitende Bewegungsübung: Eine Spiegel-Übung: Suche dir einen Partner. Führe verschiedene Bewegungen mit unterschiedlichen Körperteilen aus. Du kannst zum Beispiel langsam die Arme in die Höhe strecken. Dein Partner muss dir alles nachmachen, genau die gleiche Bewegung. Nachdem du dich auf unterschiedliche Weise bewegt hast, tauscht ihr die Rollen. Jetzt macht dein Partner die Bewegungen vor.

Anregung der Imagination: Stell dir vor, du wärst ein berühmter Autor. Du wirst in das Zauberreich der Wörter reisen, um dort Wörter und Sätze zu finden und mit nach Hause zu nehmen, die die Menschheit inspirieren können. Du suchst nach ganz besonderen Menschen, die etwas Wichtiges zu sagen haben. Diese Aussagen willst du dann mitnehmen, um sie deinem eigenen Volk zum Geschenk zu machen. Als du das Zauberreich der Wörter betrittst, lernst du die Zitaten-Zwillinge kennen, die besondere Worte zu bewachen haben. Sie erklären dir, dass du diese Wörter mitnehmen darfst, aber dass sie immer ganz genau so aufgeschrieben werden müssen, wie sie einmal gesagt wurden, und dass sie beide diese Wörter weiter bewachen müssen. Dann geben dir die Zitaten-Zwillinge eine goldene Kette mit einem kleinen Amulett: Es sind Anführungszeichen darauf. Stell dir vor, wie du dieses Amulett in deiner Hand hältst.

Stelle dir nun vor, dass die erste Person, die du im Zauberreich der Wörter triffst, George Washington ist. Du fragst ihn, ob er eine besondere Botschaft für dich hat; er nickt und klatscht in die Hände. Plötzlich stehen links und rechts von ihm die beiden Zitaten-Zwillinge. Sie sehen genau aus wie

Anführungszeichen. Kannst du sie dir vorstellen? Dann sagt George Washington: › Ich kann nicht die Unwahrheit sagen.‹ Während er diese Worte ausspricht, erscheinen sie auf einem wunderschönen Spruchband. Die Zitaten-Zwillinge springen auf und fassen das Spruchband an beiden Seiten an. Dann sammelst du die Worte auf dem Spruchband ein und legst sie vorsichtig in deinen Zitatenkoffer, damit du sie sicher nach Hause bringen kannst. Jetzt stell dir vor, dass du weiter durch das Zauberreich der Wörter reisen kannst, immer auf der Suche nach großen Worten und besonderen Botschaften. Das können Worte berühmter Menschen sein oder auch Aussagen von Menschen, die du kennst. Lass dir von den Zitaten-Zwillingen helfen. Wenn du von deiner Reise zurückkommst, dann bring die Wörter mit – und vergiss das goldene Amulett nicht, das dir die beiden geschenkt haben. Und jetzt lass die Musik in das Zauberreich der Wörter hereinkommen und lass dir von den Zitaten-Zwillingen helfen, die besonderen Botschaften zu finden, die du mit nach Hause bringen möchtest.

Musik: W.A. Mozart, *Eine kleine Nachtmusik*

Kreative Umsetzung: Lassen Sie die Schüler über ihre Abenteuer im Zauberreich der Worte einen Aufsatz schreiben.

Erfahrungen: Diese Übung ermutigt die Kinder, Sprache erfindungsreich und phantasievoll einzusetzen. Schüler haben oft sehr persönliche und bewegende Erlebnisse. Nicht selten werden belastende Gefühle und Empfindungen durch die Musik und das kreative Schreiben freigelegt und bewusst gemacht. Gleichzeitig zeichnen sich fast alle Aufsätze durch hervorragende Anwendung der Anführungszeichen aus, was für den Lehrer möglicherweise überraschend ist. Durch die Einführung der Zitaten-Zwillinge als lebendige Wesen werden ein reiches Wissen und große Fertigkeiten zu Tage gefördert, die bis dahin im Unterbewusstsein der Schüler verschüttet waren und nur auf ihre Chance warteten.

Sechste Klasse: *Drogen*

Zielsetzung: Die Auswirkungen des Gebrauchs von Drogen auf das Gehirn und den Körper spüren.

Einleitende Bewegungsübung: Wenn man mit dem Arm das jeweils gegenüberliegende Bein berührt, hilft man dem Gehirn, seine Balance zu behalten. Dies geschieht durch eine Bewegung über Kreuz. Beim Konsum und Missbrauch von Drogen geht die Spezialisierung der Gehirnhälften verloren und wir spüren, wie wir aus dem Gleichgewicht geraten.

Schau nach vorne und bringe deine Füße mit den Hüften und den Schultern in eine Linie. Bewege nun deinen Körper als eine Einheit. Schaue geradeaus. Marschiere auf der Stelle und berühre dabei mit der rechten Hand das linke Knie, dann mit der linken Hand das rechte Knie. Tu dies ein paar Mal hintereinander, bis du spüren kannst, wie gut das tut. Bleibe nun mit den Füßen auf dem Boden und bewege deinen ganzen Körper auf und ab; deine Knie bleiben dabei entspannt. Wenn du dich nach unten bewegst, dann atme aus, wenn du nach oben gehst, atme ein. Führe diese Bewegung fort und bewege dabei die Hände vor dir auf und ab. Achte auf die Bewegung deiner Hände, ohne sie mit den Augen zu fixieren. Probiere aus, wieweit du die Hände siehst, obwohl du geradeaus schaust. Wiederhole das Ganze ein paar Mal.

Hebe einen Arm in die Höhe und lasse ihn seitlich kreisen. Wiederhole dies mit dem anderen Arm auf der anderen Seite. Folge dem Arm mit deinen Augen, aber bewege deinen Kopf nicht. Wiederhole dies ein paar Mal. Fange an, dich von einer Seite zur anderen hin- und herzubewegen, indem du dein Gewicht zuerst über deine Fersen und dann über deine Zehen in kreisenden Bewegungen von einer Seite zur anderen verlagerst. Achte darauf, dass deine Knie locker bleiben. Kreise nun in die entgegengesetzte Richtung. Wiederhole dies ein paar Mal. Dann lass noch einmal deine Arme kreisen. Wenn du dich zur rechten Seite bewegst, geht der rechte Arm in die Höhe. Der linke Arm kommt an die Reihe, wenn du dich zur linken Seite bewegst. Erst geschieht alles auf der rechten Seite und dann auf der linken. Die Verbindung über Kreuz ist verloren gegangen. Du fühlst dich vielleicht aus dem Gleichgewicht geraten, wie ein Schiff, das von einer Seite zur anderen schwankt. Wenn du dieses Ungleichgewicht gespürt hast, dann kehre zur Bewegung über Kreuz zurück. Mache dir bewusst, was du dabei spürst.

Anregung der Imagination: Stell dir vor, du bist mit ein paar Freunden zusammen und ihr spielt gemeinsam Ball. Plötzlich kommt ein buntes Auto angefahren und hält ganz in deiner Nähe am Straßenrand an. Ein cooler Typ mit tollen Klamotten steigt aus. Es ist Narco Dealer. Stell dir vor, wie er aussieht, welche Farbe seine Kleider haben. Schau dir sein Gesicht an. Stell dir vor, wie es wäre, ihm in die Augen zu schauen. Jetzt siehst du, wie er zu einem von euch hingeht. Es ist Robert Robot! Kannst du dir vorstellen, wie Robert Robot aussehen könnte? Narco Dealer zieht ihn zur Seite und fängt an, ihm irgendetwas ins Ohr zu flüstern. Was meinst du, was er zu ihm sagt? Zuerst siehst du, wie Robert Robot den Kopf schüttelt und › Nein ‹ sagt, aber dann flüstert Narco Dealer irgendetwas, was ihn umstimmt. Kannst du hören, was er zu ihm sagt? Du beobachtest, wie Narco Dealer seine fetzige Jacke aufknöpft und hunderte von bunten Pillchen heraushüpfen. Es gibt kleine runde, aber auch lange dünne und durchsichtige, die mit farbigen Flüssigkeiten gefüllt sind. Auch rosa Pillchen gibt es und rote, grüne und blaue. Robert Robot ist so überrascht, dass er mit offenem Mund dasteht, und all die kleinen Pillen springen genau in seinen Mund und rutschen ihm die Kehle hinunter. Wenn du hörst, wie die Musik zu spielen beginnt, dann geh mit den Pillchen auf diese Reise. Stell dir vor, was in Roberts Gehirn passiert, in seinem Körper und mit seinen Gefühlen ... Achte darauf, wie es in ihm aussieht und wie er sich fühlt.

Musik: Gustav Holst, *Die Planeten: Mars*

Kreative Umsetzung: Lassen Sie die Kinder Bilder malen und ermutigen Sie sie, entweder auf der Vorder- oder Rückseite ihre Kommentare aufzuschreiben.

Erfahrungen: Diese Übung hinterlässt bei vielen Kindern einen tiefen Eindruck. Sie begeben sich im wahrsten Sinne auf eine Reise durch Robert Robots Gehirn und Körper, und was sie dort erleben, gefällt ihnen ganz und gar nicht. Die meisten Zeichnungen spiegeln einen Zustand der Verwirrung wider. Etliche Kinder stellten Robert Robots Gehirn mit kreuz und quer laufenden Drähten dar und schrieben Kommentare wie: »Drogen gehen durchs Blut zum Gehirn«. Oder: »Sein Gehirn rastet aus.« Ein Kind schrieb folgenden Text auf die Rückseite: »Robert nahm die Pillen und sie taten ihm sehr weh. Es war, als ob sie lebendig wären und seine Nieren auffressen würden – darum wurden die ganz schwarz. Es tut sehr weh. Glaub mir, ich weiß es! Er zittert.«

Konflikt- und Friedensforschung

Die beiden nächsten Imaginationsübungen mit Musik gehören zum Bereich der Friedenserziehung. Sie wurden mit der Absicht entwickelt, Kindern die Möglichkeit zu geben, ihren eigenen, ganz persönlichen Empfindungen zum Thema ›Frieden‹ nachzugehen, und zwar aus einem Zustand der ruhigen Konzentration heraus.

Vierte Klasse: Martin Luther King

Zielsetzung: Die Botschaft und Kernaussage von Martin Luther King verinnerlichen.

Einleitende Bewegungsübung: Bewusstsein für uns und unseren Körper zu entwickeln, ist ein entscheidender Schritt, um unseren eigenen inneren Frieden finden zu können.

Stell dich an einen Platz, spüre deinen Körper und bring deine Füße, deine Knie, deine Hüften und Schultern in eine Linie. Schau gerade nach unten. Stelle deine Füße gerade so breit auseinander, wie deine Schultern sind. (Deine Füße sollten sich unter deinen Schultern befinden.) Richte deinen Kopf so aus, dass er sich in einer Linie mit dem Rest des Körpers befindet. Um das zu erreichen, nimmst du ein paar Haare von der Mitte des Scheitels zwischen zwei Finger und ziehst ganz sachte daran, so als würdest du an einem Faden hängen, der sich an dieser Stelle des Kopfes befindet. Spüre, wie dein Körper sich entspannt, sodass du dich ganz leicht bewegen kannst. Verlagere dein Gewicht von einem Fuß über die Mitte des Körpers zum anderen Fuß und wieder zurück. Der Fuß, von dem du das Gewicht wegnimmst, sollte sich ganz leer und leicht anfühlen. Atme tief ein, während du dich auf eine Seite bewegst. Hebe den entlasteten Fuß hoch. Atme aus und setze den Fuß wieder auf den Boden. Wiederhole dies mehrere Male. Du kannst dabei auch die Augen schließen. Nun beginne damit, langsam in einem weiten Kreis durch den Raum zu marschieren. Während du gehst, passe deinen Atem den Schritten an. Nun gehe zurück zu deinem Platz, setz dich hin und lege deinen Kopf auf den Tisch. Wenn du möchtest, kannst du die Augen schließen.

Anregung der Imagination: Stell dir vor, dass du jetzt noch andere Menschen siehst, die gemeinsam marschieren. Stell dir vor, dies ist ein Friedensmarsch und Martin Luther King nimmt auch teil, und das Ganze passiert hier in deiner Nachbarschaft! Er und die anderen Teilnehmer sind gerade dabei, in eure Straße einzubiegen. Während er näherkommt, beobachtest du, wie er aussieht und welche Kleidung er trägt. Achte darauf, wie er auf die Menschen zugeht und welche Gefühle er ihnen gegenüber zeigt. Stell dir vor, du könntest ihm geradewegs in die Augen schauen. Was siehst du in ihnen? Und nun stell dir vor, du könntest dich wie durch Zauberei in seinen Kopf hineinbegeben und die Welt durch seine Augen sehen. Während du alles mit seinen Augen wahrnimmst, schau dir genau die Gesichter der anderen Menschen an. Vielleicht kannst du auch hören, was sie zu ihm sagen. Achte darauf, was er ihnen antwortet und was seine Gefühle dabei sind. Wenn die Musik einsetzt, dann stell dir vor, dass sie Martin Luther King auf seinem Marsch begleitet, und lass dir von der Musik zeigen, in welcher Weise du ihn begleiten kannst.

Musik: Händel, *Wassermusik*

Kreative Umsetzung: Lassen Sie die Kinder aufschreiben, welche Bilder und Eindrücke die Musik hervorgerufen hat.

Erfahrungen: Als ich diese Übung zum ersten Mal durchführte, war die Erfahrung sehr stark von der negativen Stimmung geprägt, die an diesem Tag in der Gruppe herrschte. Es hatte mehrere Vorfälle im Pausenhof gegeben, bei denen die Kinder sehr aggressiv miteinander umgegangen waren. Dabei war es erst zu Wutausbrüchen und dann zum Rückzug gekommen. Viele der Kinder waren nicht in der Lage, sich auf die Musik oder auf Gedanken von Friedfertigkeit einzulassen. Händels Wassermusik ist sehr feierlich und entsprach somit ganz und gar nicht ihrer Stimmung. Ich bringe seither immer mehrere verschiedene Musikstücke zur Auswahl mit, damit ich der emotionalen Verfassung der Kinder gerecht werden kann. So brachte diese Übung relativ magere Ergebnisse; allerdings gab es auch Ausnahmen, wie der folgende Aufsatz zeigt.

Eine kleine Vietnamesin war tief berührt von ihrer Begegnung mit Martin Luther King. Es schien, als käme sie dem Kern seines Wesens emotional sehr nahe. Sie schrieb:

> Bei dem Marsch schaute mir Martin Luther King in die Augen und lächelte mir zu. Ich hatte das Gefühl, dass er ein ehrlicher Mensch ist – und das war er auch. Ich marschierte mit ihm in der Parade, und er mit mir. Er kam mit zu dem Ort, wo ich wohne und wir schauten uns ganz lange an und rückten nahe zusammen. Ich schaute in seine Augen und dann war ich in meinem Herzen drin so glücklich, dass ich sehen konnte, wie er wirklich war. Ich war so traurig, als er in meiner Straße starb, und ich weinte und weinte. Ich weinte drei Stunden lang. Vorher sagte er noch: › In meinem Traum habe ich geträumt, dass jeder Mensch in dieser Stadt frei ist und dass schwarze und weiße Mädchen und Jungen zusammen spielen und beeinander sind. ‹

Sechste Klasse: Gemeinschaft und Verbundenheit

Einleitende Bewegungsübung: Bildet miteinander einen großen doppelten Kreis. Such dir einen Partner, der etwa gleich groß ist und stell dich ihm gegenüber. Stellt Augenkontakt her, ohne miteinander zu sprechen. Geht einmal im Kreis herum, und zwar beide in die gleiche Richtung; haltet nur mit den Augen den Kontakt. Wenn ihr an euren Ausgangspunkt zurückgekommen seid, stellt euch wieder einander gegenüber. Und nun beginnt euch wieder im Kreis zu bewegen – diesmal der Außenkreis in die eine, der Innenkreis in die entgegengesetzte Richtung. Versuche, deinen Partner nicht aus den Augen zu verlieren. Wenn ihr euch wieder trefft, stellt euch einander gegenüber. Dann lauft in die entgegengesetzte Richtung, bis ihr euch erneut findet.

Stellt euch wieder zueinander und seht einander an. Nun dreht sich jedes Paar um seine eigene Achse, erst in die eine, dann in die andere Richtung. Dann schließt die Augen und kreist noch einmal um einander, ohne dass ihr zusammenstoßt. Wenn ihr wieder am Ausgangspunkt angekommen seid, öffnet die Augen. Während der ganzen Übung wird nicht gesprochen.

Anregung der Imagination: Stell dir vor, du hättest gerade einen Streit mit deinem Bruder oder deiner Schwester gehabt. Kurze Zeit danach bietet er oder sie dir Popcorn an. Du hörst dich selbst zurückschnauzen: »Ich will nichts von deinem Popcorn! Wenn du es gemacht hast, ist es wahrscheinlich sowieso eklig!« Aber da gibt es noch eine innere Stimme in dir; die ist zwar ganz leise, aber wenn du genau hinhörst, kannst du verstehen, was sie sagt: »Mmh, das riecht so gut. Ich hätte wirklich gerne was von dem Popcorn und möchte gerne wieder Frieden schließen.« Stell dir vor, wie das wäre, wenn deine innere Stimme sich heraustrauen und sich mit der anderen, äußeren Stimme vertragen könnte. Du könntest dir beide anhören und dann entscheiden, auf welche Stimme du wirklich hören möchtest. Wenn die Musik einsetzt, lass beide Stimmen zu Wort kommen und stell dir vor, du könntest wirklich hören, was sie sagen.

Musik: Brahms, Klavierkonzert Nr. 2, *Allegro non troppo*

Kreative Umsetzung: Lassen Sie die Kinder malen, was sie sich vorgestellt haben, und schlagen Sie ihnen vor, ihre Eindrücke auf der Rückseite aufzunotieren.

Ergebnisse: Die Musik, die phasenweise sehr stürmisch ist, vermittelt den Eindruck eines Streites, liefert aber auch die musikalische Auflösung. Die meisten Zeichnungen stellten eine entsprechende Entwicklung dar. Auf manchen Zeichnungen war ein konkreter Streit zwischen Geschwistern sowie die darauf folgende Versöhnung dargestellt. Ein kleines Mädchen malte viele Blumen, die sehr glücklich waren, bis Gewitterwolken den Himmel verdunkelten und es anfing zu donnern. Sie schrieb auf die Rückseite der Zeichnung, dass die Blumen Angst hatten und fast starben. Da wurde Gott auf sie aufmerksam und brachte ihnen die Sonne zurück. Auf einem weiteren Bild mit einem Blumenmotiv waren zwei wunderschöne Blumen zu sehen, die gerade eine andere, hässliche Blume verspotteten. Auf einer dritten Zeichnung rannte ein Kind, das von seiner Mutter verfolgt wurde, in eine Kirche, um dort Schutz zu finden. Das Kind sagte: »Bitte, lieber Gott, mach, dass meine Mutter mich nicht schlägt.« Das Bild trug den Titel: *Kinder missbrauchen – Nein!*

Das gemeinsame Gespräch zeigt oft, dass die Kinder durchaus in der Lage sind, mit Hilfe von Musik und Imagination etliches von dem auszudrücken, was sie an Konflikten und anderen Themen beschäftigt. Die Kinder erleben dabei in den meisten Fällen eine mehr oder weniger weit reichende Entschärfung oder Beilegung des Konfliktes.

Danksagungen

Ich möchte Dr. Helen Lindquist Bonny danken, die die Methode der *Geleiteten Imagination durch Musik* (Guided Imagery and Music, GIM) entwickelt und die *Association for Music and Imagery* gegründet hat. Ihr verdanke ich, dass ich für die Welt in meinem Inneren offen wurde.

Ich bin all den Seminarteilnehmern, Phantasiereisenden, Lehrern und Schülern dankbar, deren kreative und einzigartige Vorstellungswelten in dieses Buch eingegangen sind.

Dankbar bin ich auch Dr. Georgi Lozanov, meinem ersten großen Lehrer; seine Genialität und sein humanistisches Erziehungskonzept haben mir für mein Leben eine neue Richtung aufgezeigt.

Ich möchte weiterhin Van Hutchinson und Hal A. Lingerman danken für ihre Zeit und ihr Fachwissen, mit dem sie mir halfen, dem Manuskript die endgültige Form zu geben. Ein besonderes Dankeschön geht an Myron Fink, Komponist und Musikprofessor am Hunter College, für seine unschätzbare Hilfe bei der Zusammenstellung der Musikverzeichnisse.

Dr. Helen Lindquist Bonny, Linda H. Keiser, Bonnie Fink und Mark Ochu begleiteten ebenfalls das Manuskript während seiner Entstehung und trugen ihre Einsichten und ihre Unterstützung bei. Lynn May las zuverlässig Korrektur. Marylin Clark las nicht nur das Manuskript, sondern trug auch den Begriff › Musik-Imagination‹ (music imaging) bei.

Ich bin Mary Ann Sowards zutiefst dankbar dafür, dass sie ihr Wissen über kreative Bewegung mit mir teilte (das ich in Kapitel 10 und im Anhang aufgenommen habe) und Tom Shanks, der die Musik für die Geschichten aussuchte, bearbeitete und mischte.

Ich möchte Audrey Graziani für ihre Hilfe bei den Übungen in Kapitel 11 danken und Dave Dumanis für seine Geduld und seine sehr produktive redaktionelle Unterstützung. Mein Dank gilt auch Linda Engstrom für ihre redaktionelle Kompetenz, die in die überarbeitete Fassung eingegangen ist.

Anmerkungen

1 Wie Musik Ihr Leben bereichern kann

1. Kisly, Lorraine: *An Interview with Marion Woodman*, Parabola, Vol. XII, No. 2, May 1987
2. Für weitergehende Informationen über *Guided Imagery and Music (GIM)* können Sie mit dem Southern California Center for Music and Imagery (SCCMI), P.O. Box 230386, Encinitas, CA 92024, Verbindung aufnehmen oder sich an die Association for Music and Imagery (AMI) wenden, c/o James Rankin, 331 Soquel Avenue, Suite 201, Santa Cruz, CA 95062-2331.
   In Deutschland erhalten Sie Informationen bei ZIST (Zentrum für Individual- und Sozialtherapie), Zist 3, 82377 Penzberg, Tel. 08856 / 5192 oder beim Herz-Jesu-Kloster, Waldstr. 145, 67434 Neustadt/Wstr., Tel. 06321/875-0.

2 Die Wiederentdeckung der Gefühle

1. Leonard, George: *Der Rhythmus des Kosmos*, Reinbek bei Hamburg: Rowohlt Taschenbuch Verlag, 1986, S.34f
2. Woodman, Marion: › *Worshipping Illusions* ‹, Parabola, Vol. XII, No.2, Mai 1987, S.62

3 Lernen als heilender Prozess

1. Pearce, Joseph Chilton: *Magical Child Matures*, New York: E.P. Dutton Inc., 1985, S.2
2. Graham, Ellen: › *Retooling the Schools* ‹, in: *The Wall Street Journal*, March 31, 1989, S. R3
3. *For Instructors Only*, Performance Learning System, 7/87, No.9
4. Levine, Arthur: *Newsletter of the Teacher Education Division*, Cal. State Long Beach, April, 1985
5. Lozanov, Georgi: *Suggestology and Outlines of Suggestopedy*, New York: Gordon & Breach, 1978, S. 258 f
6. Ebd., S..226
7. Merritt, Stephanie: *Successful, Non-stressful Learning*, San Diego: Merritt Learning Systems, 1987, S.77
8. Aus: *Musik Rx*, › *Children's Tape* ‹, entwickelt von Helen Bonny
9. Lingerman, Hal: *Die Geheimnisse großer Musik. Eine Anleitung zum bewussten Hören. Musik als Mittel zum Meditieren, Heilen, Entspannen, Träumen, Aktivieren und Stimulieren*, Aitrang: Schangrila, 1984, S.35
10. Aus: Musik Rx, › Children's Tape ‹, entwickelt von Helen Bonny.

11. Lozanov, Georgi: *Suggestology and Outlines of Suggestopedy*, New York. Gordon & Breach, 1978, S.234, 270. (Wissenschaftlich untersucht von Dr. Lozanov, der die Aktivität des Gehirns mit dem EEG erfasste, um festzustellen, welche Musikstücke die Hirnstromfrequenz senken.)
12. Empfohlen von Karl Haas in seiner Radio-Sendung › Adventures in Good Music ‹

4 Die Wahl der Musik
1. Verny, Thomas u. Kelly, John: *Das Seelenleben des Ungeborenen*, Berlin: Ullstein, 1995, S.32
2. Hamel, Peter Michael: *Durch Musik zum Selbst*, Bern: Scherz Verlag, 1976
3. Aus einem Vortrag von Dr. Georgi Lozanov, 17.Mai 1979, in Orinda, California
4. Halpern, Steven u. Savary, Louis: *Sound Health*, New York: Harper & Row, 1985, S.49
5. Lozanov, Georgi: *The Foreign Language Teacher's Suggestopedic Manual*, New York: Gordon & Breach, 1988, S.70
6. Keyes, Laurel: *Toning*, Marina del Rey, CA: DeVorss & Co., 1973, S.115
7. Diamond, John: *Der Körper lügt nicht*, Freiburg: Verlag für Angewandte Kinesiologie, 1995, S.158
8. Ebd., S. 162
9. Retallack, Dorothy: *The Sound of Music and Plants*, Marina de Rey, CA, 1973, S.19
10. Lipkin, Richard: › *Jarring Music Takes Toll on Mice* ‹. In: Insight, April 4, 1988, S.58
11. Diamond, John: *Der Körper lügt nicht*, Freiburg: Verlag für Angewandte Kinesiologie, 1995, S.184
12. Ebd., S.162
13. Siehe Kapitel 6 in John Diamonds Werk über Muskeltests.

5 Musik und Heilung
1. Assagioli, Roberto: *Psychosynthesis*, New York: Penguin Books 1976, S.240
2. McClellan, Randall: *The Healing Forces of Music*, Amity, New York: Amity House, 1988, S.38
3. Zukav, Gary: *Die tanzenden Wu Li Meister*, Reinbek bei Hamburg: Rowohlt Taschenbuch Verlag, 1985, S.351
4. McClellan, Randall: *The Healing Forces of Music*, a.a.O., S.127
5. Zukav, Gary: *Die tanzenden Wu Li Meister*, a.a.O., 1985, S.351.
6. Swimme, Brian: *Do-re-mi and the Galaxy*, Creation, July/August 1986, Vol.2 No.3, S.25

7. McClellan, Randall: *The Healing Forces of Music*, a.a.O., S. 121 f
8. Swimme, Brian: *Do-re-mi and the Galaxy*, a.a.O., S. 25
9. Lingerman, Hal: *Die Geheimnisse großer Musik*, a.a.O., S 76 f

6 Musik und ihre Wirkung auf Körper, Geist und Seele
1. Ingber, Dina, Brady, Robert u. Pearson, Cliff: *Music Therapy: Tune-up for Mind and Body*. Science Digest, January 1982, S.78
2. Wein, Bibi: *Body and Soul Music*. American Health, April 1987, S.70
3. Verny, Thomas u. Kelly, John: *Das Seelenleben des Ungeborenen*, a.a.O., S.32
4. Brody, Robert: *Winning Combo: Muscle and Music*. Los Angeles Times, April 9, 1988, Part V, S.4
5. a.a.O.
6. Diamond, John: *Der Körper lügt nicht*, a.a.O., S.161
7. a.a.O., S.27
8. Chance, Paul: *Music Hath Charms to Soothe a Throbbing Head*. Psychology Today, February 1987, S.14
9. Ingber, Dina, Brady, Robert u. Pearson, Cliff: *Music Therapy*, a.a.O., S.78
10. Wein, Bibi: *Body and Soul Music*. American Health, April 1987, S.70 f
11. Music Rx-Bänder sind erhältlich über: The Bonny Foundation, 2020 Simmons Street, Salinas, KS 67401, USA
12. Latteier, Carolyn: *Music as Medicine*. Medical Self-Care, November/December 1985, S.51
13. a.a.O., S.51
14. Bloom, Pamela: *Soul Music*. New Age Journal, March/April 1987, S.60

7 Der Rhythmus der Gefühle
1. Clynes, Manfred: *Auf den Spuren der Emotionen*. Freiburg im Breisgau: Verlag für Angewandte Kinesiologie, 1992, S.133
2. Clynes, Manfred: *On Music and Healing*. Second International Symposium on Music in Medicine, Lüdenscheid, 1985, S.18
3. Ader, Robert: *Developmental Psychoneuroimmunology*. Developmental Psychology 16 (4). New York: John Wiley & Sons, 1983, S.251-267
4. Bonny, Helen: *Facilitating GIM Sessions*. Port Townsend, WA: ICM Press, 1978, S.32
5. Lozanov, Georgi: *Suggestology and Outlines of Suggestopedy*, a.a.O., S.258
6. Schaef, Anne Wilson: *Im Zeitalter der Sucht: Wege aus der Abhängigkeit*. München: Deutscher Taschenbuch-Verlag, 1996, S.26
7. Keiser, Linda: *Conscious Listening*. Port Townsend, WA: ICM Press, 1986, S.7

8 Musik und die Sinfonie des Gehirns
1. Pearce, Joseph Chilton: *Magical Child Matures*, a.a.O., S.135

2. Bloom, Pamela: *Soul Music,* New Age Journal, March/April 1987, S.59
3. Summer, Lisa: *Tuning up in the Classroom with Music and Relaxation,* Journal of the Society for Accelerative Learning and Teaching, 6 (1), 1981, S.46
4. Miller, Ronald S.: *Reaching Our Real Potential: An Interview with Joseph Chilton Pearce.* Science of Mind, June 1981, S.19
5. Houston, Jean: *The Possible Human.* Los Angeles: J.P. Tarcher, Inc: 1982, S.80, 85
6. Leonard, George: *Der Rhythmus des Kosmos.* Reinbek bei Hamburg: Rowohlt-Taschenbuch-Verlag, 1986, S.90
7. Samples, Bob: *Openmind, Closemind.* Rolling Hill Estates, CA: Jalmar Press, 1987, S.162
8. Miller, Ronald S.: *Reaching Our Real Potential: An Interview with Joseph Chilton Pearce,* a.a.O., S.19
9. Weitere Informationen zu Mind maps sind zu finden in den Büchern von Tony Buzan a.a.O., vgl. Literaturverzeichnis

9 Expeditionen ins Unbewusste
1. Chamberlain, David: *Babys Remember Their Births.* New Age Journal, November/December 1988, S.56 f
2. Assagioli, Roberto: *Psychosynthesis.* New York: Penguin Books 1976, S.248
3. Lozanov, Georgi: *Suggestology and Outlines of Suggestopedy,* a.a.O., S.258
4. Johnson, Robert: *Bilder der Seele: Traumarbeit und aktive Imagination,* München: Hugendubel, 1995, S.34
5. Lingerman, Hal: *Die Geheimnisse großer Musik,* a.a.O.
6. Keiser, Linda: *Conscious Listening,* Port Townsend, WA: ICM Press, 1986, S.5 f

10 Lebendiges Lernen
1. Für weitere wirkungsvolle Bühnenstücke, Lieder und Spiele, die von Lehrern und Eltern eingesetzt werden können, siehe Merritt, Stephanie: *Successful, Non-Stressful Learning,* a.a.O.
2. Leonard, George: *Der Rhythmus des Kosmos,* Reinbek bei Hamburg: Rowohlt Taschenbuch Verlag, 1986, S.185

12 Innere Musik
1. Lanes, Selma G.: *The Art of Maurice Sendak,* New York: Abradale Press, 1980, S.229
2. Russell, Peter: *The Global Brain,* Los Angeles: J.P. Tarcher, 1983, S.142
3. Esslemont, J.E.: *Baha'u'llha and the New Era.* Wilmette, IL: Baha'i Publishing Trust, 1980, S.278
4. Assagioli, Roberto: *Psychosynthesis,* New York: Penguin Books, 1976, S.260

Literaturverzeichnis

Ader, Robert: *Developmental Psychoneuroimmunology.* In: *Developmental Psychology* 16 (4). New York: John Wiley & Sons 1983

Andersen, U.S.: *The Magic in Your Mind.* North Hollywood, CA: Wilshire Book Co. 1978

Assagioli, Roberto: *Psychosynthese. Handbuch der Methoden und Techniken.* Reinbek: Rowohlt 1993

Bachelder, Louise (Hrsg.): *The Gift of Music.* Mt. Vernon, NY: The Peter Pauper Press 1975

Beaulieu, John: *Music and Sound in the Healing Arts.* Barrytown, NY: Station Hill Press, Inc. 1987

Bloom, Pamela: *Soul Music.* In: *New Age Journal,* March/April 1987

Bohm, David: *Die implizite Ordnung. Grundlagen eines dynamischen Holismus.* München: Dianus-Trikont Buchverlag 1985

Bonny, Helen: *Facilitating GIM Sessions.* Port Townsend, WA: ICM Press 1978

Bonny, Helen: *Music. The Language of Immediacy.* Vortrag bei der National Conference of Art Therapies Association, November 1985

Bonny, Helen u. Savary, Louis M.: *Music and Your Mind: Listening with a New Consciousness.* Port Townsend, WA: ICM Press 1983

Buzan, Tony: *Use Both Sides of Your Brain.* NY: E.P. Dutton 1985. (Weitere Informationen zu Mind maps sind zu finden in den Büchern von Tony Buzan; in Deutsch erhältlich: *Kopftraining: Anleitung zum kreativen Denken.* München: Goldmann 1993; *Das Mind-Map-Buch: Die beste Methode zur Steigerung Ihres geistigen Potentials.* Landsberg am Lech: mvg 1996; *Nichts vergessen! Kopftraining für ein Supergedächtnis.* München: Goldmann 1994)

Campbell, Joseph (Hrsg.): *The Portable Jung.* New York: Penguin Books 1976

Capra, Fritjof: *Wendezeit. Bausteine für ein neues Weltbild.* München: dtv 1992

Chamberlain, David: *Woran Babys sich erinnern. Die Anfänge unseres Bewusstseins im Mutterleib.* München: Kösel 1991

Chance, Paul: *Music Hath Charms to Soothe a Throbbing Head.* In: *Psychology Today,* February 1987

Clynes, Manfred: *Music Beyond the Score.* In: Somatics, Vol V, No.1 (1984-85)

Clynes, Manfred: *Music, Mind and Brain.* Plenum Publishing Corp. 1982

Clynes, Manfred: *On Music and Healing.* Second International Symposium on Music in Medicine, Lüdenscheid 1985

Clynes, Manfred: *Auf den Spuren der Emotionen.* Freiburg im Breisgau: Verlag für Angewandte Kinesiologie 1992

Diamond, John: *Der Körper lügt nicht.* Freiburg: Verlag für Angewandte Kinesiologie 1995

Diamond, John: *The Life Energy in Music,* Vol 1. Valley Cottage, NY: Archaeus press 1981

Eisler, Riane: *Kelch und Schwert: Von der Herrschaft zur Partnerschaft.* München: Goldmann 1993

Esslemont, J.E.: *Baha'u'llah and the New Era.* Wilmette, IL: Baha'i Publishing Trust 1980

Farber, Jerry: *A Field Guide to the Aesthetic* Experience. North Hollywood, CA: Foreworks 1982

Funk, Joel: *Music and Fourfold Vision.* In: *ReVision,* Volume 6, No 1, Sp. 1983

Gardner, Howard: *Abschied vom IQ: Die Rahmentheorie der vielfachen Intelligenzen.* Stuttgart: Klett-Cotta 1994

Gilmore, Timothy M., Madaule, Paul u. Thompson, Billie: *About the Tomatis Method.* Toronto, Canada: The Listening Centre 1988

Graham, Ellen: *Retooling the Schools.* In: *The Wall Street Journal,* March 31, 1989

Goleman, Daniel: *The Strange Agony of Success.* In: The New York Times. August 24, 1986

Haas, Karl: *Inside Music.* Garden City, NY: Doubleday & Co., Inc. 1984

Hall, Manley P.: The Therapeutic Value of Music. Los Angeles: Philosophical Research Society, Inc. 1982

Halpern, Steven u. Savary, Louis: *Sound Health.* New York: Harper & Row 1985

Hamel, Peter Michael: *Durch Musik zum Selbst.* Bern: Scherz Verlag 1976

Hampden-Turner, Charles: *Modelle des Menschen: Ein Handbuch des menschlichen Bewusstseins.* Weinheim: Beltz-Verlag 1993

Houston, Jean: *Der mögliche Mensch: Handbuch zur Entwicklung des menschlichen Potentials.* Reinbek bei Hamburg: Rowohlt 1987

Houston, Jean: *The Search for the Beloved.* Los Angeles, CA: J.P. Tarcher, Inc. 1987

Ingber, Dina, Brady, Robert u. Pearson, Cliff: *Music Therapy: Tune-up for Mind and Body.* In: *Science Digest,* January 1982

Johnson, Robert: *Bilder der Seele: Traumarbeit und aktive Imagination.* München: Hugendubel 1995

Jung, C.G.: *Der Mensch und seine Symbole.* Freiburg im Breisgau: Walter 1991

Jurisevic, Stoyan: *Releasing Emotional Blocks: The Sentic Cycles of Manfred Clynes.* In: *Australian Wellbeing,* Sept./Oct. 1984

Keiser, Linda: *Conscious Listening.* Port Townsend, WA: ICM Press 1986

Keyes, Laurel Elizabeth: *Toning.* Marina del Rey, CA: DeVorss & Co. 1973

Kisly, Lorraine: *An Interview with Marion Woodman.* In: *Parabola,* Volume XII, No. 2, May 1987

Lane, David: *Music, Mind & Self.* Bryn Mawr, PA: Theodore Presser Co. 1987

Lanes, Selma G.: *The Art of Maurice Sendak.* New York: Aberdale Press 1980

Latteier, Carolyn: *Music as Medicine.* In: *Medical Self-Care,* November/ December 1985

Leonard, George: *Der Rhythmus des Kosmos.* Reinbek bei Hamburg: Rowohlt-Taschenbuch-Verlag 1986

Lingerman, Hal: *Die Geheimnisse großer Musik. Eine Anleitung zum bewussten Hören. Musik als Mittel zum Meditieren, Heilen, Entspannen, Träumen, Aktivieren und Stimulieren.* Aitrang: Windpferd 1990

Lingerman, Hal: *Life Streams.* Wheaton, IL: The Theosophical Publishing House 1988

Lipkin, Richard: *Jarring Music Takes Toll on Mice.* In: *Insight,* April 4, 1988

Lowe, Geoff: *Music Hath Charmes to Soothe a Throbbing Head.* In: *Psychology Today,* 21 (February 1987)

Lozanov, Georgi u. Gateva, Evelina: *The Foreign Language Teacher's Suggestopedic Manual.* New York: Gordon & Breach 1988

Lozanov, Georgi: *Suggestology and Outlines of Suggestopedy.* New York: Gordon & Breach 1978

Machlis, Joseph: *The Enjoyment of Music.* New York and London: W.W. Norton & Co. 1955

Mann, William: *James Galway's Music in Time.* New York: Harry N. Abrams, Inc. 1982

McClellan, Randall: *The Healing Forces of Music.* New York: Amity House 1988

Merritt, Stephanie: *Successful, Non-Stressful Learning.* San Diego: Learning to Learn 1986

Miller, Alice: *Das Drama des begabten Kindes und die Suche nach dem wahren Selbst.* Frankfurt am Main: Suhrkamp 1991

Miller, Ronald S.: *Reaching Our Real Potential: An Interview with Joseph Chilton Pearce.* In: *Science of Mind,* June 1981.

Pearce, Joseph Chilton: *Magical Child Matures.* New York: E.P. Dutton Inc. 1985

Retallack, Dorothy: *The Sound of Music and Plants.* Santa Monica, CA: De Vorss & Co. 1973

Rose, Collin: *Accelerated Learning.* Topaz Publishing Ltd. 1985

Russell, Peter: *The Global Brain.* Los Angeles, CA: J.P. Tarcher, Inc. 1982

Samples, Bob: *Openmind, Wholemind.* Rolling Hills Estates, CA: Jalmar Press 1987

Samples, Bob: *The Metaphoric Mind.* Reading, MA: Addison-Wesley Publishing Co. 1976

Schaef, Anne Wilson: *Im Zeitalter der Sucht: Wege aus der Abhängigkeit.* München: dtv 1996

Scofield, Michael u. Teich, Mark: *Mind-bending Music.* In: *Health* (February 1987)

Sessions, Roger: *The Musical Experience of Composer, Performer, Listener.* Princeton, NJ: Princeton University Press 1971

Singer, Jerome L. u. Pope, Kenneth S. (Hrsg.): *The Power of Human Imagination.* New York u. London: Plenum Press 1978

Summer, Lisa: *Guided Imagery and Music in the Institutional Setting.* St. Louis, MO: MMB Music, Inc. 1988

Summer, Lisa: *Tuning up in the Classroom with Music and Relaxation.* In: *Journal of the Society for Accelerative Learning and Teaching,* 6 (1), 1981

Swimme, Brian: *Do-re-mi and the Galaxy.* In: *Creation,* July/August 1986, Vol.2, No.3

Tame, David: *Die geheime Macht der Musik: Die Transformation des Selbst und der Gesellschaft durch musikalische Energie.* Zürich: Musikhaus Pan 1991

Vaughan, Frances E.: *Intuitiver leben: Wie wir unser inneres Potential entwickeln können.* München: Kösel 1988

Verny, Thomas u. Kelly, John: *Das Seelenleben des Ungeborenen. Wie Mütter und Väter schon vor der Geburt Persönlichkeit und Glück ihres Kindes fördern können.* Hamburg: Rogner & Bernhard 1990

Watson, Andrew u. Drury, Nevill: *Healing Music.* Dorset: Prism Press 1987

Wein, Bibi: *Body and Soul Music.* In: *American Health,* April 1987

Wilber, Ken: *Das holographische Weltbild: Wissenschaft und Forschung auf dem Weg zu einem ganzheitlichen Weltverständnis – Erkenntnisse der Avantgarde der Naturwissenschaftler.* München: O.W. Barth 1988

Zukav, Gary: *Die tanzenden Wu Li Meister.* Reinbek bei Hamburg: Rowohlt Taschenbuch Verlag 1985

Verzeichnis der Komponisten und Interpreten

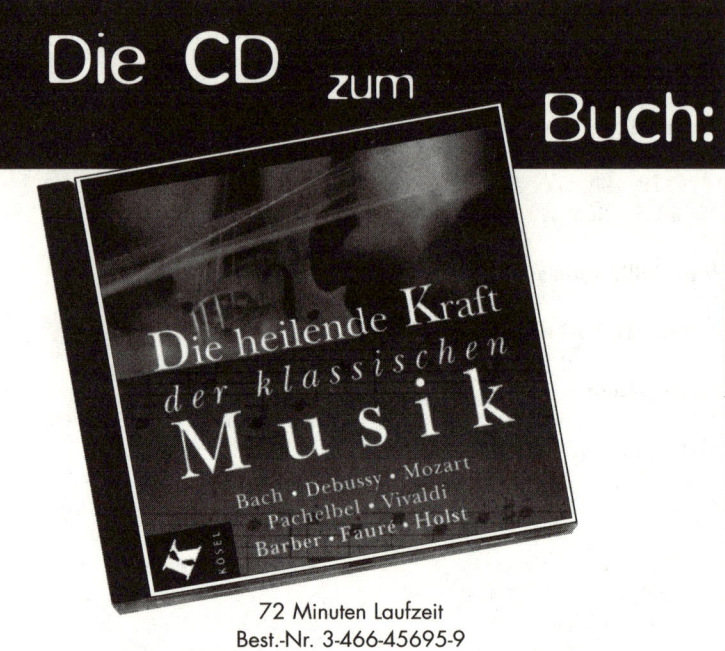
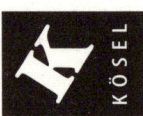